高职高专工学结合教改规划教材系列

骨骼肌肉疾病康复治疗

主　编　傅青兰

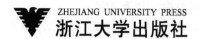
ZHEJIANG UNIVERSITY PRESS
浙江大学出版社

图书在版编目(CIP)数据

骨骼肌肉疾病康复治疗 / 傅青兰主编. — 杭州：
浙江大学出版社，2014.6(2022.1重印)

ISBN 978-7-308-13286-2

Ⅰ. ①骨… Ⅱ. ①傅… Ⅲ. ①骨疾病－康复 ②肌肉疾
病－康复 Ⅳ. ①R680.9

中国版本图书馆 CIP 数据核字(2014)第 109551 号

骨骼肌肉疾病康复治疗

傅青兰　主编

责任编辑	张凌静(zlj@zju.edu.cn)
封面设计	姚燕鸣
出版发行	浙江大学出版社
	(杭州市天目山路 148 号　邮政编码 310007)
	(网址:http://www.zjupress.com)
排　版	杭州金旭广告有限公司
印　刷	广东虎彩云印刷有限公司绍兴分公司
开　本	787mm×1092mm　1/16
印　张	22.5
字　数	562 千
版 印 次	2014 年 6 月第 1 版　2022 年 1 月第 5 次印刷
书　号	ISBN 978-7-308-13286-2
定　价	49.00 元

编 委 会

主　编　傅青兰

副主编　冯　能　孙建军

编　委　（以姓氏笔画为序）

王泰琅（宁波市第九医院）

方玉飞（宁波市第二医院）

方镇洙（宁波市第九医院）

冯　能（宁波市第九医院）

孙建军（宁波市第九医院）

孙　涛（宁波市第六医院）

纪宇波（宁波市第六医院）

周丹亚（宁波市第六医院）

周立峰（宁波卫生职业技术学院）

周晓玲（宁波市第六医院）

胡瑞斌（宁波市第六医院）

郭　旭（宁波市第二医院）

章　琪（宁波卫生职业技术学院）

傅青兰（宁波卫生职业技术学院）

舒　帆（宁波市第九医院）

魏　鹏（宁波大学附属医院）

前 言

近年来,康复医学蓬勃发展,康复治疗正向专科、专病方向发展。骨骼肌肉疾病在临床康复中占据相当一部分比重,骨科患者也是康复的主要对象。因此,对于康复治疗师的培养也要非常重视其对骨骼肌肉疾病康复治疗的学习。康复治疗师要努力学习和了解骨骼肌肉系统伤病的发病机制、临床治疗与康复治疗,了解骨科治疗的各种新技术,为康复治疗奠定扎实的骨科理论基础。

本教材主要针对高职类康复治疗技术专业学生在学习临床康复技术的过程中所面临的骨科康复问题,系统、全面地对骨科常见疾病进行康复治疗方面的介绍。本教材的主编和副主编所在单位,对这一项目化课程教材进行了四年院校结合理实一体教学实践,并在实践的基础上对教材作出了修正,使其更适合高职类学生学习。

本教材具有以下特点:①采用项目化理实一体的教学方式为主线设计教学内容,以临床路径顺序设计编写提纲,按工作任务、工作过程(康复评定、康复治疗)、病例点评作为编写主线;②本教材专业性强,基本囊括了骨骼肌肉疾病常见病、多发病和常见的康复问题,将临床与康复有机结合;③本教材针对高职类康复治疗技术专业学生而编写,在编写内容上突出对基础知识的巩固、对临床思维的培养,以及对康复治疗技术的强化;④本教材的编委都是从事临床一线骨科康复治疗的骨干治疗师和医师,既有深厚的理论基础,又有丰富的临床实践经验。

当然,在康复医学日新月异的今日,康复治疗手段将会不断更新。即使是相同的疾病和功能障碍,由于患者个体之间的差异,治疗手段也应随时调整。因此,读者要结合具体情况灵活应用,切勿生搬硬套。此外,由于国内外缺乏可参考的资料,加之编者的经验、水平和风格不尽一致,本书难免存在不足之处,敬请同道、读者批评指正,我们将会予以改正并不断提高。

编 者

2014 年 4 月

目 录
CONTENTS

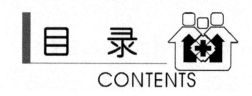

项目一　认识骨骼肌肉康复治疗

[学习目标]

一、知识要求

1.掌握骨骼肌肉康复的定义。
2.熟悉骨骼肌肉康复的特点、内容。
3.熟悉骨关节损伤的常见问题。
4.熟悉骨骼肌肉康复的主要目标。

二、技能目标

能对骨骼肌肉疾病作出正确的评估。

[工作任务]

一、定义

骨骼肌肉康复(musculoskeletal rehabilitation)是康复医学的一个分支学科,它研究骨骼肌肉系统功能障碍的原因、评定与治疗的方法及伤残预防等问题,并运用物理疗法、作业疗法、假肢和矫形器技术,以及职业训练等综合手段改善或代偿骨骼肌肉系统的功能,使患者能够回归家庭和社会。

二、特点

(一)理念的转变

现代医学的医学模式由传统的生物学模式向生物—心理—社会模式转变,其临床疗效的评定标准也由传统的疾患治愈向功能恢复方面转变。自20世纪70年代以来,骨科临床越来越重视围手术期的康复,重视对患者全面综合的医疗和护理,并强调功能恢复。在临床治疗中遵循将创伤或疾病的病理所引起的后遗症尽可能减少到最小程度,消除所有能够预防的并发症。对已经发生的并发症,积极给予及时处理。

(二)早期康复

骨骼肌肉伤病的康复从临床处理的早期就已经开始,康复医师及治疗师参与临床治疗计划。较严重的骨与关节损伤,绝大多数需要手术治疗,但在手术后,部分会遗留严重的功能障碍。造成功能障碍的主要原因是肿胀、伤口感染、骨折畸形愈合或不愈合、组织缺损、瘢痕粘连、肌肉萎缩、关节僵硬等。如果康复早期介入，就可能避免许多并发症的发生，提高手术疗效，达到事半功倍的效果。

（三）与骨科相互渗透

骨科治疗的最终目的是功能康复。骨科精湛的手术要通过康复治疗才能达到功能的最大恢复，康复医学已渗透到骨科临床各方面，从受伤到手术后，从组织愈合到功能恢复，从职业训练到回归社会，都需要康复治疗。

同时，由于骨科是一门专业性很强的学科，近年来其发展日新月异，因此，康复专业人员必须努力学习骨科的基本知识，掌握常见病、多发病的诊断和治疗方法；对术后患者进行康复时，须了解手术过程。学习骨科知识是开展骨骼肌肉疾病康复的前提条件。

（四）基础广泛、专业性强

骨骼肌肉康复是一门专业性很强的学科，其基础涉及解剖、生理、病理、运动学、残疾学、生物力学、发育学、物理治疗学、作业治疗学、假肢矫形器设计制作原理等。

不同类型的骨关节损伤，其康复治疗的方案是不同的，即使是同一类型的损伤，对于各个患者的治疗方案也是不一样的；即使是同一患者，在损伤的不同病理阶段，其治疗方法也是不同的。因此，熟悉或掌握骨科临床检查方法、诊断要点和治疗原则，用以指导康复治疗，是非常重要的。

（五）以治疗小组方式工作

患者的康复需要康复医师、骨科医生、各种康复治疗师、护士及社会工作者组成一个治疗小组，共同完成诊断、治疗、评定及康复。以物理治疗、作业治疗、假肢矫形器作为主要的康复治疗手段，来具体、分别地实施康复处理。患者入院后即开展术前康复训练、手术体位训练、术前康复宣教，术后立刻开展早期的临床康复，出院后继续接受康复治疗。许多康复中的重要问题，如停止制动和开始负重的时机等，常需骨科医师与康复医师协商决定。这一工作模式使康复与临床密切结合，既有利于康复工作的开展，又有助于取得骨科医师的信任与支持，为早期临床康复的开展提供保证。

三、骨骼肌肉康复的内容

骨骼肌肉康复的内容主要包括康复评定、康复治疗和疾病康复。

（一）康复评定

康复评定主要用来客观、准确地检查、判断患者功能障碍的程度、范围。功能评定可以在器官功能、个体自我自理能力和参与社会生活能力这三个层次上进行。

1. 评定的目的。

检查、判断患者功能障碍的性质、部位、范围、程度；确定尚存的代偿能力和功能恢复潜力；估计功能障碍的发展、转归和预后；确定康复目标；制定出可行的康复治疗措施；判定康复治疗效果；决定康复治疗后患者的回归及去向。

2. 评定过程。

（1）初期评定：在患者入院初期完成。目的是全面了解患者功能状况和障碍程度、致残原因、康复潜力，据此确定康复目标和制订康复治疗计划。

（2）中期评定：在康复疗程中期进行。目的是了解经过一段时间的康复治疗后功能的改变情况,并分析其原因,以此作为下一步调整康复治疗计划的依据。

(3)后期评定:在康复治疗结束时进行,估计总的功能状况,从而评价康复治疗的效果,提出今后重返社会或进一步作康复处理的建议。

3.评定的重点。

评定的重点放在与生活自理、学习、休闲与劳动等有关的综合功能方面。

(1)上肢:上肢的主要功能是手功能的运用。评定的重点是运动的灵活性和协调性,以及感觉和灵敏度。

(2)下肢:下肢的主要功能是负重和行走。评定的重点是下肢的稳定性、平衡能力与肌力水平。

(3)整体功能的评定。

4.评定的基本方法。

(1)躯体功能评定:评定的内容主要有关节活动度评定,肌力评定,上、下肢功能评定,平衡与协调功能评定,步态分析,感觉功能评定等。

(2)日常生活活动能力评定:常用的标准化的基本 ADL 评定有 Barthel 指数、Katz 指数、PULSES、修订的 Kenny 自理评定等。常用的工具性 ADL 评定有功能活动问卷、快速残疾评定量表等。

(3)神经肌肉的电生理学检查:检测项目主要有肌电图检查、神经传导速度测定、时值及强度—时间曲线诊断。

(4)生存质量评定:生存质量是指个体生存的水平和体验。这种水平和体验反映了病、伤、残患者在不同程度的伤残情况下,维持自身躯体、精神以及社会活动处于一种良好状态的能力和素质。常用评定量表有"世界卫生组织生存质量评定量表(WHOQOL-100 量表)"和"健康状况 SF36(36-item short-form, SF-36)"。

(5)职业能力评估:可采用功能评估调查表。

(二)康复治疗

康复治疗以康复训练为主要手段,更重要的是主动训练,辅以其他有效方法。康复治疗的主要方法有以下几种。

1.物理疗法(physical therapy, PT)。

物理疗法包括运动疗法和物理因子治疗法。运动疗法是物理疗法的主要部分,是康复治疗中最重要和最常用的功能训练方法,是通过运动对身体的功能障碍和功能低下进行预防、改善和功能恢复的治疗方法。应用被动运动、主动运动、主动助力运动、抗阻运动等各种运动方法来训练患者,如肢体瘫痪后如何设法引起运动,如何改善关节活动、增进肌力、增强运动的协调性、提高平衡能力等。总之,有针对性并循序渐进地恢复患者丧失或减弱了的运动功能,同时预防和治疗肌肉萎缩、关节强直、骨质疏松、肢体畸形等并发症的发生。常用的运动疗法包括关节活动范围的训练、肌力训练、本体感觉训练、站立行走训练、医疗体操、医疗运动、手法治疗、牵引等。物理因子治疗法主要是应用除力学因素以外的电、光、声、磁、水、冷、热等各种物理因子治疗疾病,促进患者功能的康复。

2.作业疗法(occupational therapy, OT)。

作业疗法针对患者的功能障碍,从日常生活活动、手工操作劳动或文体活动中,选出一些针对性强,能恢复患者减弱了的功能和技巧的作业,让患者按照指定的要求进行训练,以逐步恢复其功能,从而提高患者的生活能力,使其能自理生活和进行学习。在提高自理生活方面,常选用进食、穿衣、梳洗、转移等活动;在手工操作方面,常选用木工、手工制作等;在文体活动方面,常选用套环、拼七巧板、绘画及各种有康复价值的游戏等。对于活动困难者,可以使用特别的自助具,如患者手握持困难,可以使用粗柄勺,以便握持。对装配上肢假肢矫形器以及配备特殊轮椅者,进行操纵和使用训练。为某些需要辅助具的患者配置辅助具等。

3. 假肢和矫形器的应用。

假肢是弥补人的肢体缺损和代偿肢体功能的人工肢体,适用于上、下肢截肢后患者使用,以部分代偿已丧失肢体的功能,使截肢者恢复一定的生活自理和工作能力。矫形器用于四肢和其他部位,具有预防或矫正畸形、支持或协助功能运动、限制关节异常活动、缓解神经压迫的作用,治疗骨骼、关节、神经、肌肉疾病时,用以补偿功能活动。

4. 康复护理。

根据总的康复治疗计划,在对残接者的护理工作中,通过体位处理、心理支持、膀胱护理、肠道护理、辅助器械使用指导等,促进患者康复,预防继发性残疾。

康复护理的具体内容包括:防治长期卧床的不良反应(例如早期活动防止废用综合征,定时翻身防压疮,鼓励患者尽量主动做各种活动,防治大小便功能障碍等);指导患者自主做日常生活活动(如穿衣、吃饭、洗漱等);配合训练患者的肢体运动功能(如坐、站、走等);做好患者的心理康复工作;等等。

5. 心理疗法。

心理疗法是通过观察、谈话、实验和心理测验(智力、人格、精神、心理等),对患者的心理异常进行诊断后,再采用精神支持疗法、暗示疗法、行为疗法、松弛疗法、音乐疗法等对患者进行训练、教育和治疗,从而减轻或消除症状,改善心理和精神状态,使患者的疾病治疗和恢复得以顺利实现。

6. 中国传统康复疗法。

中国传统医学中的中药、按摩、推拿、针灸等已有数千年的历史,特别是中医疗法对功能障碍性疾病的治疗有一定效果,尤其对骨折、瘫痪、肌肉关节挛缩、疼痛、四肢功能障碍等有明显疗效。

7. 就业咨询及职前训练。

根据患者的职业兴趣、专长、能力及身心功能状况,对其就业潜力和可能性作出分析,对适宜参加的工种提出建议,对尚需进行专门的就业适应训练者,进行就业前训练。

(三)疾病康复

1. 急性期患者预防继发性残疾的康复处理。

对住院的急性期患者,为预防关节挛缩、肌肉萎缩、压疮、骨质疏松、情绪障碍等继发性残疾而采取康复性措施,可由康复治疗师到病区施行,或由康复护士施行。

2. 住院恢复期患者的康复锻炼。

如骨折、周围神经损伤等住院患者,在手术、固定等治疗处理后,恢复过程中仍存有功能障碍,可在出院前对患者施行短期的康复锻炼,包括日常生活活动能力的训练、肌肉力量及耐力训练、关节活动范围的训练。由康复治疗师到病床旁进行。

3. 残疾患者、慢性病患者及老年病患者住院行康复治疗。

尤其是脊髓损伤、严重关节炎、截肢后的患者,需接受较长时间的积极和多样的康复治疗,因此须住院康复。此时,可嘱患者由临近病区转往康复科病区,或从院外转诊入院。

4.门诊康复治疗。

患者出院后尚有明显功能障碍或残疾者,须继续在门诊进行康复治疗,以争取功能上的进一步好转。

5.社区康复治疗。

出院后或离开门诊康复治疗后,接受由街道(或乡镇、厂矿、学校)的医务人员或民政部门人员组织的社区康复治疗,在基层康复员和家庭训练员的指导督促下,就地进行康复训练。

四、常用检查评定与治疗方法

肌肉骨骼伤病的处理需要完善的病史和细致的体格检查。康复评定既是康复治疗的基础,也是制定康复方案的依据。治疗方法是达到治疗目的的重要手段。

(一)一般临床检查

1.视诊。

(1)一般情况观察:对患者进行检查时应仔细观察:

1)局部皮肤有无红肿、色素斑及静脉怒张。

2)有无创面、伤口及窦道,以及肉芽组织及分泌物情况。

3)有无肌肉萎缩、关节挛缩及震颤。

(2)静态观察:从前、后、侧等不同方向,和站、坐、卧不同体位观察患者躯干和肢体的姿势,两侧是否对称。

(3)动态观察:嘱患者行走及做伸展、旋转、蹲屈、站立、握拳及对掌等动作,观察躯干及肢体有无异常活动或活动障碍。

2.触诊。

(1)压痛:压痛部位的确定对诊断很重要。

1)先嘱患者用手指指出疼痛部位,以作参考。

2)检查时,先从正常组织开始施压,逐渐向痛区中心移动。

3)触诊的力度应先轻后重,忌使用暴力或猛然用力。

4)应反复核实压痛点的准确部位,观察压痛的深浅度,有无放射痛。

(2)软组织触诊。

1)注意局部皮肤的温度、湿度、张力及弹性。

2)有无肿胀及肿胀程度和性质。

3)有无瘢痕、瘢痕成熟程度,与深部组织有无粘连。

4)注意包块的部位、大小、硬度及移动度、有无波动感,与周围组织的关系。

5)有无异常活动及摩擦感。

6)肌力及肌张力有无改变。

3.叩诊。

(1)有局部叩击痛者,常提示病变部位深。

(2)沿肢体纵轴叩击有疼痛者,常提示有骨质损伤或炎性改变。

(3)棘突部位的叩击痛,常提示脊柱的损伤或结核性病变。

4.听诊。

(1)肢体活动时出现的响声,如腱鞘炎、半月板损伤、弹响髋等。

(2)肢体骨折时,以听诊器检查骨传导音的改变,并进行双侧比较,可听见伤侧骨传导音减弱。

5.量诊。

(1)肢体长度测量:检查时应使两侧肢体处于对称位置,利用骨性标志,测量肢体的长度,然后两侧比较。

(2)肢体周径测量:用于评估肢体肿胀和肌肉萎缩的程度。检查时选两侧肢体相对应的同一平面,用皮尺测量后对照。

(二)单项检查

1.关节活动度范围测定。

关节活动范围(range of motion,ROM)是指关节的远端骨朝向或离开近端骨运动的过程中,远端骨所达到的新位置与开始位置之间的夹角,即远端骨所移动的度数。

ROM 有各种不同的测量和记录方法,如使用量角器测量、线测法、可展性金属线测量、图解描记法、电子测角仪等。其中,量角器使用最为普遍。

ROM 测量记录通常采用中立位 0°法,这是美国矫形外科学会(1992 年)推荐的关节测量和记录方法,即中立位 0°法。中立位 0°法将关节的中立位设置为 0°,以此计算关节向各个方向活动的度数,并记录。

2.肌力评定。

肌力是肌肉收缩的力量。肌力评定是肌肉功能评定的重要方法,尤其是对肌肉骨骼系统病损及周围神经损伤患者的功能评定十分重要。同时,肌力评定也是评定康复治疗疗效的重要指标之一。

肌力评定方法有徒手肌力评定和器械肌力评定。在器械肌力评定方面,需要应用等长测力仪、等张测力仪等,根据需要选用不同的测试仪器。

3.感觉检查。

感觉是人脑对直接作用于感受器的客观事物的个别属性的反映,个别属性有大小、形状、颜色、坚实度、湿度、味道、气味、声音等。感觉功能评定可分为浅感觉检查、深感觉检查和复合感觉检查。

4.步态分析。

评测患者的一般步态,如步幅、步频、步宽,以及行走时站立相和摆动相步态。

(三)综合性评定

综合性评定针对不同的疾病或残疾制定不同的综合评定标准,对复杂的、有目的的活动作出有参考价值的评估,例如全髋关节置换术后采用的 Harris 标准和 Charnley 标准,全膝关节置换术后采用的 HSS 膝关节评分系统。

(四)特殊检查法

根据各个部位进行特殊检查,以评估各部位常见的骨关节伤病。

1.颈部。

主要的特殊检查有臂丛神经牵拉试验(Eaten 试验)、颈牵拉试验(颈分离试验)、椎间孔挤压试验、椎动脉扭转试验、Adson 试验和转身看物试验。

2.肩部。

主要的特殊检查有肱二头肌长头紧张试验、肩关节外展试验和梳头试验。

3.肘部。

主要的特殊检查有网球肘试验(Mill 征)、伸肌紧张试验(Cozen 试验)和屈肌紧张试验。

4.腕部。

主要的特殊检查有叩触诊试验、握拳尺偏试验(Finkelstein 征)、握拳试验、拇指对掌试验、两手互握试验、合掌分掌试验和夹纸试验。

5.腰骶部。

主要的特殊检查有直腿抬高试验(Lasegue 征)、直腿抬高加强试验(Bragard 征)、屈颈试验、仰卧挺腹试验、股神经牵拉试验、梨状肌紧张试验、跟臀试验和拾物试验。

6.骨盆。

主要的特殊检查有床边试验、"4"字试验和骨盆挤压分离试验。

7.髋部。

主要的特殊检查有望远镜试验、臀中肌试验(Trendelenburg 试验)、Thomas 试验、下肢短缩试验(Allis 试验)和髂胫束挛缩试验(Ober 试验)。

8.膝部。

主要的特殊检查有浮髌试验、Lachman 试验和反 Lachman 试验、轴移试验、McMurray试验、研磨试验(Apley 试验),以及侧方应力试验。

9.踝部。

主要的特殊检查有赫尔本征(Helbing 征),足内、外翻试验,提踵试验,跖屈踝试验和背屈踝试验。

(五)常用治疗方法

1.关节活动技术。

关节活动技术的目的是增加或维持关节活动范围,提高肢体运动能力。其方法有:主动运动、主动助力运动和被动运动。

持续被动活动是利用专用器械使关节进行持续较长时间的缓慢被动运动的训练方法。训练前可根据患者情况预先设定关节活动范围、运动速度及持续被动运动时间等参数,使关节在一定活动范围内进行缓慢被动运动。其特点有:①与一般被动运动相比,其特点是作用时间长,同时运动缓慢、稳定、可控而更为安全、舒适;②与主动运动相比,持续被动活动不引起肌肉疲劳,可长时间持续进行,同时关节受力小,可在关节损伤或有炎症时早期应用且不引起损害。

2.软组织牵伸技术。

牵伸是指拉长挛缩或短缩软组织的治疗方法。其目的主要为改善或重新获得关节周围软组织的伸展性,降低肌张力,增加或恢复关节的活动范围,防止发生不可逆的组织挛缩,预防或降低躯体在活动或从事某项运动时出现的肌肉、肌腱损伤。根据牵伸力量的来源、牵伸方式和持续时间,可以把牵伸分为手法牵伸、器械牵伸和自我牵伸三种。

(1)肌力训练技术。

肌力训练是根据超量负荷的原理,通过肌肉的主动收缩来改善或增强肌肉的力量。方法有非抗阻力运动和抗阻力运动。非抗阻力运动包括主动运动和主动助力运动,抗阻力运动包括等张性(向心性、离心性)、等长性、等速性抗阻力运动。

(2)关节松动技术。

关节松动技术是治疗者在关节活动允许范围内完成的手法操作技术,属于被动运动范畴,用于治疗关节功能障碍如疼痛、活动受限或僵硬,具有针对性强、见效快、患者痛苦小、容易接受等特点。手法分级以澳大利亚麦特兰德的 4 级分级比较完善,应用较广。Ⅰ、Ⅱ级用于治疗因疼痛引起的关节活动受限;Ⅲ级用于治疗关节疼痛并伴有僵硬;Ⅳ级用于治疗关节因周围组织粘连、挛缩而引起的关节活动受限。

(3)牵引技术。

牵引是应用力学中作用力与反作用力的原理,通过手力、机械或电动牵引装置,对身体某一部分或关节施加牵拉力,使关节发生一定的分离,周围软组织得到适当的牵伸,从而达到复位、固定,减轻神经根压迫,纠正关节畸形的一种物理治疗方法。

根据牵引作用的部位分为脊柱牵引和四肢牵引,脊柱牵引又分为颈椎牵引和腰椎牵引;根据牵引的动力分为手法牵引、机械牵引、电动牵引;根据牵引持续的时间分为间歇牵引和持续牵引;根据牵引的体位分为坐位牵引、卧位牵引和直立位牵引。

(4)本体感觉训练技术。

本体感觉是包含关节运动觉和位置觉的一种特殊感觉形式,主要包括:①关节位置的静态感知能力;②关节运动的感知能力(关节运动或加速的感知);③反射回应和肌张力调节回路的传出活动能力。关节本体感觉及肢体协调性的训练应贯穿整个康复过程。

(5)站立与步行训练技术。

站立训练指恢复独立站立能力或者辅助站立能力的锻炼方法。良好的站立是行走的基础,因此,在行走训练之前必须进行站立训练。步行训练指恢复独立行走能力或者辅助下的行走能力的锻炼方法。

五、骨关节损伤后引起的功能障碍的原因

(一)疼痛

疼痛是影响运动功能障碍的一个最重要的常见因素。急性疼痛是疾病的一个症状,而慢性疼痛本身是一种疾病状态。创伤和骨科手术后的急性疼痛非常剧烈,且持续时间较长,加上术后患者较长时期的限制活动,会由此产生精神情绪和肢体活动方面的功能障碍。

(二)肿胀

持续性肿胀是骨关节损伤后致残的主要原因之一。外伤性水肿的产生可由原发性损伤或损伤后机械性因素造成。骨折时血液外渗到软组织中,由此产生严重肿胀,并影响正常的血液供应,可形成广泛性水疱。如果静脉循环早起充分恢复畅通,则血液和水肿液可被吸收进入循环而被消除,则结果良好。如果水肿持续时间超过 2 周,则其消除方式危机化,最后在肌肉、肌腱、关节囊、筋膜层等组织中形成纤维组织,从而影响运动功能。

(三)关节粘连僵硬

关节内或邻近关节部位的损伤,容易引起关节内和关节周围组织粘连。即使是非关节部位的损伤,由于长时间的超关节固定,或者缺乏有效的关节活动,肢体静脉血和淋巴循环不畅,组织间隙中浆液纤维性渗出物和纤维蛋白沉积,关节内及周围组织发生纤维性粘连,再加上关节囊、韧带通过该关节的肌肉、肌腱挛缩,关节可出现不同程度的功能障碍。

(四)肌肉萎缩

骨关节损伤后由于制动等原因,肌肉废用性萎缩,导致肌力下降和关节动力性不稳定。肌肉粘连、纤维变性,则因为肌肉作用丧失,收缩幅度的缩小,而使相应关节的活动受限。

(五)关节不稳定

韧带、关节囊等维护关节稳定的结构,在损伤后,未能得到应有的修复,即会遗留继发性关节松弛问题,导致关节的不稳定。例如肩袖损伤未修复者,会影响日常活动,如拎东西、梳头等。

(六)关节疼痛

关节疼痛主要由创伤性关节炎引起,大多发生于关节内骨折、脱位。其形成原因除关节面不平整造成的机械磨损外,更主要的是载荷传导的紊乱。它和其他原因引起的关节退行性病变一样,会因为疼痛而影响日常活动。

(七)骨折畸形愈合或不愈合

骨折畸形愈合造成关节活动障碍、肢体各关节之间运动不协调、平衡失调和异常步态,肌肉作用减弱。例如股骨转子间骨折髋内翻畸形造成臀中肌相对松弛,失去稳定骨盆的作用,以致在行走负重期阶段,出现额状面摇摆的臀中肌步态。

(八)神经损伤

中枢神经或周围性神经损伤,或神经沿途部位骨折移位压迫和后期被骨痂包裹、骨折畸形等因素,会引起神经功能障碍,造成所支配肌肉麻痹。

(九)骨骺损伤

儿童骨骺损伤,例如骨骺骨折、分离等,都可能直接影响该部位骨骺的早闭,以致引起发育障碍或肢体较正常侧短缩或骨端畸形,如肱骨下端的鱼尾畸形。

(十)组织缺损

严重开放性损伤往往会造成肢体骨缺损或皮肤、肌肉等软组织缺损,有时不可能通过手术重建修复,而遗留功能障碍的问题。

六、康复治疗的作用

(一)控制肿胀,缓解疼痛

骨折或软组织损伤后局部肿胀,是由于组织出血、体液渗出以及疼痛反射造成的肌肉痉挛,造成肌肉唧筒作用消失、局部静脉及淋巴管淤滞、回流障碍形成。同时,因疼痛反射引起的交感性动脉痉挛而致损伤部位缺血,更加重了局部的疼痛。这种恶性循环可以通过骨折局部复位和固定,并在此基础上逐步进行适度的肌肉收缩,恢复肌肉的唧筒作用,有助于血液循环,促进肿胀消退,也可缓解疼痛的程度。

(二)预防或减少关节粘连僵硬程度

肌肉不活动是导致关节粘连僵硬的主要原因。长时间不恰当的固定可以造成关节僵硬,未经固定但长期不活动的关节也会产生关节僵硬。固定主要限制了关节的活动,由于肌肉不活动,静脉和淋巴淤滞,循环缓慢,组织水肿,渗出的浆液性纤维蛋白在关节囊皱襞和滑膜反折处和肌肉间形成粘连。这种水肿可以发生在骨折邻近部位的关节,也可以在骨折以远部位发生。例如小腿骨折发生的踝部肿胀等。不进行肌肉主动运动,即使是未包括在固定范围的手和足,也同样会僵硬。如果从治疗初期就开始进行骨折部位的等长肌肉收缩和未固定关节的全范围关节的主动活动,就可以避免这些挂接的粘连和僵硬的发生。

(三)减少肌肉萎缩和肌力下降的程度

因骨折导致的肌肉废用性萎缩是不可避免的,但在程度上锻炼和不经过锻炼还是会有很大差别。经过锻炼的肌萎缩和肌力下降的程度明显低于未经功能锻炼者。而且,经过功能锻炼,还可以始终保持中枢神经系统对相关肌肉的支配,一旦固定接触后不需要重建这种联系。

(四)预防畸形

如果关节僵硬在非功能范围,则造成后遗畸形,例如足下垂等。因此,早期维持正确体位和功能锻炼可以预防畸形的发生。

(五)促进骨折正常愈合

科学的功能锻炼可以促进局部血液循环,使新生血管较快生长,同时通过肌肉收缩作用,借助外固定以保护骨折端的良好接触,使骨折端纵向挤压,稳定骨折端对位对线,保护新生的骨痂。在骨折塑形期,可以使骨痂的组成和排列完全符合生理功能的需要。对于关节内骨折,通过早期保护下的关节活动,可以使关节面塑形。

(六)促进神经肌肉反射、协调功能的恢复

例如人工关节置换术后,经过本体感觉等训练,有助于下肢关节平衡和协调能力的恢复。

(七)为后期手术作准备

关节部位的损伤或邻近关节部位的骨折所导致的功能锻炼障碍,多数由于关节内外粘连所致,其中有些需要采取手术,将粘连的肌腱或挛缩关节囊松解。康复治疗可以使手术的关节尽量松动到最大范围,创造良好的皮肤软组织条件,为择期手术作准备。

七、康复治疗的主要目标

骨关节损伤患者经过正确的临床处理和积极的康复治疗,大多数可以恢复正常功能。但是,由于种种原因,也有少数患者不可能恢复到正常的功能。对于后者,应尽量恢复患肢的主要功能,因此,需要维持肢体的功能位。

(一)上肢

上肢的主要功能是手的应用,以灵活性为主。上肢的肩关节、肘关节和腕关节以及多样化的连接方式,都是为了保证充分发挥手的功能,完成各种复杂多变的运动。

1. 肩部。

肩关节的功能位是指肩关节处于外展 40°～50°、前屈 15°～25°、内旋 25°～30° 的位置。该位置在临床上常用于肩关节手术外固定。肩关节融合术中,将肩关节固定于该位置。患者利用肩胛骨与胸骨间的活动范围,基本可以满足 ADL 要求,患侧手臂一般可以摸到头面部和臀部。肩关节的休息位是一种经典的关节休息位,在外伤或术后,肩关节固定在上肢外展 60°、前屈 30°、屈肘 90° 的位置,以利于肩关节的修复。

2. 肘部。

肘关节的功能位是屈曲 90° 位,其最有用的活动范围是 60°～120°。从功能方面讲,肘关节的屈曲功能大于伸直功能。由于肘关节损伤后大多数固定在屈曲 90°,开始肘关节锻炼时,患者会担心肘关节不能伸直,因会把锻炼的重点放在伸肘方面而忽略屈肘运动。此外,

再加上体位和重力的自然趋势是伸肘,因此,当肘关节功能不能完全恢复时,受限最多的是屈肘,而伸肘影响较小,从而丧失了发挥作用的最有利的活动范围。

3.前臂。

前臂最有用的活动范围是旋前、旋后各45°。但一般右侧,旋前的需要比较多,而左侧,旋后的需要较多。左侧手则相反。因此前臂的功能位主要是旋前、旋后中立位。

4.腕关节。

腕关节是一个由腕掌关节、腕中关节、桡腕关节和桡尺关节组成的复合关节,具有传导应力及屈伸、偏斜、旋转、回旋用运动等功能。腕关节功能位是背伸20°,但有时需要根据患者的需求而定。腕关节尺偏要求更多于桡偏。

5.手。

手康复的治疗目的是恢复无痛性、全范围活动。适应每天的活动需要,手应有抓握和对指功能,其次是手的伸直。如果手指屈曲活动受限,则通过增加掌指关节屈曲来补偿。通常情况下,手各部分功能的重要程度应该是:桡尺关节旋前＞旋后,腕关节伸腕＞屈腕,尺偏＞桡偏;手指依次为掌指关节屈曲、指间关节伸、掌指关节伸及指间关节屈;拇指腕掌关节外展、内旋;掌指关节屈伸和指间关节屈伸。

由此可见,上肢各个关节的运动都与手的使用有关。除上肢任何一个关节运动功能恢复外,其他未受伤部位的关节应在治疗的过程中进行功能锻炼,以预防发生功能障碍。例如,桡骨远端骨折复位固定后,除去手部功能锻炼外,还需要预防肘关节和肩关节的僵硬。

(二)下肢

下肢的主要功能是负重、平衡和行走,要求下肢各关节不仅要稳定,而且要有一定的活动度。

1.髋关节。

髋关节在足跟着地时屈曲最大,当足跟离地接近完全伸直,以后转为屈曲,到足跟开始离地时又接近伸直状态。从足跟开始离地,膝关节渐屈曲,至摆动期最大,达到60°。步速愈快,摆动屈膝愈大,要求髋关节伸直达到0°位,屈曲达到60°。

2.膝关节。

膝关节完全伸直是保证良好功能与正常步态的重要条件,膝关节屈曲挛缩只要10°就会影响关节功能。一般屈膝达到105°就可以保证膝关节的良好功能。

3.踝关节。行走时踝关节的活动范围在背伸20°与跖屈20°之间,只要踝关节背伸和跖屈各自维持在20°范围内,就不会影响日常活动。

4.下肢长度。

行走对下肢长度要求较高,若下肢骨干骨折短缩2cm以内,可以通过矫正鞋垫即可很好地适应,对步态及脊柱影响较小;若短缩超过2.5cm,就会跛行。从下肢功能考虑,下肢的重要性是:伸直＞屈曲,稳定＞灵活。下肢运动由髋、膝、踝关节组成,其中如有一个关节僵硬,其他两个关节可以来补偿,对日常生活活动能力(activity of daily living, ADL)影响相对不严重。加入其中一个关节,松弛不稳定,则会影响下肢功能。要保证正常的行走,下肢肌肉中,臀大肌、股四头肌、小腿三头肌也是功能训练的重点。

(三)脊柱

脊柱有颈曲、胸曲、腰曲和骶曲4个生理弯曲。其中,颈曲及腰曲凸向前,胸曲和骶曲弯向后。脊柱每个弯曲的交界处活动度较大,尤其是颈胸和胸腰交接处,应力及负荷较为集中,常是脊柱脊髓损伤的好发部位。

若脊柱脊髓损伤,康复的主要目的是:稳定脊柱;尽可能保护和改善残存的神经系统功能;预防各种并发症的发生;通过康复训练,达到重返社会的目标。

[练习题]

一、选择题

1.抽屉试验主要检查(　　)。

A.半月板　　　　　B.交叉韧带　　　　　C.关节囊　　　　　D.侧副韧带

2.肘关节的功能位是屈曲几度?(　　)。

A.60°　　　　　　　B.90°　　　　　　　C.120°　　　　　　D.145°

二、填空题

1.关节活动技术的方法是被动运动、＿＿＿＿＿＿、＿＿＿＿＿＿。

三、简答题

1.骨骼肌肉疾病康复的特点有哪些?

2.骨关节损伤后引起功能障碍的原因有哪些?

3.手康复治疗的目标是什么?

(傅青兰)

项目二 上肢骨折的康复

任务一 锁骨骨折的康复

[学习目标]

一、知识要求

1.熟悉锁骨骨折的临床表现与诊断。
2.了解锁骨骨折的临床处理。
3.掌握锁骨骨折的康复评定方法。
4.掌握锁骨骨折的康复治疗方法。

二、技能目标

1.能对锁骨骨折作出正确的康复评定。
2.能对锁骨骨折的预后作出判断。
3.能对锁骨骨折进行正确的康复治疗。
4.能对锁骨骨折作出康复指导。

[工作任务]

患者,张某,男性,30岁,因骑车摔倒致右肩肩部肿胀、疼痛,X线示右侧锁骨中段斜形骨折。
要求:
1.对该患者进行康复评估;
2.提出康复治疗方案。

[背景知识]

一、锁骨骨折的解剖特点

锁骨为一弧形管状骨,横置于胸壁前上方外侧,侧架于胸骨与肩峰之间,内侧端形成胸锁关节,外侧段形成肩锁关节,而将肩胛带间接地连于躯干上部,不仅支持且使肩部组织离开胸壁参与上肢运动,而且能保持肩关节处于正常位置,保护臂丛神经和锁骨下血管。

二、锁骨骨折的损伤机制

锁骨骨折是临床上最常见的骨折之一,以青少年为多见。常为间接暴力所致;一般为侧方摔倒,肩部着地或前侧以手或肘部着地,受暴力而致锁骨发生骨折。儿童常常为青枝骨折,而成年人多为斜形或粉碎性骨折,以好发部位在锁骨中段最为常见。直接暴力可造成不同部位的骨折,严重的骨折或移位可造成位于锁骨下的动脉和臂丛神经损伤。

三、锁骨骨折的临床特点

(一)有明显外伤史
患者一般有明显外伤史。

(二)锁骨处体征
锁骨处出现肿胀、瘀斑、局部隆起或畸形,用手可触及骨折端或骨擦感及骨擦音,局部压痛明显,上肢不能上举或后伸,在儿童的青枝骨折发生后,上述体征不明显,一定要通过 X 线拍片检查,防止漏诊。特别要注意骨折移位严重的患者,要检查其上肢血管的搏动及神经的感觉等情况,防止合并损伤的遗漏检查。

(三)锁骨骨折的分型
1.锁骨骨折根据损伤病理与预后不同,可分为三型。

Ⅰ型:骨折无移位,喙锁韧带完整;Ⅱ型:骨折有移位,喙锁韧带损伤,骨折远端受上肢重力牵引下向下移位,并随上肢与肩胛骨的活动而活动,易发生骨折延迟愈合或不愈合;Ⅲ型:锁骨外端关节面的骨折,易漏诊,常引发创伤性关节炎。

2.锁骨骨折一般按骨折部位分为外 1/3 骨折、中 1/3 骨折和内 1/3 骨折。

其中,以中 1/3 骨折最为多见,占锁骨骨折总数的 75%～80%,容易发生典型的移位,其骨折可分为横形、斜形和粉碎性。

[工作过程]

一、康复评定

(一)一般性检查
首先是生命体征的检查,包括体温、脉搏、呼吸、血压、营养和发育、意识情况及体位姿势等。然后,对肩部进行检查,在光线明亮处,嘱其脱去长袖外衣,露出受检的肩部,检查肩部有无肿胀、隆起的皮肤有无破溃及瘀斑,肌肉有无萎缩及长度和畸形的改变。

(二)测量
用无弹性的皮尺,选择两侧上肢相同固定点进行对比测量,以肌肤最隆起处做测点为最佳,将皮尺绕肢体一周,准确记录两侧肌腹周径的长度,然后进行比较,并做好记录,测量之差就是肌肉萎缩的程度值。

(三)肌力评定

1.手法肌力检查。

用 MMT 徒手肌力检查法,让受检者坐在有靠背的椅子上或仰卧在床上,由检查者对受检者的肌肉施加一定阻力,判定肌肉的收缩力量。一般检查上肢肩前屈、肩外展、肩后伸、屈肘、伸肘的肌力。

2.器械检查。

为准确定量评定肌力,在肌力超过 3 级以上时,可用器械进行评定,如握力计、拉力计、捏力计等,将测量结果记录登记(与检测对比)。

(四)关节活动度检查

锁骨骨折早期因骨折所引起的疼痛而不敢活动,后期因固定造成的肩关节周围韧带及软组织的挛缩及纤维化形成,导致肩关节的功能障碍或因肩部肌肉的萎缩而使肩关节功能部分丧失。通过关节活动度的测量,可以了解当前活动度指数及功能丧失的情况,为以后康复治疗、功能恢复的程度提供一个可靠的依据。

量角器检查,正常肩关节活动度屈曲 0°～180°,后伸 0°～50°,外展 0°～180°。左、右肩关节活动度对比检测。如患者在骨折当时,因疼痛无法配合,可省略检查。

二、康复治疗

伤后 1～3 周,做肩部固定,主要进行肘、腕、手的屈伸及前臂的内外旋功能练习,可逐渐进行抗阻力训练。如果未行内固定术,可用电疗法治疗。伤后 3d 内,局部用冷疗法;4d 以后可用①超短波治疗:双极对置,无热或微热,10～15min,每天 1 次,10d 为一个疗程;②超声波治疗:局部接触移动法,每次 15～30min,每天 1 次,10d 为一个疗程。如果有金属固定物(钢板、钢针),应慎用电疗法治疗,可选用红外线光治疗,垂直照射患部,以有舒适温热感为准,每次 20～30min,每天 1 次,10d 为一个疗程。

4～6 周,可进行肩部的全方位主动功能练习,配合一些器械训练,逐步增加抗阻力训练。

8 周以后,增加训练的强度,应用关节松动术,改善关节周围软组织的关节囊的紧张度,恢复其柔韧性、伸张度,恢复正常的关节活动范围,注意在治疗前,用蜡盘制作出蜡片,做肩关节的局部热敷治疗,以改善局部的血液循环和紧张性,增加关节松动术的效果。

[病例点评]

关于病例论断、康复评定和康复治疗方面的点评如下。

(一)诊断

该病例为右锁骨斜形骨折,为不稳定骨折,因行锁骨干骨折切开复位内固定治疗。

(二)康复评定

该病例存在因疼痛造成的肩关节活动度下降、肩部及上肢各肌群肌力下降。固定解除后,上述现象还存在。

(三)康复治疗

术后患肢用肘关节吊带悬吊于舒适的位置,术后第 2 天开始轻揉肩关节环绕练习,4～6 次/d,10～15min/次。术后可行红外线治疗,方法同前所述。术后 1～3 周,主要进行肘、腕、手的屈伸及前臂的内外旋功能练习,可逐渐进行肩袖和三角肌的等长收缩。术后4～6周,当X线证实有明显骨痂时,开始辅助性主动运动练习;可采用滑轮及体操棒等器械。术后6周,进行斜方肌、三角肌和肩袖的渐进性抗阻练习。8周以后,增加训练强度。12～14周,当影像学和临床检查证实骨折已愈合后,允许肩关节无限制性活动。

[知识拓展]

一、锁骨骨折的治疗

锁骨骨折的治疗原则以最大程度恢复其解剖形态为主,同时应兼顾局部的美学要求。

锁骨骨折绝大多数可用非手术治疗。但对有明显移位的锁骨骨折,单纯手法复位很难达到骨折良好的复位,而外固定亦不能维持骨折的良好对位,仅能达到解除骨断端过度的异常活动,维持骨折端在一定的畸形位置愈合,局部可遗留明显畸形。

(一)非手术治疗

婴幼儿的无移位骨折或青枝骨折,均不需要手法整复,可给予适当外固定以限制活动。对于儿童或成人骨折有重叠移位或成角畸形者,则应予手法整复及固定。因骨折端轻度移位,日后对上肢功能妨碍不大,故又不必强求解剖复位。不稳定的锁骨骨折要求可靠地固定,目前多采用Ni-Ti记忆合金固定器(见图2-1),不损伤髓内组织,避免钻孔引起的并发症,手术时间短,创伤小。对于粉碎性骨折,若用力按压骨折片,不但难以使垂直的骨折碎片平伏,反而有可能造成锁骨下动、静脉或臂丛神经损伤,故忌用按压手法。垂直的骨碎片一般不会影响骨折愈合,在骨折愈合过程中,随着骨痂的生长,这些骨碎片可逐渐被新生骨痂所包裹,愈合后骨折局部仅形成一隆起,一般不会引起骨折部位疼痛或不适,更不会影响肩部及上肢功能。但是,也有少数患者可因垂直骨碎片未能被骨痂包裹而形成骨刺,或骨折畸形愈合,骨端突出,这样可采用手术修正。

手法整复的方法一般有膝顶复位法、外侧牵引复位法、仰卧复位法和穿腋复位法。整复过程中应注意:切忌使用粗暴手法,切忌反复手法推按,无需强调解剖对位,对粉碎性骨折严禁反复手法。整复中,注意观察患者情况,尤其是老年体弱患者,防止发生意外。

外固定方法如下。

1."8"字绷带固定法。

患者坐位,两腋下各置棉垫,用绷带从患侧肩后经腋下,绕过肩前上方。横过背部,绕对侧腋下,经肩前上方,绕回背部至患侧腋下。包绕8～12层,包扎后,用三角巾悬吊患肢于胸前(见图2-2)。

2.双圈固定法。

患者坐位,选择大小合适的纱布棉圈,分别套在患者的两肩上,胸前用布条平锁骨系于双圈上,然后在背后拉紧双圈,迫使两肩后伸,用布条分别在两圈的上下方系牢,最后在患侧腋窝部的圈外再加缠棉垫1～2个,加大肩外展,利用肩下垂之力,维持骨折对位。

3."T"形夹板固定法。

用与双肩等宽的"T"形夹板,夹板前全部用棉花衬垫。在两肩胛之间置一厚棉垫,再放置"T"形夹板于背部,上方与两肩平齐,然后用绷带缠扎两肩胛及胸背,将夹板固定妥当。

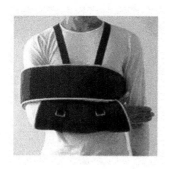

图 2-1　记忆合金内固定器

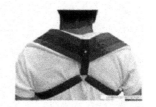

图 2-2　锁骨骨折固定器

固定后应注意：观察有无血管、神经压迫症状，如出现桡动脉搏动减弱、手麻、疼痛加剧，均说明固定过紧，应适当放松至解除症状为止；对有重叠移位的骨折，经整复固定 4～6 周，待临床愈合后方可解除固定。

(二)手术治疗

只有少数的病例需要行早期手术切开复位内固定治疗。手术治疗的参考指征是：合并有神经、血管损伤者；开放性锁骨骨折；锁骨外 1/3 骨折移位严重者；锁骨骨折合并同侧肩胛颈骨折，形成浮动肩，需手术固定锁骨以稳定肩胛颈骨折者；锁骨粉碎骨折，骨块间夹有软组织影响骨愈合，或有潜在顶破皮肤的危险不能闭合复位时；多发损伤，肢体需早期开始功能锻炼时；少数患者不愿接受畸形愈合的外形，要求切开复位内固定治疗。目前常用的手术治疗方法有切开复位内固定和经皮穿针内固定治疗。

二、锁骨骨折 X 片

锁骨骨折、锁骨骨折钢针内固定和锁骨骨折钢板内固定的 X 片分别如图 2-3～图 2-5 所示。

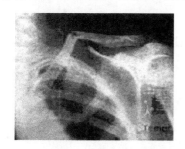

图 2-3　锁骨骨折

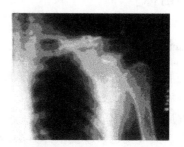

图 2-4　锁骨骨折钢针内固定

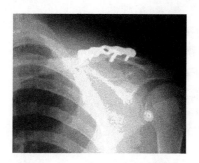

图 2-5　锁骨骨折钢板内固定

[练习题]

一、选择题

1.正常肩前屈的活动度是（　　　）。

A.0~60°　　　　　B.0~70°　　　　　C.0~80°　　　　　D.0~90°　　　　　E.0.100°

2.锁骨骨折通常的部位为（　　　）。

A.内部　　　　　B.外部　　　　　C.中部　　　　　D.内侧段　　　　　E.外侧段

3.锁骨骨折一般进行关节松动术的时间为伤后（　　　）。

A.5周　　　　　B.6周　　　　　C.7周　　　　　D.8周　　　　　E.9周

二、简答题

1.锁骨骨折后的评定方法有哪些？

2.锁骨中外段粉碎性骨折钢板固定术后1个月,可行哪些康复治疗？

（傅青兰）

任务二　肩关节脱位的康复

[学习目标]

一、知识要求

1.熟悉肩关节脱位的临床表现与诊断。

2.了解肩关节脱位的临床处理。

3.掌握肩关节脱位的康复评定方法。

4.掌握肩关节脱位的康复治疗方法。

二、技能目标

1.能对肩关节脱位作出正确的康复评定。

2.能对肩关节脱位的预后作出判断。

3.能对肩关节脱位进行正确的康复治疗。

4.能对肩关节脱位作出康复指导。

[工作任务]

患者,张某,男性,42岁,因不慎摔倒,左肘部撑地,顿感左肩部疼痛难忍,不能活动,遂急送医院就诊,就诊时的 X 片如图 2-6 所示。

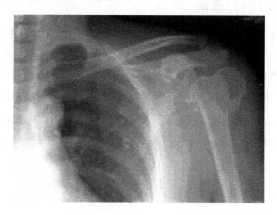

图 2-6　就诊时的 X 片

要求:

1.对该患者提出诊断、治疗方案;

2.对该患者进行康复评估;

3.提出康复治疗方案。

[背景知识]

一、肩关节脱位的解剖特点

肩关节脱位占全身关节脱位的 40% 以上,多见于青壮年,男性多于女性。肩关节脱位可分前脱位和后脱位,前者多见。其关节由肩盂和肱骨头构成,肩盂小而浅;肱骨头呈半球形,其面积为盂的 4 倍,且活动范围大,稳定性差,肩关节囊薄弱松弛,活动范围大,易发生脱位。可由直接暴力和间接暴力引起,当跌倒时,掌或肘着地,上肢内旋后伸,由于传导暴力或杠杆外力的作用,随暴力大小可分别造成盂下、喙突下或锁骨下脱位(见图 2-7(a)～(c))。根据受伤的时间可分为新鲜脱位和陈旧性脱位;根据肱骨头脱出的位置又可分为前脱位和后脱位(见图 2-7(d))。

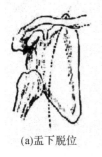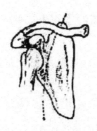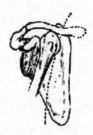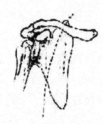

(a)盂下脱位　　　　(b)喙突下脱位　　　　(c)锁骨下脱位　　　　(d)后脱位

图 2-7　肩关节脱位的类型

二、肩关节脱位的损伤机制

肩关节脱位按肱骨头脱出的位置分为前脱位和后脱位。肩关节前脱位者很多见,常因间接暴力所致,如跌倒时上肢外展外旋,手掌或肘部着地,外力沿肱骨纵轴向上冲击,肱骨头自肩胛下肌和大圆肌之间薄弱部撕脱关节囊,向前下脱出,形成前脱位。肱骨头被推至肩胛骨喙突下,形成喙突下脱位;如暴力较大,肱骨头再向前移至锁骨下,形成锁骨下脱位。后脱位很少见,多由于肩关节受到由前向后的暴力作用或在肩关节内收内旋位跌倒时手部着地引起。后脱位可分为肩胛骨下和肩峰下脱位,肩关节脱位如在初期治疗不当,可发生习惯性脱位。

三、肩关节脱位的临床特点

(一)有明显外伤史

患者一般有明显外伤史。

(二)肩部体征

肩部疼痛、肿胀和功能障碍,伤肢呈弹性固定于轻度外展内旋位,肘屈曲,用健侧手托住患侧前臂。外观呈"方肩"畸形(见图 2-8),肩峰明显突出,肩峰下空虚。在腋下、喙突下或锁骨下可摸到肱骨头。伤肢轻度外展,不能贴紧胸壁,如肘部贴于胸前时,手掌不能同时接触对侧肩部(Dugas 征,即搭肩试验阳性)。上臂外侧贴放一直尺可同时接触到肩峰与肱骨外上踝(直尺试验)。

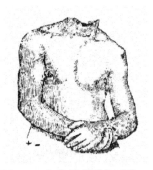

图 2-8　左肩关节脱位畸形

应注意检查有无并发症,肩关节有脱位的病例约的 30%～40%合并大结节骨折,也可发生肱骨外科颈骨折,或肱骨头压缩骨折,有时合并关节囊或肩胛盂缘自前面附着处撕脱,愈合不佳可引起习惯性脱位。肱二头肌长头肌腱可向后滑脱,造成关节复位障碍。腋神经或臂丛神经内侧束可被肱骨头压迫或牵拉,引起神经功能障碍,也可损伤腋动脉。

后脱位临床症状不如前脱位明显,主要表现为喙突明显突出,肩前部塌陷扁平,在肩胛下部可以摸到突出肱骨头。上臂略呈外展及明显内旋的姿势。肩部头脚位 X 线片可明确显示肱骨头向后脱位。

(三)本病的辅助检查方法

本病的辅助检查方法主要是 X 线检查,X 线征象是构成肩关节的肩胛骨、肩盂和肱骨头的两关节面失去正常平行的关系。按肱骨头分离的程度和方向,分为以下几型。

1.肩关节半脱位。

关节间隙上宽下窄。肱骨头下移,尚有一半的肱骨头对向肩盂。

2.肩关节前脱位。

最多见。其中以喙突下脱位尤为常见。正位片可见肱骨头与肩盂和肩胛颈重叠,位于喙突下 0.5～1.0cm 处。肱骨头呈外旋位,肱骨干轻度外展。肱骨头锁骨下脱位和盂下脱位较少见。

3.肩关节后脱位。

少见。值得注意的是正位片肱骨头与肩盂的对位关系尚好,关节间隙存在,极易漏诊。只有侧位片或腋位片才能显示肱骨头向后脱出,位于肩盂后方。

[工作过程]

一、康复评定

有明显外伤史,有伤后及整复后的 X 线片,可因肢体固定而致不同程度的肌肉萎缩、肩肘关节功能障碍,如果伤及神经可导致前臂肌肉萎缩和肘腕及手指的运动功能障碍。

常规检查肩部皮肤有无瘢痕、破损,局部有无压痛、肿胀或异常活动等。

手法检测肌力,用皮尺测肌肉周径,了解肌肉萎缩程度,用量角器检测关节活动度,并做好记录。

二、康复治疗

经过整复后的肩关节应当制动,在肩关节固定的姿势下,早期嘱其手指、腕、肘的伸屈功能训练,可以进行抗阻力的主动训练,防止肌肉萎缩和关节挛缩,局部做冷疗,可防止肿胀、出血,并减轻疼痛。

3d 后,在上述训练下,去除冷疗,局部可进行以下疗法。

1.超短波治疗。

可起到消除肿胀的作用。将电极对置于患处,双极对置,无热量或微热量,每次 10~15min,每天 1 次,10d 为一个疗程。

2.超声波治疗。

局部接触移动方法,每次 7~15min,每天 1 次,10d 为一个疗程。

第 3 周,可主动进行肩的前后、内收、外展运动,动作幅度要轻柔、慢速,不能用力过猛。

第 4~6 周,去除固定物后:①肩关节的前后、内外摆动,主动肩外展、后伸及内外旋运动,辅助抗阻力及被动的关节功能训练。②体操棒、高吊滑轮、哑铃等器械应用每项做 20 组,每组间隔 20~30s,每天 1 次,以提高关节的活动度和肌肉肌力。③肩梯、肋木的功能练习。④墙拉力器或橡皮带训练,增强肩关节的活动度和肩带肌的肌力。⑤有活动范围受限的肩关节可用关节松动术。应该注意:在关节松动术应用前,对肩关节及周围组织进行热疗、超声波治疗及能使关节周围组织松弛、局部血液循环加快的技术手段,防止"硬掰",造成再损伤。

[病例点评]

(一)诊断

该病例为左肩关节脱位。

(二)治疗方法

手法整复,将患肢保持在内收内旋位置,腋部放棉垫,再用三角巾、绷带或石膏固定于胸前。

(三)康复评定

该病例外伤后,肩关节在外固定下,无法进行围度、肌力、关节活动度的测量,左腕、手指活动度和肌力均正常。

(四)康复治疗

早期嘱可做手指、腕、肘的伸屈功能训练,可以进行抗阻力的主动训练,防止肌肉萎缩和关节挛缩,局部做冷疗,可防止肿胀、出血,并减轻疼痛。3d 后做超短波治疗,每天 1 次。3 周后开始逐渐做肩部摆动和旋转活动,但要防止过度外展、外旋,以防再脱位。

[知识拓展]

一、肩关节脱位的治疗

(一)手法复位

脱位后应尽快复位,选择适当麻醉(臂丛麻醉或全麻),使肌肉松弛并使复位在无痛下进行。老年人或肌力弱者也可在止痛剂(如 75~100mg 哌替啶)下进行。习惯性脱位可不用麻醉。复位手法要轻柔,禁用粗暴手法,以免发生骨折或损伤神经等附加损伤。常用复位手法有 3 种。

1. 足蹬法(Hippocrates 法)。

患者仰卧,术者位于患侧,双手握住患肢腕部,足跟置于患侧腋窝,两手用稳定、持续的力量牵引,牵引中足跟向外推挤肱骨头,同时旋转,内收上臂即可复位(见图 2-9)。复位时可听到响声。

2. 科氏法(Kochers 法)。

此法在肌肉松弛下进行容易成功,切勿用力过猛,防止肱骨颈受到过大的扭转力而发生骨折。手法步骤:一手握腕部,屈肘到 90°,使肱二头肌松弛,另一手握肘部,持续牵引,轻度外展,逐渐将上臂外旋,然后内收使肘部沿胸壁近中线,再内旋上臂,此时即可复位,并可听到响声(见图 2-10)。

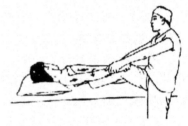

图 2-9 足蹬法

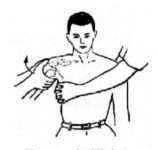

(a)手握腕部,手握肘部　(b)持续牵引,轻度外展　(c)上臂外旋,内收　(d)上臂内旋

图 2-10 科氏法

3. 牵引推拿法(见图 2-11)。

患者仰卧,第一助手用布单套住胸廓向健侧牵拉,第二助手用布单通过腋下套住患肢向外上方牵拉,第三助手握住患肢手腕向下牵引并外旋内收,三方面同时徐徐持续牵引。术者用手在腋下将肱骨头向外推送还纳复位。二人也可做牵引复位。

后脱位可用足蹬法或牵引推拿法复位。

复位后肩部即恢复钝圆丰满的正常外形,腋窝、喙突下或锁

图 2-11 牵引推拿法

骨下再摸不到脱位的肱骨头,搭肩试验变为阴性,X线检查肱骨头在正常位置上。如合并肱骨大结节撕脱骨折,因骨折片与肱骨干间多有骨膜相连,在多数情况下,肩关节脱位复位后撕脱的大结节骨片也随之复位。

复位后处理:肩关节前脱位复位后应将患肢保持在内收内旋位置,腋部放棉垫,再用三角巾、绷带或石膏固定于胸前,3周后开始逐渐做肩部摆动和旋转活动,但要防止过度外展、外旋,以防再脱位。后脱位复位后则固定于相反的位置(即外展、外旋和后伸拉)。

(二)手术复位

有少数肩关节脱位需要行手术复位,其适应证为:肩关节前脱位并发肱二头肌长头肌腱向后滑脱阻碍手法复位者;肱骨大结节撕脱骨折,骨折片卡在肱骨头与关节盂之间影响复位者;合并肱骨外科颈骨折,手法不能整复者;合并喙突、肩峰或肩关节盂骨折,移位明显者;合并腋部大血管损伤者。

(三)陈旧性肩关节脱位的治疗

肩关节脱位后超过3周尚未复位者,为陈旧性脱位。关节腔内充满瘢痕组织,有与周围组织粘连,周围的肌肉发生挛缩,合并骨折者形成骨痂或畸形愈合,这些病理改变都阻碍肱骨头复位。

陈旧性肩关节脱位的处理:脱位在3个月以内,年轻体壮,脱位的关节仍有一定的活动范围,X线片无骨质疏松和关节内、外骨化者可试行手法复位。复位前,可先行患侧尺骨鹰嘴牵引1~2周;如脱位时间短,关节活动障碍轻亦可不作牵引。复位在全麻下进行,先行肩部按摩和做轻轻的摇摆活动,以解除粘连,缓解肌肉痉挛,便于复位。复位操作采用牵引推拿法或足蹬法,复位后处理与新鲜脱位者相同。必须注意:操作切忌粗暴,以免发生骨折和腋部神经血管损伤。若手法复位失败,或脱位已超过3个月者,对青壮年伤员,可考虑手术复位。如发现肱骨头关节面已严重破坏,则应考虑做肩关节融合术或人工关节置换术。肩关节复位手术后,活动功能常不满意,对年老患者,不宜手术治疗,应鼓励患者加强肩部活动。

二、习惯性肩关节前脱位的治疗

习惯性肩关节前脱位多见于青壮年,究其原因,一般认为首次外伤脱位后造成损伤,虽经复位,但未得到适当有效的固定和休息。由于关节囊撕裂或撕脱和软骨盂唇及盂缘损伤没有得到良好修复,肱骨头后外侧凹陷骨折变平等病理改变,关节变得松弛。以后在轻微外力下或做某些动作,如上肢外展、外旋和后伸动作时可反复发生脱位。肩关节习惯性脱位诊断比较容易,X线检查时,除摄肩部前后位平片外,应另摄上臂60°~70°内旋位的前后X线片,如肱骨头后侧缺损可以明确显示。

对习惯性肩关节脱位者,如脱位频繁,宜用手术治疗,目的在于增强关节囊前壁,防止过分外旋外展活动,稳定关节,以避免再脱位。手术方法较多,较常用的有肩胛下肌关节囊重叠缝合术(Putti-Platt 氏法)和肩胛下肌止点外移术(Magnuson 氏法)。

［练习题］

一、选择题

1.肩关节脱位开始运动锻炼的时间为伤后(　　)。

A.1 周　　　　　　B.2 周　　　　　　C.3 周　　　　　　D.4 周

2.肩关节脱位以(　　)多见。

A.前脱位　　　　　B.后脱位　　　　　C.习惯性脱位　　　D.陈旧性脱位

一、填空题

肩关节前脱位根据移位情况分为盂下、_____下和_____下。

二、简答题

1.肩关节脱位的康复治疗方法有哪些?

2.简述肩关节脱位的临床表现。

（傅青兰）

任务三　肱骨外科颈骨折的康复

［学习目标］

一、知识要求

1.熟悉肱骨外科颈骨折的临床表现与诊断。

2.了解肱骨外科颈骨折的临床处理。

3.掌握肱骨外科颈骨折的康复评定方法。

4.掌握肱骨外科颈骨折的康复治疗方法。

二、技能目标

1.能对肱骨外科颈骨折作出正确的康复评定。

2.能对肱骨外科颈骨折的预后作出判断。

3.能对肱骨外科颈骨折进行正确的康复治疗。

4.能对肱骨外科颈骨折作出康复指导。

[工作任务]

患者,吴某,女性,60 岁,因雨天路滑不慎摔倒,左手掌撑地,顿感左肩部疼痛难忍,不能活动,急送医院就诊,就诊时的 X 片如图(2-12)所示。于 2d 后在硬膜外行钢板内固定术,术后一周,情况稳定,转入康复科就诊。术后 X 片如图(2-13)所示。

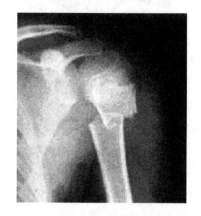

图 2-12　就诊时的 X 片

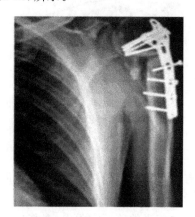

图 2-13　术后 X 片

要求:

1. 对该患者进行康复评估;
2. 提出康复治疗方案。

[背景知识]

一、肱骨外科颈骨折的解剖特点

肱骨外科颈位于解剖颈下 2～3cm,即肱骨大结节之下,胸大肌止点之上,也就是肱骨干坚质骨与肱骨头松质骨交接处。臂丛神经和腋动脉在其内测通过,最易发生骨折故名为外科颈骨折。此种骨折好发于中年人和老年人,尤其是骨质疏松者发生率较高。

二、肱骨外科颈骨折的损伤机制

多为间接暴力所致。多因跌倒时以手掌或肘部着地,暴力向上传导至肱骨外科颈处而造成骨折。也可因直接暴力作用于肩部而发生骨折,但较少见。因受伤姿势及暴力的大小不同,骨折后的移位情况不同。临床上分为三个类型:无移位型、外展型和内收型。

(一)无移位肱骨外科颈骨折

无移位肱骨外科颈骨折包括裂缝型和无移位嵌入型骨折。直接暴力较小,可产生裂缝骨折。跌倒时,上肢伸直外展,手掌触地,两骨折断端嵌入而无移位产生无移位嵌入骨折。

(二)外展型骨折(见图 2-14)

间接暴力造成骨折。跌倒时上肢外展,手掌触地在外科颈处发生骨折。骨折近端内收,骨折远端外展,外侧骨皮质嵌插于近侧断端内侧,形成向内、向前成角移位,或者两骨折段断端重叠移位。骨折远端移位在骨折近端内侧，形成向前、向内成角畸形。

(三)内收型骨折(见图 2-15)

内收型骨折较少见。与外展型骨折相反，跌倒时手或肘着地，上肢内收，骨折近段肱骨头外展，骨折远段肱骨干内收，形成向外成角畸形。

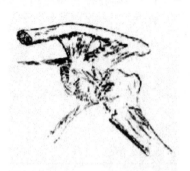
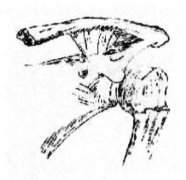

图 2-14　外展型骨折　　　　　　　　　　　　图 2-15　内收型骨折

若跌仆时伤肢处于外展外旋位，所受的暴力较大，除引起外展型骨折外，还可能引起远折端插入近折端，并使肱骨头向前下方脱出，造成肩关节脱位。或当受到暴力作用后，肱骨头自肩关节囊的前下方脱出，当伤肢下垂时，折断的肱骨头受到喙突、肩关节盂或关节囊的阻隔而得不到复位，引起肱骨头的关节面朝向内下方，骨折面朝向外上方，肱骨头游离于远折端的内侧。

三、肱骨外科颈骨折的临床特点

(一)有明显外伤史

患者一般有明显外伤史。

(二)患肩体征

患肩肿胀，前、内侧常出现瘀血斑。骨折有错位时，上臂较健侧略短，可有外展或内收畸形。大结节下部骨折处有明显压痛，肩关节活动受限。若骨折端有嵌插，在保护下可活动肩关节。注意与肩关节脱位鉴别。如合并臂丛、腋动静脉及腋神经损伤，可出现相应体征。

(三)本病的辅助检查方法

本病的辅助检查方法主要是 X 线检查。X 线摄片显示典型移位，有以下几个要点：①内收或外展型损伤，X 线正位片所见骨折线为横形，骨折轻度向内或向外成角，远折端呈内收或外展状态。侧位片上均无明显向前或向后成角、错位改变。肱骨外科颈骨折常合并肱骨大结节骨折，表现为撕脱的蝶形骨折片。②伸展型损伤，X 线特点为骨折线横形，骨折向前成角，远折端向前错位，肱骨头后倾，关节面向后。③屈曲型损伤，骨折向后成角畸形，远折端向后上移位。

[工作过程]

一、康复评定

有明显外伤史或复位及手术切开复位内固定的病史，有伤后及手术后的 X 线片，可因肢体固定造成的不同程度的肌肉萎缩,肩肘关节功能障碍,如果伤及神经可导致前臂肌肉萎缩和肘腕及手指的运动功能障碍,肌电图检查科明确损伤部位和程度。

常规检查上肢皮肤有无瘢痕、破损,局部有无压痛、肿胀或异常活动等。

手法检测肌力,用皮尺测肌肉周径,了解肌肉萎缩程度,用量角器检测关节活动度,并做好记录。

二、康复治疗

无移位骨折用三角巾悬吊固定,伤后 1～2 周以休息、制动为主,有利于组织修复和骨再生。运动练习以腕关节背伸、屈曲训练为主,上臂肌群做等长收缩练习。

(一)超短波治疗

可起到消除肿胀作用,电极对置于患处,无热量,10～12min,每天 1 次,10～15d 为一个疗程。

(二)红外线光治疗

局部照射,热度适中,注意防止烫伤,每次 15～20min,每天 1 次,10～15d 为一个疗程。

经手术复位且有金属内固定物的骨折,早期以制动为主,运动训练可以比较手法复位的骨折,时间可以提前 1 周,有利于肩关节功能恢复。局部红外线光治疗同前,慎用超短波治疗。3～4 周:以上肢运动为主,辅助被动训练肌力和关节功能训练,防止过度外展、外旋及内收。①弯腰划弧线,用上肢自然下垂的重力,辅助健侧手臂,屈肘做顺、逆时针弧线运动,每次 20 个动作,每天 2 次。②手指阶梯,主动为主,每日逐渐增加高度。③肘关节及腕、手的抗阻训练,每日递增训练时间和强度。5～8 周:以肩关节功能恢复训练为主,主动训练辅以手法辅助练习肩关节外展、外旋、内收、后伸及前屈功能,辅以训练器械如高吊滑轮、肋木、手指阶梯、墙拉力器、橡皮带、体操棒等。

(三)物理因子治疗

1.蜡饼法。

置于肩关节处,每次防止 20～30min,每天 1～2 次,15d 为一个疗程。

2.光疗。

红外线光局部照射。

天 3.干扰电治疗或超声波、超短波治疗(无内固定的手法复位患者)。

(四)关节松动术治疗

未经系统地康复治疗的复位或手术复位的患者,肩关节、肘关节已出现功能障碍,可采用关节松动术进行康复治疗,手法同前。

(五)辅助神经肌肉电刺激治疗

合并有神经损伤者,可采用相对应的手法进行康复训练,辅助神经肌肉电刺激治疗法,每日 1～2 次,每次 15～20min,10～15 次为一个疗程,每 2～3 个月行肌电图检测一次,评估神经生长速度等情况。

[病例点评]

(一)诊断

该病例为左肱骨外科颈骨折钢板内固定术后。

(二)康复评定

该病例因术后1周,肩关节在外固定下,无法进行、围度、肌力、关节活动度的测量,左腕、手指活动度和肌力均正常。

(三)康复治疗

①术后1~2周:以制动为主,局部红外线治疗,每次15~20min,每天1次,10~15d为一个疗程。手指、手腕关节的主动运动训练,前臂肌群等长收缩练习。②3~4周:以上肢运动为主,辅助被动训练肌力和关节功能训练,防止过度外展、外旋。③5~8周:以肩关节功能恢复训练为主,主动训练辅以手法辅助练习肩关节外展、外旋、内收、后伸及前屈功能,辅以训练器械如高吊滑轮、肋木、手指阶梯、墙拉力器、橡皮带、体操棒等,并辅以蜡饼、红外线治疗。

[知识拓展]

一、肱骨外科颈骨折与肩关节脱位的鉴别诊断

肱骨外科颈骨折与肩关节脱位的鉴别诊断见表2-1。

表2-1 肱骨外科颈骨折与肩关节脱位的鉴别诊断

	肩外形	贴胸试验	肱骨头位置
肱骨外科颈骨折	正常	阴性	正常
肩关节脱位	方肩	阳性	移位

二、肱骨外科颈骨折的治疗

无移位骨折线形或嵌插无移位的骨折,用三角巾悬吊患肢3周,早期进行功能锻炼。

外展型骨折轻度畸形或嵌入及年老体弱者,不需复位,腋下安放棉垫,患肢贴胸固定3周后,进行肩关节摆动活动。畸形大或移位明显者,需手法复位、贴胸固定,4周后活动肩关节及肘关节。

内收型骨折治疗原则同外展型,但复位手法相反。贴胸固定时,上臂外侧骨折平面应放较多棉垫。如不能保持对位,可用肩人字石膏固定4周。

手术治疗骨折间有软组织嵌入或骨折合并肩关节脱位,手法复位或外固定失败者,以及治疗时间较晚已不能手法整复者,特别是青壮年患者,可行开放复位,并根据情况适当选用钢板螺丝钉、拉力螺钉或克氏针等内固定治疗。

[练习题]

一、选择题

1. 肱骨外科颈位于解剖颈下（　　　）。

A. 1～2cm B. 2～3cm C. 3～4cm D. 4～5cm

2. 肱骨外科颈骨折以（　　　）多见。

A. 外展型 B. 内收型 C. 屈曲型 D. 伸直型

一、填空题

肱骨外科颈骨折一般根据移位情况分为无移位骨折、_____型骨折和_____型骨折，其中以_____型多见。

二、简答题

1. 肱骨外科颈骨折的康复治疗方法有哪些？
2. 如何鉴别肱骨外科颈骨折与肩关节脱位？

（傅青兰）

任务四　肱骨干骨折的康复

[学习目标]

一、知识要求

1. 熟悉肱骨干骨折的临床表现与诊断。
2. 了解肱骨干骨折的临床处理。
3. 掌握肱骨干骨折的康复评定方法。
4. 掌握肱骨干骨折的康复治疗方法。

二、技能目标

1. 能对肱骨干骨折作出正确的康复评定。
2. 能对肱骨干骨折的预后作出判断。
3. 能对肱骨干骨折进行正确的康复治疗。
4. 能对肱骨干骨折作出康复指导。

[工作任务]

患者,王某,男性,25 岁,因车祸撞至左臂,致左臂出血、疼痛,不能活动,急送医院就诊,就诊时的 X 片如图 2-16 所示。急诊,在硬膜外行钢板内固定术,术后 1 周,各情况稳定,转入康复科就诊。术后 X 片如图(2-17)所示。

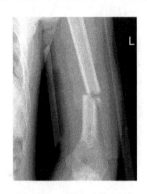 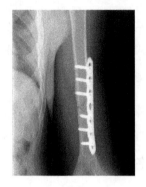

图 2-16　就诊时的 X 片　　　　　　　　图 2-17 术后 X 片

要求:

1.对该患者进行康复评估;

2.提出康复治疗方案。

[背景知识]

一、肱骨干骨折的解剖特点

肱骨干骨折指肱骨外科颈以下 1～2cm 至肱骨髁上 2cm 之间的骨折。肱骨干骨折发病率占全身骨折的 3%～5%,多发于 30 岁以下成年人。肱骨干上起胸大肌止点上缘,下达肱骨髁上部,上半部呈圆柱形,下半部前后方向逐渐变为扁平状。前外面为三角肌止点,三角肌向下为桡神经沟,其内桡神经紧贴骨面行走。上臂前后有两个肌间隔,肱二头肌、肱肌、喙肱肌与肱肌位于前肌间隔内,肱动静脉、正中神经、肌皮神经和尺神经沿肱三头肌内缘向下走行。后肌间隔包括肱三头肌和桡神经。肱骨营养动脉自肱骨中段穿入肱骨下行,因此肱骨下端骨折常损伤营养动脉而影响骨折愈合。桡神经靠近肱骨且活动度小,肱骨中下段骨折容易合并桡神经损伤。

二、肱骨干骨折的损伤机制

(一)病因

①直接暴力:常发生于交通事故及工伤事故,多见于中 1/3,多为粉碎或横形骨折。②间接暴力:跌倒时因手掌或肘部着地所致,多见于下 1/3,骨折线为斜形或螺旋形。③旋转暴力:常发生于新兵投掷训练中,好发于中下 1/3 处,骨折线为螺旋形。

（二）发病机制

肱骨干骨折端的移位除与暴力方向及肢体重力有关外，更与肌肉的收缩直接有关。当骨折位于肱骨干上部、三角肌止点之上时，骨折近端受胸大肌、背阔肌和大圆肌的牵拉向前内移位，远端受三角肌牵拉向上外移位；肱骨干中部骨折，骨折处位于三角肌止点以下时，近端因三角肌和喙肱肌收缩向外前移位，远端因肱二头肌、肱三头肌收缩向上移位；肱骨干下部骨折，两端肌肉拉力基本平衡，移位方向取决于外力方向、肢体所处位置及重力等。

三、肱骨干骨折的临床特点

（一）有明显外伤史

患者一般有明显外伤史。

（二）骨折局部体征

骨折局部肿胀，可有短缩、成角畸形，局部压痛剧烈，有异常活动及骨擦音，上肢活动受限。合并桡神经损伤时，出现腕下垂等症状。

（三）本病的辅助检查方法

本病的辅助检查方法主要是 X 线检查，直接暴力打击可造成横断骨折或粉碎骨折，间接暴力所致者多为斜形、螺旋形或蝶形骨折。肱骨干不同部位有不同的肌肉附着，骨折错位的方向也有不同。肱骨上段的骨折，近折端受胸大肌和背阔肌的牵拉向前内侧错位，远折端受三角肌的牵拉向上、外错位；肱骨中段骨折则相反，近折端受三角肌和喙肱肌的牵拉向外、前方移位，远折端受肱二头肌、肱三头肌的收缩向上移位，造成骨折端重叠错位。

［工作过程］

一、康复评定

有明确的肱骨干骨折的外伤史，已经过手法整复，外固定或钢板内固定，髓内针固定手术病史，有伤后 X 线片及术后的 X 线片或近期的 X 线片。

伤后 3 周以内，肩关节不会发生较严重的活动障碍，肌肉萎缩不明显，肌力可达到 4 级，肩部固定 4～6 周，肩关节可发生运动障碍，肌力下降，肌肉萎缩明显，常累及肘关节活动受限。

骨折累及桡神经，伤后即可出现"垂腕、垂指"征及手背部桡侧半皮肤感觉异常或消失。

(1)肌电图检查，可明确诊断损伤的部位和程度。

(2)检查局部皮肤是否正常，有无破溃、窦道畸形，是否肿胀、压痛，有无异常活动。

(3)用软尺测量，上臂、前臂肌肉的周径（与健侧对比）。

(4)手法肌力检查三角肌、背阔肌、胸大肌、肱二头肌、肱三头肌。

(5)关节活动度检查，用量角器测肩关节、前屈、后伸、外展、内收、的活动度及上臂的内外旋（内旋 80°，外旋 90°），肘关节的伸屈度（伸 0°，屈 150°）

二、康复治疗

骨折经钢板或髓内针等内固定手术后，1 周内主要以休息、制动为主，有利于组织的修复,可以进行手指的屈伸指练习;腕关节的背伸、屈曲练习;上臂前臂肌群的等长收缩练习;局部可做红外线或紫外线光治疗,使局部血液循环加快起到消炎、消肿、促进切口愈合的作用。2～3周,主动耸肩练习10～20次,肩关节放松自然下垂,10次为1组,持续30s;做胸大肌、背阔肌群收缩练习;三角肌保护性的无阻力收缩练习,持续时间及次数由治疗师自行掌握,以无痛为限;肩部的摆动次数练习,10次为1组,做2～3组为宜;增加前臂的内外旋练习,10次为1组,做2～3组;肘关节做屈伸功能练习,主动收缩为主,不增加阻力,以患者感觉疲劳为限。4～6周,在上述练习的基础上,增加肩、肘、腕的抗阻力练习,加强前臂的内外旋功能训练。6～8周,患侧上肢以肩关节为轴心,做主动全旋练习,借助肋木、高吊滑轮、墙拉力器、橡皮带、体操棒等器械进行功能练习。

如果出现肩肘关节的功能障碍,则采用关节松动术进行康复治疗,手法同肩关节脱位。

由于肱骨有内固定,可采用的物理因子治疗方法有:①蜡饼法,置于肩、肘、腕及局部,每天1次,每次20～30min,15d为一个疗程;②光疗,红外线、紫外线局部照射,慎用电疗等物理治疗手段,在肩、腕关节或经手法复位的,可用干扰电或超声波、超短波治疗等方法促进骨愈合功能恢复。

未经手术内固定,采取手法复位外固定的肱骨干骨折,相对来说,制动的时间要长一些,其稳定性也不能等同内固定,2周后可做手、腕关节的伸屈主动练习,配合作业治疗,增强手部肌肉的灵活性;4～6周以后,做三角肌、背阔肌、胸大肌、肱二头肌、肱三头肌的主动运动练习,手、腕可做抗阻力练习;8～12周,进行全关节活动练习和肌力恢复训练,由于制动时间长,往往易发生肩、肘关节功能障碍,虽经康复治疗,肩、肘关节活动范围恢复正常时间也相对较长。

合并有桡神经损伤的患者,应加强伸指、伸腕肌的功能训练,辅助腕、手功能位支具佩戴,和经皮神经电刺激疗法或神经肌肉电刺激疗法,每天1次,10次为一个疗程,2～3个月做一次肌电图检查,评估神经的生长速度和肌肉功能恢复的情况。神经损伤的患者禁忌浸蜡治疗,防止烫伤。

[病例点评]

(一)诊断

该病例为左肱骨干骨折钢板内固定术后。

(二)康复评定

该病例术后1周,上肢肌肉无萎缩,围度、肌力、关节活动度的测量因固定无法测量,左腕、手指活动度和肌力均正常。左手桡侧半皮肤感觉正常,未发现"垂指、垂腕"异常。

(三)康复治疗

①术后1周,以制动为主,局部红外线治疗,每次15～20min,每天1次,10～15d为一个疗程。手指、手腕关节的主动运动训练,前臂肌群等长收缩练习。②术后2周,渐进性活动肩部和肘部,摆动上肢练习肩关节,禁止负重。③术后4～6周,在耐受的情况下轻微负重,肩、肘关节强力活动度训练及轻微力量训练。④术后8～12周,完全活动。

[知识拓展]

一、肱骨干骨折的并发症

(一)神经损伤

以桡神经损伤最为多见,肱骨中下 1/3 骨折,易由骨折端的挤压或挫伤引起不完全性桡神经损伤。一般 2～3 个月,如无神经功能恢复表现,再行手术探查。观察期间,将腕关节置于功能位,使用可牵引手指伸直的活动支架,自行活动伤侧手指各关节以防畸形或僵硬。

(二)血管损伤

在肱骨干骨折并发症中并不少见,一般肱动脉损伤不会引起肢体坏死但也可造成供血不足,所以仍应手术修复血管。

(三)骨折不连接

肱骨中下 1/3 骨折中导致骨折不愈合的原因有很多,其中损伤暴力、骨折的解剖位置及治疗方法等与其有较大关系。创伤及反复多次的复位使骨折处的骨膜及周围软组织受到严重损害,骨折端软组织内的血管受到严重损伤,造成骨折修复所需的营养供应中断火罐网,从而影响骨折的愈合。骨折的解剖位置亦影响骨折的愈合,骨折线健康搜索在三角肌止点以下,这类骨折仅用小夹板或石膏托外固定加颈腕吊带悬吊,长斜形及螺旋形骨折易致缩短,横形及短斜形骨折则容易分离,这是导致需要多次复位的重要原因。健康搜索,亦是骨折不愈合的原因之一。过早拆除外固定手术时损伤了血供、适应证选择不当、骨折端间嵌有软组织、肱骨三段或多段骨折未能妥善处理,一般采用植骨加内固定治疗。此外,术后感染也易造成骨火罐网不连接。特别是内固定不正确、不牢固是切开复位病例失败的主要原因。骨折的愈合是一个连续不断的过程,在整个过程中应无发生再移位的不良应力的干扰,尤其是剪切及旋转应力,因此骨折端必须得到合理的固定。在正常的骨折愈合过程中,膜内骨化与软骨骨化是同时进行的。在骨折端反复存在不良应力的干扰下,来自骨髓腔、骨膜及周围软组织的新生血管的形成和相互间的对接过程受到影响,膜内骨化与软骨骨化将会变得缓慢甚至终止,使骨折愈合延迟或不愈合。

(四)畸形愈合

因为肩关节的活动范围大,所以肱骨骨折虽有些成角、旋转或短缩畸形,但是也不大影响伤肢的活动功能。如肱骨骨折移位特别严重,则达不到骨折功能复位的要求,严重地破坏了上肢生物力学关系以后会给肩关节或肘关节带来损伤性关节炎,也会给伤员带来痛苦,因此对青壮年及少年患者,在有条件治疗时,还是应该施行截骨术矫正畸形愈合。

(五)肩、肘关节功能障碍

多见于老年伤员。因此,对老年伤员,不但不能长时间使用广泛范围固定,而且还要让伤员尽早做加强肌肉、关节功能的活动,若已经发生肩或肘关节功能障碍,更要加强其功能活动锻炼,并辅以理疗和体疗,使其尽快恢复关节功能。

二、鉴别诊断

(一)骨折部位类型等的鉴别

上臂部 X 线正侧位照片可明确骨折的部位、类型和移位情况,并有助于鉴别是否为骨囊肿等所致的病理性骨折。

(二)肱骨干骨折与上臂扭伤的鉴别

旋转暴力所致的肱骨干骨折,应与上臂扭伤相鉴别。后者有牵拉痛,压痛局限于损伤部位,但无环形压痛、纵向叩击痛及异常活动。

(三)术前损伤和术中损伤的鉴别

若出现桡神经损伤,要鉴别清楚是术前损伤还是术中损伤,通过询问病史、发病时间和发病经过、临床表现、结合肌电图检查则不难诊断。如果术前无桡神经损伤表现而术后立即出现者考虑为牵拉伤和粗暴操作所致,如果术后渐进性出现桡神经损伤表现应考虑为骨痂或瘢痕粘连所致。

三、肱骨干骨折治疗原则

治疗肱骨干骨折,其骨折类型不同,所采取的治疗亦不同。

(一)无移位骨折

无移位骨折包括无神经损伤的闭合性横形、短斜形、粉碎性或线形无移位骨折,勿需麻醉,用轻柔手法纠正成角或旋转畸形。外固定方法可根据具体情况和条件选用:①轻型长臂,悬吊石膏或上臂"U"形石膏加三角巾悬吊前臂;②小夹板固定;③长臂石膏加外展支架或肩人字石膏固定;④单臂外固定架固定。石膏固定6周,照片显示有初步骨痂后去除外固定,开始练习肢体活动。外固定架固定者,可早期进行关节活动。

(二)有移位的骨折

在臂丛或局部血肿内麻醉下,手法复位。小夹板或外固定架固定。有条件时,亦可在X线机透视下,闭合复位、内锁髓内钉固定。

(三)骨折合并桡神经损伤

如骨折无移位,神经多系挫伤,骨折外固定后,观察1~3个月,若神经无恢复,则手术探察。骨折有明显移位者,桡神经有可能嵌入骨折端之间,不可手法复位,以免造成神经断裂。应手术探查神经,同时做骨折开放复位内固定。

(四)开放复位内固定

适用于开放骨折伤后8h内彻底清创后不易感染者;闭合骨折因骨折端间有软组织嵌入,手法达不到功能复位要求或肱骨多段骨折者;同一肢体有多处骨和关节损伤者;骨折合并血管损伤或骨折明显移位合并桡神经损伤者;骨折不连接或严重畸形连接者。采用钢板螺丝钉者,术后仍需可靠的外固定;加压钢板、内锁髓内钉内固定及外固定架固定者,可早期进行功能锻炼。

(五)近愈标准

对位、对线及固定良好。

(六)治愈标准

骨折愈合,功能完全或基本恢复。

四、肱骨干骨折的治疗

(一)非手术治疗

绝大多数的肱骨干骨折可通过手法复位小夹板外固定治疗而痊愈。国外文献报道闭合复位的成功率可达 90%,但是,必须强调复位时手法要轻柔,力争一次性成功。复位后要注意,肢体自身重量的悬垂作用造成的断端分离是骨折迟缓愈合或不愈合的主要原因。对合并桡神经损伤者复位后要密切观察,3 个月后若无恢复迹象,可考虑手术探查。

1.整复方法可采用血肿内麻醉,患者取坐位。一助手用布带通过腋窝向上提拉,另一助手握持前臂在中立位向下牵引。牵引力不宜过大,以防过牵。

(1)上 1/3 骨折(骨折线在三角肌止点以上)复位法:在助手维持牵引下,术者站于患侧,两拇指抵住骨折远段外侧,其他四指环抱近段内侧,将近端托起向外,使断端略向外成角,然后拇指由外侧推骨折远端向内即可复位,即"两点捺正法"(见图 2-18)。

(2)中 1/3 骨折(骨折线在三角肌止点以下)复位法:在助手维持牵引下,术者以两手拇指抵住骨折近端外侧向内推,其余四指环抱远端内侧向外拉,使两骨折断端内侧平齐,稍微向外成角,然后两拇指向内推,纠正成角,复位后,采用摇摆触碰的方法,使断端面紧密接触,若复位不稳,应考虑断端间有软组织嵌入,可试用回旋手法,解脱断端间的软组织后再重新复位(见图 2-19)。

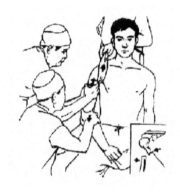

图 2-18　肱骨干上 1/3 骨折复位法

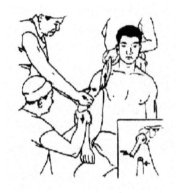

图 2-19　肱骨干中 1/3 骨折复位法

(3)下 1/3 骨折复位法:多为螺旋形或斜形骨折,整复时仅矫正成角畸形及过多的重叠移位,断端间可允许保留 0.5～1cm 的重叠,以增加断端间的接触面积,利于骨折的愈合。

对于粉碎性骨折,无须牵引,术者可从前后或内外用手掌相对挤按骨折部,使骨折面相互接触,尽量使游离碎骨片复位。

2.外固定方法。

(1)小夹板固定:内外成角不大者可采用二点直接加压的方法。对侧方移位较多,成角显著者,常可用三点纸压垫挤压原理,以使骨折达到复位。纸压垫不宜过厚,尤其是梯形垫,厚度要适中,以防皮肤受压。纸压垫的放置位置一定要避开桡神经沟。上 1/3 骨折要封肩固定,下 1/3 骨折要封肘固定。固定后肘关节屈曲 90°,前臂中立位,以木托或铁丝托将前臂悬吊于胸前(见图 2-20)。

(2)石膏固定:悬垂石膏为常用的固定方法,石膏固定上沿一定要超过骨折断端 3cm 以上,下端超腕固定,屈肘 90°,前臂中立位。上 1/3 骨折,可采用肩人字石膏固定。无论是夹板固定还是石膏固定,早期均应每周复查 X 线片,观察断端有无分离。固定期间要鼓励患

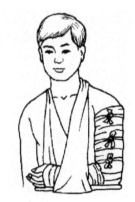

图 2-20　肱骨干骨折
小夹板固定

者采用握拳、提肩等方法加强练习。固定时间成人为 6～8 周,小儿 3～5 周。

(二)手术治疗

1.经皮穿针内固定。

手法复位成功后,选用直径 2.5～3.0mm 的克氏针自肱骨外髁或内上髁进针,进入髓腔内固定,并配合夹板外固定,使不稳定性肱骨干骨折固定更可靠。对少数长斜形或长螺旋形骨折,单用克氏针髓腔内固定不能达到骨折端的稳定,可行骨折断端附近局部穿针以加强固定,但局部穿针固定时应注意不要损伤桡神经。

2.切开复位内固定。

对严重的开放骨折,合并血管神经损伤的闭合骨折、多段骨折、陈旧骨折骨不连者宜采用切开复位内固定。稳定骨折可采用动力加压钢板内固定;不稳定骨折,可采用中和钢板、重建钢板、带锁髓内钉等固定。必须严格掌握适应证。广泛的剥离骨膜及内固定不可靠是造成术后骨折不愈合的主要因素。如为粉碎性骨折,复位时一期植骨内固定可大大提高手术的成功率。

[练习题]

一、选择题

1.肱骨干骨折容易合并( )神经损伤。

A.正中神经　　　　B.桡神经　　　　C.尺神经　　　　D.臂丛神经

2.肱骨干骨折哪一段发生骨不连的概率最高?( )。

A. 上 1/3　　　　B. 中 1/3　　　　C.下 1/3　　　　D. 全部都可能

一、填空题

肱骨干骨折的并发症有血管损伤、_____、_____、_____和肩肘关节功能障碍。

二、简答题

1.肱骨干骨折的康复治疗方法有哪些?

2.简述肱骨干骨折的治疗原则。

(傅青兰)

任务五 肱骨髁上骨折的康复

[学习目标]

一、知识要求

1. 熟悉肱骨髁上骨折的临床表现与诊断。
2. 了解肱骨髁上骨折的临床处理。
3. 掌握肱骨髁上骨折的康复评定方法。
4. 掌握肱骨髁上骨折的康复治疗方法。

二、技能目标

1. 能对肱骨髁上骨折作出正确的康复评定。
2. 能对肱骨髁上骨折的预后作出判断。
3. 能对肱骨髁上骨折进行正确的康复治疗。
4. 能对肱骨髁上骨折作出康复指导。

[工作任务]

患者,李某,男性,7岁,因玩耍时不慎摔倒,左手掌撑地,顿感左肘部疼痛难忍,肿胀,不能活动,急送医院就诊,就诊时的X片如图(2-21)所示。两天后在臂丛神经麻醉下行钢针内固定,术后一周,病情稳定,转入康复科治疗。术后X片如图2-22所示。

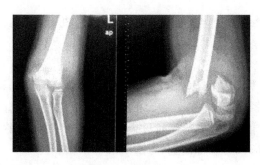

图 2-21 就诊时 X 片

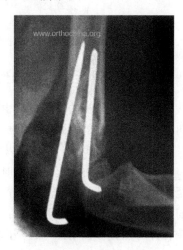

图 2-22 术后 X 片

要求：

1.对该患者进行康复评估；

2.提出康复治疗方案。

[背景知识]

一、肱骨髁上骨折的解剖特点

肱骨髁上骨折是指肱骨干与肱骨髁交界处发生的骨折。该处前后扁薄而内外宽，呈鱼尾状，这是易在此处折断的原因之一。肱骨干肘线与肱骨髁肘线之间有 $30°\sim50°$ 的前倾角，这是容易发生肱骨髁上骨折的解剖因素。肱骨下端关节面向外侧倾斜，当肘伸直时，形成前臂较上臂向外偏斜 $5°\sim15°$ 的携带角。携带角过大称肘外翻，过小而成负角者，则称肘内翻。肘内、外翻畸形是肱骨髁上骨折易发生的晚期并发症。肱骨内、外上髁与尺骨鹰嘴突三点之连线，当肘屈 $90°$ 时，构成一个等腰三角形，当肘伸直时，三点在一条直线上。此关系有助于鉴别诊断。肱骨下端之前面，有大血管和神经干通过。骨折后，须注意有无伤及（见图 2-23 和图 2-24）。多发于 10 岁以下儿童。根据暴力来源及方向可分为伸直型和屈曲型。

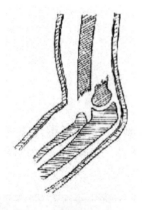

图 2-23　肱骨髁上骨折线

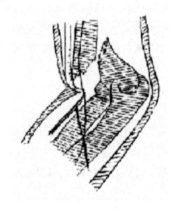

图 2-24　髁上骨折损伤神经血管

二、肱骨髁上骨折的损伤机制

肱骨髁上骨折的损伤机制由间接暴力造成较多。多因跌倒时以手掌或肘部着地，暴力向上传导至肱骨外科颈处而造成骨折。

1.伸直型最多见，占 90% 以上。

多由间接暴力引起。跌倒时肘关节处于半屈曲位或伸直位，手掌着地，暴力沿前臂传导至肱骨下端，将肱骨髁推向后方，而重力将肱骨干推向前方，造成肱骨髁上骨折。骨折线由前下斜向后上方，骨折远端向后上移位，近端向前下移位，严重时可损伤正中神经和肱动脉。按骨折的侧方移位情况，又可分为尺偏型（见图 2-25）和桡偏型（见图 2-26）。

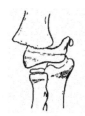
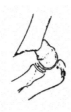
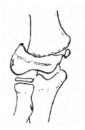
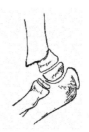

图 2-25 伸直尺偏型肱骨髁上骨折 　　　　图 2-26 伸直桡偏型肱骨髁上骨折

尺偏型骨折暴力来自肱骨髁前外方,骨折时肱骨髁被推向后内方。内侧骨皮质受挤压,产生一定塌陷。前外侧骨膜破裂,内侧骨膜完整。骨折远端向尺侧移位。因此复位后远端容易向尺侧再移位。即使达到解剖复位,因而内侧皮质挤压缺损而会向内偏斜。尺偏型骨折后肘内翻发生率最高。

桡偏型与尺偏型相反。骨折断端桡侧骨皮质因压挤而塌陷。外侧骨膜保持连续。尺侧骨膜断裂,骨折远端向桡侧移位。此型骨折不完全复位也不会产生严重肘外翻,但解剖复位或矫正过度时,亦可形成肘内翻畸形。

2.屈曲型比伸直型少见,约占 5%。

肘关节在屈曲位跌倒,暴力由后下方向前上方撞击尺骨鹰嘴,髁上骨折后远端向前移位,骨折线由后下斜向前上方。很少发生血管、神经损伤。屈曲型肱骨髁上骨折如图 2-27 所示。

三、肱骨髁上骨折的临床特点

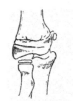

图 2-27 屈曲型肱骨髁上骨折

(一)有明显外伤史

患者一般有明显外伤史。

(二)症状

伤后患肢疼痛、肿胀,活动受限。髁上部位压痛明显,并可触及骨擦感和反常活动。肘关节骨性标志肘后三角关系正常时,关节正、侧位片可显示骨折的类型和移位程度。同时应常规检查有无肱动脉、正中神经和尺神经、桡神经损伤。伸直型肱骨髁上骨折儿童有手着地受伤时,肘部出现疼痛、肿胀、皮下瘀斑,肘部向后突出并处于半屈位。检查局部明显压痛,有骨摩擦音及假关节活动,肘前方可触及骨折断端,肘后三角关系正常。屈曲型肱骨髁上骨折局部肿胀、疼痛、肘后凸起,皮下瘀斑。由于肘后方软组织较少,骨折端锐利,可刺破皮肤形成开放性骨折。检查可发现肘上方压痛,后方可触到骨折端。

(三)本病的辅助检查方法

本病的辅助检查方法主要是 X 线检查。伸直型肱骨髁上骨折的特点是:骨折线位于肱骨下段鹰嘴窝水平或其上方,骨折的方向为前下至后上,骨折向前成角,远折端向后移位。屈曲型肱骨髁上骨折的骨折线可为横断,骨折向后成角,远折端向前移位或无明显移位。

[工作过程]

一、康复评定

有明显外伤史或已经经过手法复位、外固定或手术切开复位内固定的病史,有伤后及手术后的 X 线片,长时间固定后引起肩肘关节功能障碍,肌肉发生不同程度萎缩。合并有正中神经损伤者,可出现拇外展功能障碍,大鱼际肌肉萎缩,掌侧拇指、示指、中指指腹及环指桡侧半皮肤感觉异常或消失等症状。

常规检查上肢皮肤有无瘢痕、破损,局部有无压痛、肿胀或异常活动等。

二、康复治疗

骨折经手法复位外固定或手术内固定后 1 周,要注意肘关节的固定(外固定要确实,但一定要注意局部和前臂的皮肤肿胀情况、手指的颜色及感觉)和制动。可以做手指的屈、伸,以及腕关节的屈伸、背伸练习。伸直型可加强肱二头肌,屈曲型做肱三头肌的等长收缩练习,旋前圆肌、旋后肌的等长练习依据情况而定。

局部可行蜡疗蜡饼法、紫外线光治疗,未做内固定者可做超短波治疗,以促进消炎、切口愈合,消除水肿的作用。

2～4 周:①肩关节的前屈、后伸、外展、内收功能练习,以主动为主,辅以部分抗阻力训练;②肱二头肌、肱三头肌的等长收缩练习;③手腕的伸展、抗阻力练习和旋前圆肌、旋后肌的抗阻力练习;④辅以物理及光和作业治疗。

4～8 周:手术内固定及小儿骨折可去除外固定,除继续上述功能训练外,主要进行肱二头肌、肱三头肌的等长训练,促进肘关节的功能恢复。手法复位的小儿患者可在 4 周后去除外固定行功能训练,成人至少在 6 周后方可行功能训练。在训练前要拍 X 线片,检查骨愈合的情况,防止出现因骨愈合不佳而产生的移位或骨不连。可以辅以蜡疗、光疗、电疗(无金属固定物处或手法整复的骨折)、作业治疗等。

8～12 周:可行患肢的全方位功能训练,辅助吊轮、墙拉力器、肋木、肩腕关节训练器、橡皮带等器械进行练习。伸直型侧重恢复屈曲功能,屈曲型着重恢复伸直肘关节功能,物理治疗同时进行。

伤后未经功能康复的患者,会出现不同程度的肩、肘、腕关节的功能障碍,特别注意来诊前是否因肘关节伸屈功能障碍,而采取过"粗暴"的伸、屈肘关节练习。立即拍肘关节 X 线片,如果在骨折周围组织内有一片白色云雾状阴影,密度较深或有骨样密度,局部肿胀,触之硬韧感,关节运动障碍明显,即可提示骨化性肌炎已经发生。此时需将肘关节制动,三角巾或石膏托固定于胸前,不要做肘关节的功能练习。待局部疼痛消失,摄 X 线片,见骨化缩小,边缘影像清晰后,可行无痛的关节功能训练与主动训练,但必须在关节运动限制区域内进行,不要过度牵伸。

[病例点评]

(一)诊断

该病例为左肱骨髁上骨折(伸直型)钢针内固定术后。

(二)康复评定

该病例因术后1周,肘关节在外固定下,无法进行围度、肌力、关节活动度的测量,左腕、手指活动度和肌力均正常,肩关节可活动。虎口及桡侧三个半手指感觉均正常。

(三)康复治疗

①术后1~2周,以制动为主,可做手指的屈、伸,以及腕关节的屈伸、背伸练习。加强肱二头肌等长肌力训练。②3~4周,肩关节全范围训练,肱二头肌、肱三头肌的等长收缩练习,手腕的伸展,抗阻力练习和旋前圆肌、旋后肌的抗阻力练习。红外线辅助治疗。③5~8周,继续上述训练,可进行蜡疗、作业治疗。④8~12周,可行患肢的全方位功能训练,侧重恢复肘关节屈曲功能。辅以吊轮、墙拉力器、肋木、肩腕关节训练器、橡皮带等器械练习。

[知识拓展]

一、肱骨髁上骨折与肘关节脱位的鉴别诊断

肱骨髁上骨折与肘关节脱位的鉴别诊断见表2-2。

表2-2　肱骨髁上骨折与肘关节脱位的鉴别诊断

	肘关节活动度	肘后三角	上肢形态
肱骨髁上骨折(伸直型)	部分活动	无变化	上臂短缩,前臂正常
肘关节脱位	不能活动	骨性标志有变化	上臂正常,前臂短缩

二、肱骨髁上骨折的治疗

(一)手法复位超关节小夹板固定

以神经型肱骨髁上骨折尺偏型为例,患者仰卧,适当麻醉,两助手首先对抗牵引,矫正重迭移位。术者两手分别握住骨折近、远两段互相挤压,纠正侧方移位,旋转畸形,然后两拇指从肘后推尺骨鹰嘴向前,两手四指环抱骨折近段向后,此时令远位助手在牵引下屈曲肘关节,两手可触及骨折复位的骨摩擦音(见图2-28)。复位后按预先准备的木板,纸垫进行固定(见图2-29)。术后应注意肢体血运观察,经常调解布带,2周折除夹板,功效锻炼,也可用石膏。

(二)牵引治疗

适用于骨折超过 24～48h 者；软组织严重肿胀，已经有水泡形成，不能用手法复位，或复位后骨折不稳者(见图 2-30)。

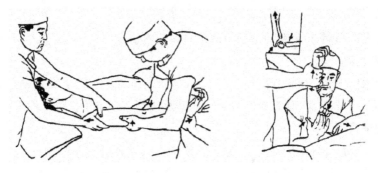

图 2-28　先矫正侧移位，再矫正前后移位

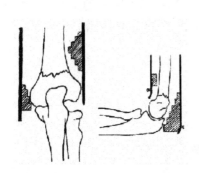

图 2-29　肱骨髁上骨折固定法

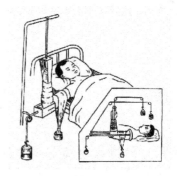

图 2-30　滑动悬吊牵引法治疗肱骨髁上骨折

(三)切除缝合探查神经、血管整复骨折

肱骨髁上骨折一般采用手法整复或牵引疗治。当有血管、神经伤时，特别是血管伤应思量切除缝合探查，切除缝合的目的是修复血管或排除其压迫，对神经伤也同时采用切除缝合疗治，顺便整复骨折。单纯为了整复骨折很少采用切除缝合方法。

三、并发症及后遗症

(一)血管神经损伤

肱骨髁上骨折严重并发症是血管伤。骨折端刺破血管比较少见，多因血管受刺激而痉挛或受到机械性压迫，造成肢体远端血供障碍。临床上应注意检查患肢桡动脉律动。一旦发生可造成肢体坏死。

(二)缺血性肌挛缩

当肱动脉痉挛或受压，肢体远端出现血运严重障碍。肌肉因缺血而水肿。一般说缺血持续 6～8h 以上，肌肉可发生坏死。变性坏死肌肉纤维化而挛缩，尤其多发生小臂掌侧肌群，轻者仅手指不克不及伸直，严重者手指及腕关节均呈屈曲僵硬，套式觉患上麻痹、爪状手畸形等称之缺血性肌挛缩，又称伏克曼(volkmann)氏挛缩。

缺血性肌挛缩最先症状是剧痛，当早期被动伸直手指时更为明显。桡动脉律动削弱或消失,手指发绀、发凉、麻木,一旦发现立即找出主要原因,有针对性采用切除缝合探查。有病例桡动脉律动消失,但手指尚可活动,疼痛不严重,仍可手法复位或牵引复位,因骨折错位复到矫正,排除对血管压迫,桡动脉律动即可恢复。

（三）肘内翻治疗

尺偏型肱骨髁上骨折多后遗肘内翻,而桡偏型很少后遗肘内翻。在处理肱骨髁上骨折时,应特别注意防止肘内翻发生。一旦发生,则通过切除缝合截骨矫正。

[练习题]

一、选择题

1.肱骨髁上骨折早起最严重的并发症是（　　　）。

A.骨化性肌炎　　　　B.血管神经损伤　　　C.肘内翻　　　　　D.肘外翻

2.肱骨髁上骨折最多见的类型是（　　　）。

A.外展型　　　　　　B.内收型　　　　　　C.屈曲型　　　　　D.伸直型

一、填空题

肱骨髁上骨折一般根据移位情况分为无移位骨折、_____型骨折和_____型骨折,其中以_____型多见。

二、简答题

1.肱骨髁上骨折的康复治疗方法有哪些?

2.如何鉴别肱骨髁上骨折与肩关节脱位?

3.如何判断缺血性肌挛缩?

（傅青兰）

任务六　桡骨远端骨折的康复

[学习目标]

一、知识要求

1.熟悉桡骨远端骨折的临床表现与诊断。

2.了解桡骨远端骨折的临床处理。

3.掌握桡骨远端骨折的康复评定方法。

4.掌握桡骨远端骨折的康复治疗方法。

二、技能目标

1. 能对桡骨远端骨折作出正确的康复评定。
2. 能对桡骨远端骨折的预后作出判断。
3. 能对桡骨远端骨折进行正确的康复治疗。
4. 能对桡骨远端骨折作出康复指导。

[工作任务]

患者,李某,女性,55 岁,因雨天路滑不慎摔倒,致右腕关节肿胀,疼痛,畸形,不能活动半天。X 线示右侧桡骨远端骨折,远端向背、桡侧移位。采用徒手复位外固定术治疗。

要求:

1. 对该患者进行康复评估;
2. 提出康复治疗方案。

[背景知识]

一、桡骨远端骨折的解剖特点

桡骨选段骨折为桡骨远端关节面近端 2～3cm 以内的骨折,包括向背侧一位的 Colles 骨折、背侧 Barton 骨折;向掌侧移位的 Smith 骨折,掌侧 Barton 骨折和 Chauffeur 骨折。一般以 Colles 和 Smith 骨折居多。

正常人的桡骨远端关节面,其背侧边缘长于掌侧缘,关节面向掌侧倾斜 10°～15°(即掌倾角);桡骨茎突比尺骨茎突长 1～1.5cm,故桡骨远端关节面又向尺侧倾斜 20°～25°(尺倾角)。

桡骨下端具有掌、背、桡、尺四个面,掌侧光滑凹陷,有旋前方肌附着;背侧凸起,有四个骨性腱沟,内有伸肌腱;桡侧面延长成茎突,有肱桡肌附着及外展拇长肌腱和伸拇短肌腱腱鞘;尺侧面构成下尺桡关节,为前臂旋转的枢纽。当桡骨远端发生骨折时,不但桡骨下端的关节面角度随之改变,而且位于桡骨背侧腱沟的肌腱也随之扭曲。如复位不良,可造成腕及手指的功能障碍。

二、桡骨远端骨折的损伤机制

多由于间接外力引起,摔倒时,肘部伸直,前臂旋前,腕部背伸,手掌着地。应力作用于桡骨远端而发生骨折。多横形骨折,粉碎性骨折亦不少见。桡骨骨折远端移位如图 2-31 所示。

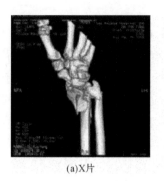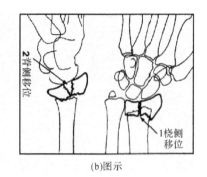

(a)X片 (b)图示

图 2-31 桡骨骨折远端移位

三、桡骨远端骨折的临床特点

(一)有明显外伤史

患者一般有明显外伤史。

(二)症状

手腕疼痛肿胀,尤其以掌屈活动受限。

分为伸直型骨折(Colles 骨折)和屈曲型骨折(Smith 骨折),伸直型骨折多见。骨折移位严重者,Colles 骨折可出现"餐叉样"畸形(见图 2-32)和"枪刺样"畸形(见图 2-33),即腕部背侧隆起,掌侧突出。尺骨茎突轮廓消失,腕部增宽,手向桡侧移位。尺骨下端突出,桡骨茎突上移达到或超过尺骨茎突水平。桡骨远端有压痛,可触及向桡背移位的骨折端,粉碎骨折可触及骨擦音。

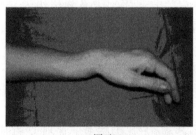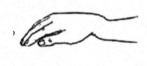

(a)图示1 (b)图示2

图 2-32 餐叉样畸形

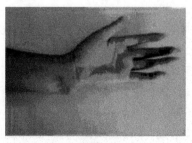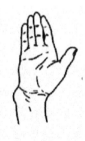

(a)图示1 (b)图示2

图 2-33 枪刺样畸形

(三)本病的辅助检查方法

本病的辅助检查方法主要是 X 线检查，X 线摄片显示典型移位，有以下几个要点：①桡骨远端骨折块向背侧移位；②桡骨远端骨折块向桡侧移位；③桡骨短缩，骨折处背侧骨皮质嵌入或为粉碎骨折；④骨折处向掌侧成角；⑤桡骨远端骨块旋后。此外还显示尺骨头半脱位或全脱位，桡骨远端骨折向桡侧移位说明三角软骨边缘撕裂。常合并有尺骨茎突撕脱骨折。掌倾角与尺偏角减少或呈负角。

[工作过程]

一、康复评定

(一)一般性检查

首先是一般情况的询问，包括外伤过程，让患者提供伤后及复位或手术内固定术后的 X 线片。然后，对腕部进行检查，看有无肿胀、隆起的皮肤有无破溃及瘀斑，肌肉有无萎缩、有无长度改变和畸形。

(二)测量

用无弹性的皮尺，选择两侧手腕关节桡骨茎突为固定点进行对比测量，将皮尺绕肢体一周，准确记录两侧腕关节周径的长度，然后进行比较，并做好记录，测量之差就是关节肿胀或肌肉萎缩的程度值。

(三)关节活动度检查

桡骨远端骨折早期因骨折所引起的疼痛而不敢活动，因此腕关节各个方向活动度几乎为 0°，后期因固定造成的腕关节、肘关节甚至肩关节周围韧带及软组织的挛缩及纤维化形成，重点评定腕关节的屈曲、背伸和前臂的旋前、旋后等活动范围，对外固定解除后的患者也应进行肘关节、肩关节活动范围的评定。

量角器检查，正常腕关节活动度屈曲 0°～80°，背伸 0°～70°，前臂旋前 0°～90°，旋后 0°～90°。左右腕关节活动度对比检测。如患者在骨折当时，因疼痛无法配合，可省略检查。

(四)肌力评定

对骨折后期患者，由于固定造成前臂肌肉萎缩，尤其影响前臂屈肌及伸肌的力量，可进行上肢腕、肘、肩关节肌群肌力的评定，并与健侧对比。

二、康复治疗

1 周内：进行手指、肩关节的主动活动；手内在肌的等长收缩；不进行腕关节的活动，禁止旋前旋后。

2～4 周：继续手指、拇指、肩关节的主动活动，当水肿消退后，可进行掌指关节及指间关节的关节活动度(range of motion，ROM)练习，固定允许的情况下进行肘的活动；继续手内在肌的等长练习，开始不引起骨折移位的腕屈伸的等长练习；不可旋前旋后。

4～6 周：允许更大的肩、肘、手指的 ROM 活动，主动的尺偏桡偏、旋前旋后活动；开始温和地进行抗阻练习，促进抓握的力量。

6～8 周：继续主动腕关节活动，强调旋后及尺偏，逐渐开始被动关节牵拉；继续手指、腕关节温和的抗阻练习,加强抓握力量。

8～12 周:主动完成手指、拇指及腕关节各平面的活动,继续尺偏、旋前旋后练习;继续手指、腕关节抗阻练习;可进行腕关节的负重。

[病例点评]

(一)诊断

该病例为右桡骨远端骨折(Colles 骨折),可进行手法复位并加小夹板或石膏外固定治疗。

(二)康复评定

该病例存在右腕关节畸形,因疼痛造成的腕关节关节活动度下降,腕关节周径比健侧增宽,因疼痛无法进行肌力评定。

(三)康复治疗

复位外固定后,1 周内,进行手指、肩关节的主动活动。2～4 周,可在固定允许内进行肘屈伸活动,但不能做前臂旋前旋后活动。4～6 周,外固定解除后,增加肩、肘关节抗阻力练习,开始做腕关节屈伸功能练习,局部蜡疗、红外线疗法和作业治疗。6～8 周,除上述治疗外,增加前臂旋转功能练习,并逐渐增加抗阻力训练。

[知识拓展]

一、桡骨远端骨折的治疗

(一)手法复位小夹板或石膏固定

新鲜有移位桡骨远端骨折,应尽早整复、固定。以伸直型骨折为例介绍两种复位固定方法。整复前了解移位方向及决定采用手法,局麻或臂丛麻醉。

1.牵抖复位法。

适用于骨折远端向背侧移位或骨折断端向掌成角,但骨折非累及关节,不是粉碎者。患者坐位或卧位,屈肘 90°前臂中立位,一助手握住上臂,术者两手紧握手腕,双拇指放在骨折远端背侧,触摸准确继续牵引,待重叠基本矫正后,稍旋后猛力牵抖,同时掌屈尺偏,骨折得到复位。纠正桡侧移位如图 2-34 所示。

2.提按复位法。

适用于老年患者,骨折累及关节、粉碎骨折患者。患者平卧屈肘 90°,前臂中立位,一助手握住拇指及其他四指,一助手握上臂对抗牵引,待嵌插骨折矫正后,术者先矫正旋转移位及侧方移位,然后双拇指挤按骨折远端背侧,其他手指置近端掌侧向上端提,骨折即可复位。纠正桡、背侧移位如图 2-35 所示。

整复后小夹板固定或石膏固定 3～4 周。无移位桡骨远端骨折仅用小夹板或石膏固定 3～4周(见图 2-36 和图 2-37)。屈曲型骨折复位方法相似,复位和固定方向相反。

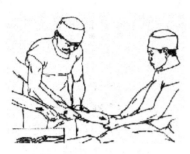

图 2-34　纠正桡侧移位

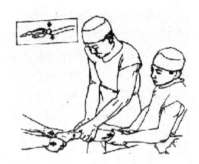

图 2-35　纠正桡、背侧移位

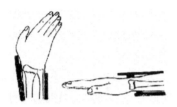

图 2-36　小夹板固定

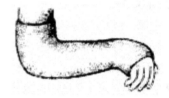

图 2-37　石膏固定

复位标准：①桡骨茎突低于尺骨茎突 1～2cm；②桡骨远端背侧须平坦无骨突起，掌侧弧形凹陷恢复；③手不桡偏，尺骨头轮廓正常，患手指活动良好；④X 线显示桡骨远端关节面向掌面倾斜。

（二）陈旧骨折处理

陈旧骨折，无明显功能障碍，尤其老年人听其自然。骨折仅向掌侧成角，无桡偏及重迭移位，骨折虽达 3～4 周，仍可按新鲜骨折处理。青壮年骨折畸形愈合，有神经症状或肌腱功能障碍，或者前臂旋转受限，应早期采用手术治疗。

桡骨远端骨折钢板内固定正位片和桡骨远端骨折钢板内固定侧位片分别如图 2-38 和 2-39 所示。

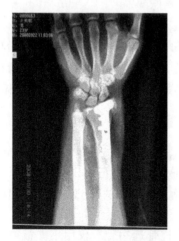

图 2-38　桡骨远端骨折钢板
内固定正位片

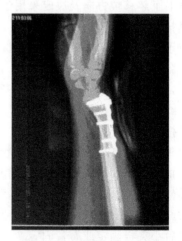

图 2-39　桡骨远端骨折钢板
内固定侧位片

畸形不严重,仅有前臂旋转障碍者可行尺骨头切除术;畸形严重,无前臂旋转障碍者可行尺骨头部分切除及桡骨远端截骨术;因掌侧骨痂隆突引起神经、肌腱刺激受压者,可行骨痂切除等。

二、桡骨远端骨折的 X 片

桡骨远端骨折复位前和桡骨远端骨折复位后的 X 片如图 2-40 和图 2-41 所示。

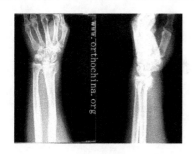

图 2-40 桡骨远端骨折复位前

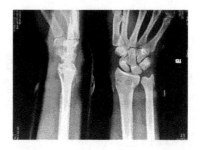

图 2-41 桡骨远端骨折复位后

[练习题]

一、选择题

1. 正常人的腕关节掌倾角是( )。

A. 5°～10°　　　　B. 10°～15°　　　　C. 15°～20°　　　　D. 20°～25°

2. 正常人的腕关节尺倾角是( )。

A. 5°～10°　　　　B. 10°～15°　　　　C. 15°～20°　　　　D. 20°～25°

一、填空题

1. 桡骨分为_____型和_____型,其中 Colles 骨折远端主要向_____移位。

2. 伸直型骨折呈_____形畸形,屈曲型骨折呈_____形畸形。

二、简答题

1. 桡骨骨折的康复治疗方法有哪些?

2. 桡骨骨折的手法复位标准是什么?

(傅青兰)

项目三　手外伤康复

任务一　手部肌腱损伤的康复

[学习目标]

一、知识要求

1.熟悉手部伸屈肌腱损伤的临床表现与诊断。
2.了解手部伸屈肌腱损伤的临床处理。
3.掌握手部伸屈肌腱损伤的康复评定方法。
4.掌握手部伸屈肌腱损伤的康复治疗方法。
5.了解手指屈伸肌腱分区及临床特点。

二、技能目标

1.能对手部伸屈肌腱损伤作出正确的康复评定。
2.能对手部伸屈肌腱损伤的预后作出判断。
3.能对手部伸屈肌腱损伤进行正确的康复治疗。
4.能对手部伸屈肌腱损伤作出康复指导。

[工作任务]

患者,樊某,女性,43岁。因左手电锯割伤,2~5指伸指活动受限1h。
要求:
1.对该患者进行康复评估;
2.提出康复治疗方案。

[背景知识]

一、手部肌腱的组织学特点

(一)肌腱

肌腱是连接骨骼肌和骨的致密结构组织,由胶原纤维、腱内膜、腱外膜和腱旁组织构成。肌腱外包绕滑膜鞘。

(二)肌腱滑动结构

肌腱滑动结构包括腱旁组织、滑膜鞘、纤维鞘管或肌腱支持带。肌腱所在部位不同,滑动结构也不同。

1.腱旁组织。

腱旁组织是位于肌腱周围的疏松网状组织。其纤维较长,盘曲于肌腱周围,形似松弛的弹簧,肌腱能在其周围较固定的组织上来回大幅度滑动。腱旁组织中有血管存在,营养肌腱。肌腱除被滑膜鞘或纤维鞘管包裹外,都有腱旁组织存在。

2.滑膜鞘。

肌腱滑膜鞘含有两层滑膜。包裹肌腱者为脏层,又称腱外膜。腱外膜组织向腱内部延伸进入肌腱,将肌腱分成束,形成肌腱胶原纤维束之间的分隔,称为腱内膜。被覆于纤维鞘管内壁的腱鞘为腱鞘壁层。脏层与壁层滑膜沿其纵轴相连,形成腱系膜。两层滑膜在鞘的远、近端反褶呈盲囊状。这一结构和腹膜脏、壁两层的肠系膜结构相似。腱系膜中含血管和淋巴管以营养肌腱在手指部屈肌腱的腱系膜呈短条带状,称为腱纽,内含营养血管。根据腱纽的长短将其分为长腱纽和短腱纽。

3.肌腱支持带或纤维鞘管。

为了防止肌腱在关节屈曲活动时滑脱和维持肌腱在活动时的支点及起滑车作用,在关节周围的滑膜鞘壁层有斜形交叉纤维将其限制在和关节贴近的位置,即为肌腱支持带。在腕部称腕横韧带,在手指区的肌腱滑膜鞘外包绕一层坚韧的纤维鞘管,背侧附着于指骨上,故又称骨纤维鞘管。其厚薄不一致,位于关节部较薄软,便于关节活动;位于近中节指骨体部较厚,形成滑车。

(三)肌腱营养

现在较为一致地认为滑液是腱鞘区屈肌腱的主要营养来源。从腱系带有血供进入腱内,但只供应到距系带止点不远的部分背侧肌腱组织。由于在手指运动或握物时,肌腱承受压力,血液灌流受压力影响,难以发挥作用,因而进入腱鞘内肌腱的血液供应不起决定性营养作用。滑液营养肌腱的方式有主动扩散和滑液在手指运动时被动挤入组织两种方式。手指运动时,鞘内滑液被滑车沿肌腱表面滑动,将滑液挤压进入肌腱内。

从前臂至手掌区的屈肌腱周围存在腱周膜,通过腱周膜接受周围组织节段性血液供应,肌腱内血管沿腱束之间纵向走行,这些部位的肌腱通过血液供应获得营养。

(四)肌腱愈合

1887 年 Berkenbusch 首次提出滑液扩散的概念,认为鞘内滑液对肌腱有营养作用。20 世纪 60 年代,众学者已证实滑液扩散是肌腱营养的重要来源。屈肌腱血液供应与滑液扩散的关系是两者同时存在,互相补充,肌腱中心主要由血液供应;肌腱表面主要由滑液扩散。

肌腱外源性愈合机制:肌腱愈合必须依靠周围结缔组织形成的粘连而实现,其过程包括周围血管长入,成纤维细胞迁移到肌腱断端,胶原纤维合成,胶原纤维再塑形。

肌腱内源性愈合机制:肌腱本身具有愈合能力,不需要外界的粘连即可肌腱愈合。

腱鞘的滑液环境使肌腱具有内在愈合能力,术后早期活动使肌腱从外源愈合优势转化成内源愈合优势。腱鞘与肌腱的相对滑动既限制外来肉芽的生长,改善组织灌注和促进滑液扩散,又在缝合端产生间断重复的张力,刺激内源性愈合,增加肌腱的强度和滑动能力,减少粘连。

肌腱愈合的组织学观察:

(1)纤维支架形成期(第 1 周):术后 4d 以内断端为血块填充,几乎看不见胶原成分出现,术后 4d 开始出现断端附近血管周围的腱细胞增殖,呈岛状,腱周膜出现腱周细胞增殖;胶原成分出现。

(2)纤维组织增生期(第 2 周):肌腱断端由胶原组织逐渐由结缔组织替代,不成熟腱纤维连接;此期肌腱不坚实,不能抗张力。

(3)肌腱塑形初期(第 3 周):此期肌腱断端由结缔组织和肌腱胶原纤维代替,肌腱塑形开始,水肿开始消退,腱周组织开始分离,便于肌腱滑动;肌腱较坚固,能抗一定的张力。

(4)肌腱塑形期(4~12 周):此期肌腱断端肌腱细胞排列规律,血管增生减少,腱纤维轴形排列。肌腱可承受牵拉及张力。

肌腱断裂或缺损是手外科常见的损伤之一,由于修复或移植术后几乎总是发生粘连,肌腱滑动受限,故严重影响手功能的恢复,因此,肌腱损伤的修复仍然是手部创伤与功能重建领域的一项重要课题。随着分子生物学的发展,最终发现生长因子及其受体在肌腱修复中起关键的调控作用。从分子水平探讨生长因子在肌腱愈合中的作用,以及如何利用转基因技术促进肌腱的内源性愈合,减轻或抑制外源性愈合,从而减轻肌腱粘连。

二、手部肌腱的解剖学特点

(一)手指屈肌腱

手部指屈肌腱共 9 条,其中 2~5 指屈肌腱 8 条,拇长屈肌腱 1 条。

1.滑膜囊与指腱鞘。

滑膜囊与指腱鞘是指屈肌腱的特化辅助结构和支持组织,均为双层结构。紧贴肌腱表面的一层为滑膜脏层,贴在周围组织内面的为滑膜壁层,两层相互延续形成的间隙为滑膜腔。滑膜囊和指腱鞘的区别在于各自所在的部位和周围组织的结构不同。

2.指屈肌腱鞘形态结构。

指屈肌腱鞘包括腱滑膜鞘和腱纤维鞘。其功能是保护屈肌腱免受损伤,促进肌腱滑动,并防止肌腱在关节屈曲时向掌侧悬起呈弓弦状。如果鞘管随意变窄或粘连,肌腱在运动时发生障碍,即出现扳机指或狭窄性腱鞘炎。

3.临床特点。

指屈肌腱将前臂屈肌与指骨联系起来,其功能是屈指。指屈肌腱分浅深二类:指浅屈肌(flexor digitorum superficialis, FDS)止于中节指骨,功能为屈近端指间(proximal interphalangeal, PIP)关节;指深屈肌(flexor digitorum profundus, FDP)止于末节指骨,屈远端指间(distal interphalangeal, DIP)关节。肌腱是相应肌肉的组成部分,本身不具有收缩能力,但能传导肌腹收缩产生的力,牵拉指骨使之产生运动。指屈肌腱损伤后的临床表现是不能屈指。

4.指屈肌腱分区。

指屈肌腱从前臂肌肉—肌腱连接处,经过前臂、腕管、手掌和手指纤维鞘管,至其止点处,依其本身和周围组织的解剖关系,分为五区,又称为五区分法(见图3-1),肌腱损伤修复及功能恢复过程中,应根据每个区域特征,作适当处理。指屈肌腱Ⅰ~Ⅴ区分别如图3-2~图3-5所示。指屈肌腱Ⅱ区、Ⅲ区及其滑平的解剖如图3-6所示。

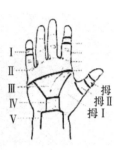

Ⅰ区:从指深屈肌腱止点到中节指骨中部。

Ⅱ区:从中节指骨中部到远侧掌横纹(指纤维鞘起始部)。

图3-1 屈肌腱五区分法

Ⅲ区:从远侧掌横纹到腕横韧带远侧缘。

Ⅳ区:腕管内。

Ⅴ区:从腕横韧带近侧缘到腱腹交界处。

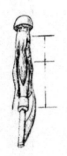

图3-2 指屈肌腱Ⅰ区、Ⅱ区

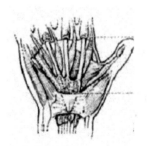

图3-3 指屈肌腱Ⅲ区

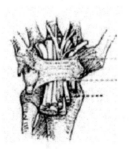

图3-4 指屈肌腱Ⅳ区

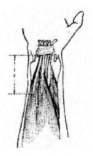

图3-5 指屈肌腱Ⅴ区

5.拇长屈肌腱分区。

拇长屈肌是屈拇指的重要肌肉,其腱的解剖关系与其他屈指肌腱有所不同,因此单独划分,也分五区。

Ⅰ区:从拇长屈肌腱止点到近节指骨中部。

Ⅱ区:从近节指骨中部到掌指关节近侧。

Ⅲ区:从掌指关节近侧到腕横韧带远侧缘。

Ⅳ区:腕管内。

Ⅴ区:从腕横韧带近侧缘到腱腹交界处。

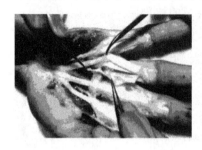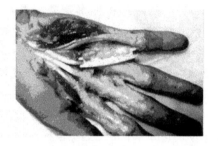

图 3-6　指屈肌腱Ⅱ区、Ⅲ区及其滑车的解剖

(三)手指伸肌腱

手指伸肌腱(见图 3-7)共 8 条,通常分为 2 组:桡侧组和尺侧组。桡侧组与拇指运动有关,有拇长、短伸肌腱 2 条;尺侧组与第 2～5 指的指伸运动有关,包括 4 条指伸肌腱,示指固有伸肌腱和小指固有伸肌腱。

1.指总伸肌腱与指背部结构。

指伸肌腱装置即指背腱膜,完成伸指动作。指背腱膜主要由指总伸肌腱、骨间肌肌腱和蚓状肌腱在指背构成。

2.临床特点。

手部伸肌包括指总伸肌、腕伸肌、骨间肌、蚓状肌及各肌腱在指背构成的腱膜。指伸动作的完成并非由哪块肌肉单独收缩而为之,而是一组肌肉的协同作用。指背部肌腱是由这组协同运动的肌肉及肌腱移行构成的指伸肌腱装置。

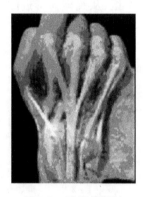

图 3-7　手指伸肌腱

3.指伸肌腱分区。

指伸肌腱从前臂背侧到手指末节背侧,均行走于皮下,仅腕部一段肌腱位于纤维鞘和滑膜鞘内。根据 Verdan 分法(八区分法)(见图 3-8),将指伸肌腱分为 8 个区,拇指分为 5 个区。其中奇数区与关节对应,偶数区与骨干对应,从远至近依次为:远侧指间关节区(Ⅰ区)、中节指骨区(Ⅱ区)、近侧指间关节区(Ⅲ区)、近节指骨区(Ⅳ区)、掌指关节区(Ⅴ区)、掌骨区(Ⅵ区)、腕区(Ⅶ区)、前臂区(Ⅷ区)。

亦有五区分法(见图 3-9):Ⅰ区:从远节指骨基底伸指肌腱止点到中节指骨中远 1/3 处;Ⅱ区:从中节指骨中远 1/3 初到近节指骨近端;Ⅲ区:从近节指骨近端到腕背支持带远侧缘;Ⅳ区:腕背支持带鞘管内部分;Ⅴ区:从腕背支持带近侧缘到伸肌腱起始部。

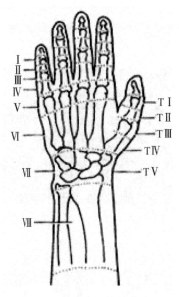

图 3-8 指伸肌腱的八区分法

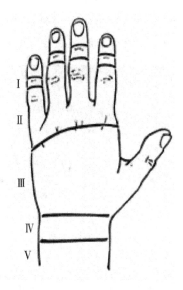

图 3-9 伸指肌腱的五区分法

二、肌腱断裂的临床特点

(一)有明显外伤史

患者一般有明显外伤史。

(二)指屈肌腱断裂的临床诊断

指屈深、浅肌腱和拇长屈肌腱的损伤主要根据手指主动活动能力来判断:

(1)由于指深屈肌腱止于2～5指的末节指骨底,当固定患指中节时,不能屈远端指间关节应考虑是指深屈肌腱断裂;

(2)由于指浅屈肌腱止于2～5指的中节指骨,若固定其他指于伸直位,患指不能屈近端指间关节,应考虑指浅屈肌腱断裂;

(3)若用上述两种方法检查,指间关节均不能屈,但掌指关节(metacarpophalangeal,MP)仍能屈曲,则可能是指深、浅屈肌腱均断裂;

(4)若固定近节拇指,远节指不能屈曲,可能为拇长屈肌腱断裂。

右环指屈指深、浅肌腱均断裂如图 3-10 所示。

(三)指伸肌腱断裂临床诊断

左2～5指伸指肌腱断裂如图 3-11 所示。如果指伸肌腱在止点断裂或者在远端指间关节与近端指间关节之间断裂,则不能主动伸直远端指间关节,出现锤状指畸形(见图 3-12)。如果在掌指关节与近端指间关节之间因肌腱中央束断裂,侧束向掌侧滑移,故近端指间关节不能伸直,而掌指关节和远端指间关节仍能伸直。但晚期随着引状肌和侧腱束的挛缩,可出现纽扣指畸形(见图 3-13)。

如果断裂在手背伸肌扩张部(腱帽),包括侧束完全断裂,则损伤部位以下的所有关节伸展活动均丧失。如断裂在掌指关节近侧,侧束及其相连的横纤维使两个指间关节仍能伸展,而掌指关节则不能完全伸直。如只有一指的伸肌腱断裂,因联合腱的作用,患指仍能部分或完全伸直。如拇长伸肌腱断裂,当固定掌指关节时,指间关节不能伸直。临床上拇短伸肌腱常被疏忽,主要是拇短伸肌与拇长伸肌之间的相互关系,但单独拇短伸肌不能伸拇指间关节。示、小指固有伸肌腱单独断裂时,便不能单独伸指。

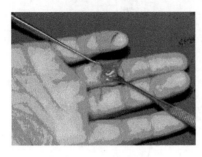

图 3-10　右环指屈指深、
浅肌腱均断裂

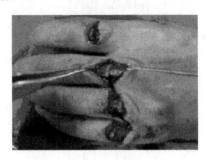

图 3-11　左 2～5 指伸指
肌腱断裂

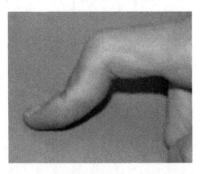

图 3-12　锤状指畸形

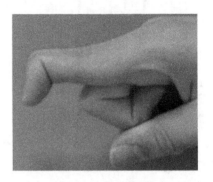

图 3-13　纽扣指畸形

拇长伸肌腱、示指固有伸肌腱和小指固有伸肌腱检查分别如图 3-14～3-16 所示。

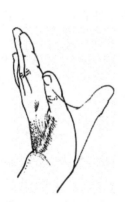

图 3-14　拇长伸肌
腱检查

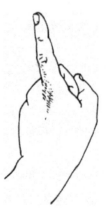

图 3-15　示指固
有伸肌腱检查

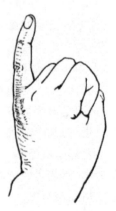

图 3-16　小指固
有伸肌腱检查

[工作过程]

一、康复评定

(一)检查

主要检查伤口的部位、手指的主被动活动情况、静态时伤指的姿势等。

(二)手部肌腱损功能评定

肌腱修复后正确的功能评定,对了解手功能恢复状况具有重要的临床价值。对肌腱损伤的手进行评定时,一定要评定关节主动、被动活动的限制情况。若主动活动受限制可能意味着关节僵硬、肌力减弱或疤痕粘连;若被动活动大于主动运动,应考虑肌腱可能与疤痕组织粘连。

1. Littler 法。

以主动屈曲时伤指掌指关节(metacarpophalangeal point,MP)、近侧指间关节(proximal interphalangeal point,PIP)、远侧指间关节(distal interphalangeal,DIP)的最大屈曲度总和表示,正常时 MP 关节 90°、PIP 关节 90°、DIP 关节 60°,总计 240°。

2. Boyes 法。

测量伤指的指尖到手掌间的距离 TPD(tip-to-palm distance)和伤指长度,计算屈曲度数:屈曲指数＝TPD÷伤指长度。评级标准:优—屈曲指数<0.1;良—屈曲指数<0.25;可—屈曲指数<0.4;差—屈曲指数<0.6;失败—屈曲指数>0.6。

3. White 法。

总和 MP、PIP、DIP 关节的屈曲角度总和,伸直欠缺角度总和,TPD 这三者进行评价(见表 3-1)。

表 3-1　White 法评定

	屈曲度数总和(°)	伸直欠缺度数总和(°)	TDP(inch)
优	>200	0	<0.5
良	180～200	<30	0.5～1
可	150～180	<40	1～1.5
差	<150	>40	>1.5

4. 改良 White 法:将 Boyes 法和 White 法结合成改良 White 法,又称 Boyes-White 法(见表 3-2)。

表 3-2　改良 White 法评定

	TAM(°)	TDP(inch)	屈曲指数
优	>200	<0.5	<0.1
良	>200	<1	<0.25
可	>180	<1.5	<0.4
差	>150	>1.5	<0.6
失败	>120		>0.6

5. Kleinert 法。

屈　Ⅰ级:指尖能触到近侧掌横纹或指尖到远侧掌横纹的距离<1cm;

　　Ⅱ级:指尖到远侧掌横纹的距离<1.5cm;

　　Ⅲ级:指尖到远侧掌横纹的距离<3.0cm。

伸　Ⅰ级:伸直欠缺度数<15°;

　　Ⅱ级:伸直欠缺度数>15°,但<30°;

　　Ⅲ级:伸直欠缺度数>30°,但<50°。

结果评定　优:伸屈均为Ⅰ级;

　　　　　良:伸屈均为Ⅱ级;

　　　　　可:伸、屈的两者之一或两者均为Ⅲ级;

　　　　　差:伸、屈差于Ⅲ级。

6. 手指肌腱功能可用肌腱总活动度(total activity measurement,TAM)测定。

TAM=(MP 屈曲度数+PIP 屈曲度数+DIP 屈曲度数)−(MP 伸直受限度数+PIP 伸直受限度数+DIP 伸直受限度数),正常 TAM=(80°+110°+70°)−(0°+0°+0°)≈260°。

功能分级标准为:优,正常,TAM 约 260°;良,TAM>健侧的 75%;中,TAM>健侧的 50%;差,TAM<健侧的 50%。

7. Strickland 法。

Strickland 使用 PIP 和 DIP 关节的 TAM 来评价无人区内屈肌腱修复效果:PIP 和 DIP 关节 TAM=PIP 和 DIP 关节屈曲度数之和减去 PIP 和 DIP 关节伸直欠缺度数之和。根据 TAM 度数分为 4 级(见表 3-3)。

表 3-3　Strickland 法评定

	TAM(PIP+DIP)(°)	恢复程度(PIP+DIP)(%)
优	>150	85~100
良	125~149	70~84
可	90~124	50~69
差	<90	0~49

8. Buck-Gramcko 法。

由德国的 Buck-Gramcko 于 1976 年推荐,方法是测量指尖到远侧掌横纹的距离和 TAM,再按如下方法评定:

功能评定(关节活动度的测量)。

(1)指尖到远侧指横纹的距离和总和屈指度:

0~2.5cm & >200°　　　　　　　　　　　6 分

2.5~4cm & >180°　　　　　　　　　　　4 分

4~6cm & >150°　　　　　　　　　　　　2 分

6cm and <150°　　　　　　　　　　　　0 分

(2)伸直欠缺度:

0°~30°　　　　　　　　　　　　　　　　3 分

31°～50°	2分
51°～70°	1分
＞70°	0分

（3）TAM：

≥160°	6分
≥140°	4分
≥120°	2分
＜120°	0分

评定结果　优：14～15分；良：11～13分；可：7～10分；差：0～6分。

目前针对以上8种方法尚无统一认识，国内一般采用1975年国际手外科学会推荐的TAM系统评定法。

二、康复治疗

（一）手部肌腱康复

手部肌腱康复的重点主要是术后早期控制性活动，该理念首先由 Kleinert 和 Duran/Houser 提出。肌腱损伤修复后的粘连是影响手功能的重要因素，术后第1周粘连形成，第2～3周粘连更加致密。肌腱在愈合过程中早期的粘连即可抑制肌腱滑动。肌腱术后的早期活动能缓解肌腱的粘连，因为早期活动能抑制修复区的炎症反应，减轻粘连，促进肌腱愈合。早期控制性活动的优点有：

（1）增加肌腱抗张能力，减少粘连，改善滑动功能；

（2）减少修复部位的膨大；

（3）刺激胶原的成熟和瘢痕的再塑形；

（4）促进肌腱愈合。

其主要机制为①机械作用：机械性地打断肌腱与周围组织的接触，阻止鞘外的外源细胞长入肌腱；②应力作用：诱导腱细胞和束膜细胞的分化，制止炎症细胞侵入肌腱，促进胶原纤维平行排列于肌腱纵轴，增加内源性愈合机制的作用；③挤压泵效应：肌腱中心部位因渗透而得到充分营养，可减轻水肿，促进肌腱的应力性重塑，重建光滑的腱表面。

早期活动的注意事项为①早期康复活动应在康复医师或治疗师专人实施的指导下进行；②关节活动范围练习（ROM）：用以维持和恢复关节活动范围的练习，常以保持关节活动度、防止挛缩和粘连形成为目的；③术后早期活动的注意事项：术后24h开始活动，直至术后8周。④术后每天做限量活动，随着病情好转，可逐渐增加活动量和范围。⑤10岁以下儿童不宜术后早期活动；⑥操作之前必须向患者交代早期活动的风险；⑦中环小指指深屈肌腱同一肌腹，活动适应同时进行，以减小阻力。

肌腱修复术后康复活动的并发症有肌腱断裂，伤口感染，手指肿胀，指间关节屈曲挛缩，肌腱粘连、活动受限，手内、外在肌挛缩，疤痕增生，切口哆开、延迟愈合，疼痛等。

（二）早期控制水肿的发生发展

1. 抬高患肢。

常用的方法为用软垫垫高或悬吊。

2.伤肢固定。

前臂夹板、支具或石膏托固定。

3.按摩。

在肢体抬高位做向心性按摩方法——推、揉、捏等。

4.压力疗法。

弹力绷带、弹力指套等张压力手套。

5.低温疗法。

冰块或冰水局部外敷,但注意勿冻伤皮肤。

6.药物。

甘露醇、甘油果糖、利尿剂、β-七叶皂苷钠、地奥司明片(橙皮苷提取物)等。

(三)支具应用

肌腱损伤后,支具应用使修复肌腱按新的应力排列而塑形,保持肌腱滑动,减少粘连发生,因此支具应用是手功能恢复的重要治疗方法。(具体用法见屈、伸肌腱术后的康复)。

(四)屈肌腱修复术后的康复

1.早期活动的方法。

①控制性被动活动法(Duran 和 Harman 法,1975),背侧支具限制主动过伸,允许远、近指间关节被动屈伸肌腱滑动 3～5mm。②Kleinert 法(1966)(见图 3-18),背侧支具维持屈腕位修复肌腱的手指用一根橡皮筋从指尖到腕掌侧维持手指屈曲位,允许患者在一定范围内主动伸指;再靠橡皮筋的弹力使手指回到屈曲位。③Kleinert 法与控制性被动活动法相结合法(改良 Kleinert 法)(见图 3-19)。

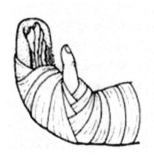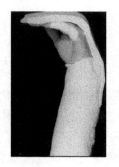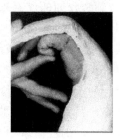

图 3-17 控制性被动活动法(Duran 和 Harman 法)

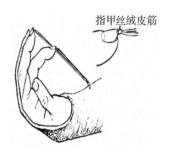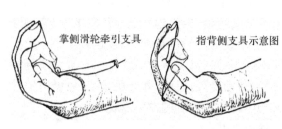

图 3-18 Kleinert 法 　　图 3-19 改良 Kleinert 法

2. Kleinert 支具的特点与制作。

指屈肌腱修复术后早期活动均使用前臂背侧保护支具。在屈位固定 MP 和腕关节使屈肌腱松弛,PIP 和 DIP 随意或伸至中立位。

Kleinert 支具固定下屈肌腱滑动情况:远侧指间关节可屈曲 33°,肌腱滑动 3.2mm;近侧指间关节可屈曲 74°,肌腱滑动 9.6mm。其局限性有:不能产生促进肌腱愈合的有效滑动范围,肌肉只能被动收缩;远侧指间关节活动范围过小;易造成近侧指间关节屈曲挛缩。

Kleinert 支具的改进方法是:掌侧增加滑车装置,腕部附着点改在腕背侧,腕关节改为中立位。

制作:手术后用背侧石膏托或用低温热塑料制作夹板固定伤手,维持腕 20°～30° 屈曲,MP 关节 45°～60° 屈曲,指间关节允许伸直位。将橡皮筋一端用胶固定于指甲,其另一端通过掌心的滑车后用别针固定在前臂屈侧的敷料上。

3. 具体康复方法。

手术后 1～2d 开始早期活动,利用橡皮筋被动屈曲指间关节。在夹板范围内,主动伸指间关节。此期间禁止主动屈曲指间关节及被动伸指间关节。为了防止 PIP 关节屈曲挛缩,应该维持 PIP 关节充分伸直位。在练习间隙及夜间用橡条固定 PIP,在夹板内保持伸直位。从手术后开始至 4 周,在夹板内进行单个手指的被动屈曲、伸直练习。第 4 周,允许伤指主动屈曲。

假如屈肌腱滑动好(关节屈曲 ROM＞正常值的 75%),则提示修复后瘢痕较轻,需要继续使用夹板保护 1.5 周;假如肌腱滑动范围小,提示术后瘢痕粘连较重,则去除夹板,进行主动运动练习,包括单个手指、指屈浅和深肌腱的练习,勾指、握拳等。

(1)单独指屈浅肌腱的练习方法:维持 MP 关节伸直位,固定 PIP 关节的近端,嘱患者主动屈曲 PIP 关节,同时保持 DIP 关节伸直位。

(2)单独指屈深肌腱的练习方法:维持 MP、PIP 关节伸直位,固定 DIP 关节的近端,嘱患者主动屈曲 DIP 关节。

(3)勾拳练习方法:PIP 和 DIP 关节屈曲,同时 MP 伸直,从而保证了指屈浅、深肌腱的最大范围活动。

(4)直角握拳练习:MP 和 PIP 关节屈曲,同时保持 DIP 伸直。该练习可使指屈浅腱最大范围滑动。

(5)复合握拳练习:屈曲 MP、PIP 和 DIP 关节,使指屈浅、深肌腱最大限度滑动。

术后第 6 周,做轻度功能性活动。假如 PIP 关节屈曲挛缩,可使用手指牵引夹板。术后第 7 周,做抗阻力练习,例如,使用强度各异的海绵球、治疗泥练习,以维持手的抓握能力。术后第 8 周,做强化抗阻练习,增强肌力、耐力。术后第 12 周,开始主动活动。

(五)指伸肌腱损伤术后的康复

手背伸肌腱表浅,损伤率高,并且易与骨发生粘连。与屈肌腱相比,伸肌腱较弱,开始主动活动时,容易过分牵伸。因此,在活动第 1 周必须注意保护。伸肌腱结构扁、薄、阔,更容易断裂。伸肌腱滑动范围小于屈肌腱,因而,在长度方面的代偿能力小。伸腱长度的改变或粘连会影响力的传递,从而改变关节运动范围。伸肌腱修复部位的裂隙(2mm),可能在肌腱损伤的远端产生 40° 的伸直受限。另外,每个关节伸肌腱有骨性连接,所以伸肌腱几乎没有自身的调节能力。一旦伸肌腱的骨性韧带发生改变,便会产生严重问题。临床观察到:指屈曲丧失的百分比要大于指伸直丧失的百分比,而且,指屈曲平均丧失角度要大于伸指角度丧失的平均值。传统上,伸肌腱术后采用固定治疗。近来研究证明,伸肌腱修复术后(Ⅳ~Ⅶ区)早期在控制范围内进行屈曲活动有助于瘫痕组织重新塑形,使得肌腱有较大活动度,也可防止粘连。

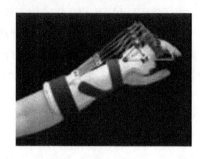

伸肌腱修复术后使用掌侧夹板,固定腕关节30°~40°伸直位,同时用橡皮筋牵拉伸直所有指间关节,另外用掌侧夹板防止MP关节屈曲(见图3-20)。嘱咐患者,在夹板范围内主动屈曲手指,依靠弹力牵引被动伸指。

图3-20　伸肌腱修复术后的支具使用

术后1~3周,在夹板控制范围内练习主动屈指,被动伸指。禁止被动屈指和主动伸指。3周以后,一方面去除掌侧夹板,嘱咐患者继续主动屈指练习,另一方面继续依靠弹力牵引被动伸指练习。6周后,去除夹板,开始主动伸指练习,包括各条肌腱滑动操练。术后7周,开始抗阻力练习。

1.早期控制性活动的具体方法。

①早期主动运动:未固定的关节尽量活动,患指活动控制以引起轻度疼痛为限,根据伸肌腱不同调整屈伸方向,每天活动20次以上。②早期被动运动:操作动作须轻柔,防止引起新的损伤;活动度要达到最佳效果,每天2次,每次活动超过50次。③助力训练:可训练患者增加肌力,可用捏小皮球、橡皮筋等练习。

2.支具应用(见图3-21)。

①橡筋式单指指间关节伸展训练支具,其适应证为单指近节指间关节伸展功能障碍、掌指伸肌群的训练;②橡筋式掌指关节伸展训练支具,其适应证为掌指关节伸展功能障碍、前臂伸肌群的训练;③手指曲形硬支具,其适应证为槌状指、扭伤、手指末端骨骨折、脱位;④烟囱式手指支具,其适应证为手指末节指骨骨折引起的槌状指;⑤单指伸展支具,其适应证:手指伸直不足;⑥MT伸展矫形器,其适应证为掌指关节伸展功能障碍、前臂伸肌群的训练。

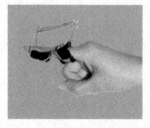
(a)橡筋式单指指间关节伸展训练支具

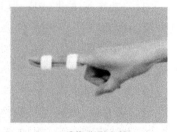
(b)橡筋式掌指关节伸展训练支具

(c)手指曲形支具

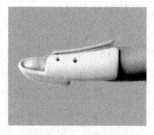
(d)烟囱式手指支具

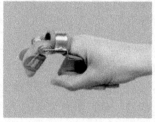
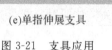
(e)单指伸展支具

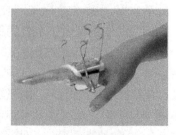
(f)MT伸展矫形器

图3-21　支具应用

3.支具结合限制性活动。

(1)远侧指间关节的伸肌腱损伤。术后1～6周:远侧指间关节的伸侧或屈侧夹板固定于伸直位,近侧指间关节自由屈伸以防关节强直;术后6～8周:开始轻柔、无阻力的屈远侧指间关节练习,允许屈曲25°～40°,不练习时仍以夹板固定保护;术后8～12周:间断性去除保护性夹板,开始按摩、握拳等功能练习。

(2)近侧指间关节伸肌腱处损伤。术后1～6周:近侧指间关节夹板固定于伸直位,远侧指间关节自由活动;术后7～8周:在掌指关节屈曲位无阻力屈伸近侧指间关节,不练习时仍使用伸指夹板;术后9～10周:增加主动屈伸练习,开始用柔和的动力性夹板以被动屈曲近侧指间关节;术后11～12周:用主动和被动运动和夹板等方法,恢复关节活动范围。

(3)掌指关节伸肌腱损伤。术后3～4周:制动腕背屈30°,诸掌指关节伸0°,近侧指间关节自由活动;术后4～5周:首先屈掌指关节,依次增加伸掌指关节,内收外展手指,屈腕并伸指;术后6～7周:练习屈腕和屈指,手指绕橡皮圈外展及胶泥作业;术后7～8周:去除保护性夹板;术后8～12周:逐渐增强训练的阻力,并准备恢复工作。

(4)腕部伸肌腱损伤。术后第4周:主动伸腕练习应当谨慎;术后5～6周:桡偏背屈腕——桡侧伸腕肌,尺偏背屈腕——尺侧伸腕肌,保护性夹板持续使用6～8周。

(5)拇长伸肌撕裂。拇指人字形夹板维持腕关节30°伸直位,完全复位下维持拇指40°桡侧外展位。第0～2周:允许术后在夹板中舒适地活动;第2～4周:拆线后,重新配置拇指人字形夹板,保持腕关节和拇指的位置如前;第4～6周:腕关节伸直位——IP,MCP和CMC屈伸练习,拇指伸展位——腕关节的屈伸练习,腕关节和拇指的复合练习;第6周:白天和晚上间歇地用拇指人字形夹板固定。

(六)肌腱粘连松解术后的康复

为了使肌腱松解达到预期的目标,首先术前应使关节被动活动尽可能达最大范围,其次术中肌腱松解应完全彻底。具体要求有:①松解术后24h开始,去除敷料,患者主动屈伸练习;练习内容有:指屈浅、深肌腱单独滑动,钩指、握拳、直角握拳等;②主动加助动活动MP、PIP和DIP关节,使其屈伸达最大范围;③疼痛和水肿是妨碍练习的最主要原因,必须给予对症处理;④术后2周,拆线,作软化松解瘢痕处理;⑤假如松解术后没有肌腱滑动,可在术后48h给予功能性电刺激;⑥术后2～3周:功能性活动练习;⑦术后6周,开始抗阻练习。

假如肌腱松解术后,PIP关节挛缩已经矫正,术后可用伸展夹板,以维持手术中获得的伸直度。松解术后几天,每日练习数次,每次10下左右,以后逐渐增加活动次数和强度。

(七)低功率激光的应用

肌腱损伤术后往往存在炎性反应、血肿、肌腱缺血等因素,这些已被实验证实为肌腱粘连的主要原因素。肌腱的愈合分为内源性和外源性愈合两种方式:内源性愈合通过肌腱自身细胞的增殖来完成;外源性愈合主要依靠周围组织的增生和肌腱断端肉芽组织的填充形成瘢痕来完成。因此如何能够增加内源性愈合的能力,阻隔外源性愈合是预防肌腱粘连的关键。

激光照射可以抑制外在愈合促进内在愈合。其作用机制为:①减轻了肌腱损伤后的炎性渗出,加快了血肿的吸收,减少损伤后炎症反应及其血肿机化所造成的粘连,因而抑制了外在愈合;②增加肌腱内的血液循环,加强了肌腱营养,以及激光的光化作用,促进了肌腱内、外膜肌腱细胞的增生,加速了内在愈合;③促进滑液分泌,它不仅可以改善肌腱滑动功能,而且可以抑制肌腱外在愈合,减轻粘连,营养肌腱,促进内在愈合的作用;④促进胶原纤维合成。

激光的具体作用：①局部微血管开放增多，血流加速；②对炎症病变有明显的治疗作用，可使充血及水肿减轻、炎性细胞浸润消散；③在急性炎症早期及中期，局部组织的 5-羟色胺含量降低，故能消炎镇痛；④加强细胞免疫功能。

［知识拓展］

一、肌腱损伤的治疗

(一)屈肌腱

1.屈肌腱损伤的分级(Boyer)。

1 级，仅有肌腱损伤；2 级，肌腱和皮肤软组织损伤；3 级，伴有关节挛缩；4 级，伴有一侧或两侧神经血管束的损伤；5 级，损伤程度超过上述各种情况或多指损伤。

2.手术修复时机。

①尽可能施行一期修复(伤后 24h 内)；②条件不允许时，应争取 1 个月内行延迟一期修复；③时间过长、肌腱缺损或局部、全身条件较差时，可行二期修复。

3.肌腱的缝合。

肌腱的缝合法如图 3-22 所示。缝合要求：①提供较强的抗张力，防止腱断端"间隙"形成；②减少对肌腱血液供应的干扰及对肌腱愈合过程的影响；③减少对肌腱的创伤，减少粘连；④吻合处要平滑，有利于肌腱滑动；⑤方法要简便、易行、可靠。

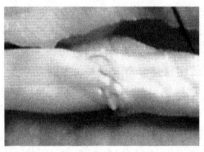
(a)图示1

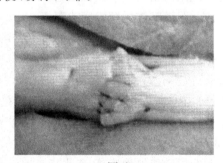
(b)图示2

图 3-22　肌腱缝合法

4.常用的肌腱缝合方法。①端—端缝合法：8 字缝合法(见图 3-23)、改良 Kessler 缝合法、Kleinert 缝合法(见图 3-24)、津下套圈缝合法(见图 3-25)；②编织缝合法(见图 3-26)。

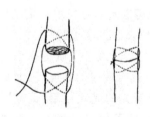

图 3-23　"80"字缝合方法

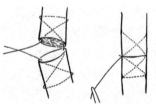

图 3-24　Kleinert 缝合方法

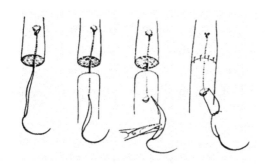

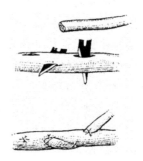

图 3-25　津下套圈缝合法　　　　图 3-26　编织缝合法

(二)伸肌腱

1. Ⅰ区(五区分法)指伸肌腱损伤的修复(见图3-27)。

①远侧指间关节无损伤或创伤性关节炎,关节活动正常者,可采用肌腱重叠缝合术;②远侧指间关节无损伤或创伤性关节炎,关节活动正常,但断裂肌腱部位无可利用的组织行肌腱重叠缝合者,可采用侧腱束移位术;③远侧指间关节有损伤或合并创伤性关节炎,关节活动不正常或年龄偏大者可采用远侧指间关节融合术。

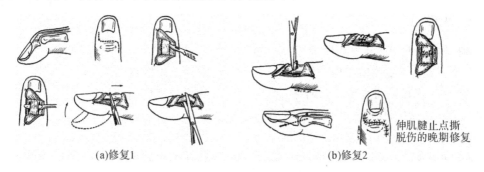

(a)修复1　　　　　　　　　　　　　(b)修复2

图 3-27　Ⅰ区指伸肌腱损伤的修复

2. Ⅱ区指伸肌腱损伤的修复。

①损伤时间短,单纯中央腱束损伤且缺损不多,被动伸指时两侧腱束仍可滑回手指背侧者,可采用中央腱束修复术;②损伤时间短,单纯中央腱束损伤且缺损超过0.5cm,被动伸指时两侧腱束仍可滑回到手指背侧者,可采用中央腱束翻转肌腱瓣修复中央腱束术或肌腱修补术。③两侧腱束轻度短缩,但近、远侧指间关节被动活动正常者,可采用侧腱束交叉缝合术;④侧腱束已有滑脱并挛缩,限制了近侧指间关节主、被动伸直者,可采用Matev修复;⑤侧腱束已有挛缩,指间关节活动受限者,可采用Litter-Eaton修复法;⑥侧腱束损伤已不能利用者,可采用游离肌腱移植修复法(Fowler法);⑦侧腱束完整,但有严重挛缩者,如指背烧伤畸形者,可采用伸指肌腱止点切断术(Snow法)。

3. Ⅲ区指伸肌腱损伤的修复。

①损伤时间短,肌腱回缩缺损较少者,可采用肌腱缝合术;②肌腱缺损较多者,可采用肌腱移植术或肌腱移位术(一般选用示指、小指固有伸肌腱作动力),多条肌腱缺损,肌腱移植选用趾长伸肌腱或异体肌腱移植。

4. Ⅳ区指伸肌腱损伤的修复。

Ⅳ区指伸肌腱损伤后常由于肌腹收缩、肌腱回缩,其修复常采用肌腱移植术。

5. Ⅴ区指伸肌腱损伤的修复。

①Ⅴ区指伸肌腱损伤缺损较多,或肌腹纤维化者,可采用肌腱移位术;②单一肌腱缺损者,可采用受损肌腱与其他动力腱编织法;③指伸肌腱损伤缺损较少,肌腹的收缩和滑动功能正常者,可采用肌腱移植修复术。

6. 拇长伸肌腱损伤的修复。

①Ⅰ区肌腱断端回缩不多,一般可直接缝合。如瘢痕连续,可将瘢痕重叠缝合;②Ⅱ～Ⅲ区肌腱近断端回缩较多,肌腹常出现挛缩,不可直接缝合,可将拇长伸肌腱从纤维鞘管中抽出置于皮下走直线,以克服肌腱长度不足,也可采用示指固有伸肌腱移位重建伸拇功能或肌腱移植术;③Ⅳ～Ⅴ区损伤后常由于肌腹收缩、肌腱回缩,可行肌腱移位或肌腱移植术。

[练习题]

一、选择题

1. 肌腱松解术后的康复正确的是( )。

A. 术后 72h 开始主动屈伸训练　　　　B. 术后 1 周拆线

C. 术后 6 周开始功能性活动训练　　　　D. 对症处理疼痛、水肿

2. 手部软组织损伤和术后的康复内容不包括( )。

A. 控制肿胀　　　　B. 促进骨折愈合

C. 主动运动　　　　D. 控制伤口感染

二、简答题

1. 手部肌腱损功能评定的方法有哪些?

2. 早期控制水肿的方法有哪些?

三、病例分析

患者,男性,20 岁。左手掌割伤,左中指屈曲活动受限 1h。

现病史:患者 1h 前被锐器割伤左手掌部,当即出血,疼痛剧烈,左中指屈曲活动不能,伸指活动可。立即就诊于我院,急诊科予临时包扎,肌注破伤风后,遂以左手外伤收住我科。病程中无患指麻木、感觉减退,无指体苍白冰凉;无昏迷、抽搐,无头昏、头痛,无恶心、呕吐,无胸闷、心慌,无腹痛。患者发病以来精神欠佳,食纳、睡眠好,大、小便正常。

既往史:既往体健,否认地方病、传染病地区接触史。否认患有肝炎、结核等传染病史。否认输血史。否认食物、药物过敏史。预防接种史不详。

专科情况:左手掌中央近端掌横纹处可见约 2cm 长横形创口,创口边缘整齐,内见少许鲜血渗出,非喷射状,左中指近远端指间关节被动屈曲活动正常,主动屈曲活动不能,被动、主动伸指不受限。余各指关节活动无明显受限。左 1～5 指指端感觉无麻木,无感觉明显减

退,末梢血运正常。辅助检查:左手 X 片,未见明显骨折及关节脱位征象。

1.请给出该患者的入院诊断,并指出其损伤的区域。

2.该患者入院后急诊行手术治疗,请你制订其术后康复计划。

(魏鹏　周丹亚　周晓玲)

任务二 手部骨关节损伤的康复

[学习目标]

一、知识要求

1.熟悉手部骨折的临床表现与诊断。

2.了解手部骨折的临床处理。

3.掌握手部骨折的康复评定方法。

4.掌握手部骨折的康复治疗方法。

5.了解手部关节损伤的临床表现及诊断。

6.掌握手部关节损伤的康复评定及治疗。

二、技能目标

1.能对手部骨折及关节损伤作出正确的康复评定。

2.能对手部骨折及关节损伤的预后作出判断。

3.能对手部骨折及关节损伤进行正确的康复治疗。

4.能对手部骨折及关节损伤作出康复指导。

[工作任务]

患者,张某,男性,34 岁,因重物压伤致左手肿胀、疼痛、活动受限,X 线示左手 2～5 掌骨骨折。

要求:

1.对该患者进行康复评估;

2.提出康复治疗方案。

[背景知识]

一、手、腕部骨关节解剖

(一)骨

手骨由 27 块骨组成,分为腕骨(8 块)、掌骨(5 块)和指骨(14 块)。

1.腕骨。

腕骨由 8 块短骨组成,排列成近侧列和远侧列,每列 4 块。由桡侧向尺侧排列顺序,近侧列依次为舟状骨、月骨、三角骨和豌豆骨,远侧列依次为大多角骨、小多角骨、头状骨和钩骨。

2.掌骨。

掌骨为短管状骨,共 5 根。每根掌骨均分为底、体和头 3 部分。基底的关节面与腕骨相关节。掌骨体内、外侧有骨间肌附着。掌骨头半球形的关节面与近节指骨基底构成掌指关节。

3.指骨。

指骨为小管状骨,共 14 块。拇指 2 节,其余各指均为 3 节,分为近节指骨、中节指骨和远节指骨,而拇指只有近节指骨和远节指骨。每节指骨分为基底、体部和头部(亦称滑车,远节指骨头部为指骨粗隆)3 部分。

(二)关节

手关节包括桡腕关节、腕骨间关节、腕掌关节、掌骨间关节、掌指关节和指间关节。

1.桡腕关节。

桡腕关节由桡骨远端的腕关节面和尺骨头下方的三角形关节盘(又称三角软骨复合体)(triangular fibrocartilage complex,TFCC)的关节窝,以及近侧列腕骨的舟状骨、月骨和三角骨构成的光滑隆凸关节头组成。桡腕关节的关节囊薄而松弛,周围由多条韧带加强。

2.腕骨间关节。

腕骨间的连接是一种微动平面关节类型,包括近侧列腕骨间关节、远侧列腕骨间关节和腕中关节。

3.腕掌关节。

腕掌关节由远侧列腕骨的远侧关节面和掌骨基底的关节面组成。因远侧列腕骨为 4 块,掌骨有 5 块,故其间的连接形式不完全是一对一的对应关系。

4.掌骨间关节。

掌骨间关节共 3 个,居于第 2~5 掌骨基底之间,由相邻掌骨基底侧面构成。这些关节属于平面关节,仅能做轻微的滑动。

5.掌指关节。

掌指关节由掌骨头与近节指骨基底构成,属球窝关节。

6.指间关节。

指间关节为滑车关节。

二、手部骨折的临床特点

(一)有明显外伤史

患者一般有明显外伤史。

(二)手部症状

手部出现肿胀、瘀斑、畸形,用手可触及骨折端或骨擦感及骨擦音,局部压痛明显,手指活动受限,通过 X 线拍片检查,防止漏诊。特别要注意骨折移位严重的患者,要检查手部皮肤、手指血运及手部神经的感觉等情况,防止合并损伤的遗漏检查。

[工作过程]

一、康复评定

(一)一般性检查

首先是生命体征的检查,包括体温、脉搏、呼吸、血压、营养和发育、意识情况及体位姿势等。然后,对手部进行检查,在光线明亮处,显露出受检的手部,有无肿胀、隆起的皮肤有无破溃及瘀斑,手部有无畸形改变和手指长度短缩或旋转改变,手部压痛部位、骨擦音骨擦感情况,手部各关节主动及被动活动受限情况,手部皮肤、手指血运情况,手指有无麻木、感觉减退等情况。

(二)手的运动功能评定

1.手指运动功能评定。

(1)拇指。①各类运动占总运动功能的比例:指间关节(interphalangeal，IP)的屈伸占 15%,掌指关节(metacarpophalangeal，MP)的屈伸占 10%,内收占 20%,外展占 10%,对掌占 40%;②MP:正常屈曲可达 60°,功能位为屈曲 20°,正常内收 0°,外展 0°~60°。对掌:是由中立位开始依次做外展、旋转和屈曲三种运动的组合,常用拇指尖与小指掌指关节间的距离表示;③IP:正常屈伸达 80°,功能位为屈曲 20°。

(2)示指、中指、环指、小指。

①各关节占总运动功能的比例:MP 占该指总运动功能的 100%,相应的,近端指间关节(PIP)占 80%,远端指间关节(DIP)占 45%;②MP:正常屈曲达 90°,功能位为屈曲 30°;③PIP:正常屈曲 110°,功能位为屈曲 30°;④DIP:正常屈曲达 70°,功能位为屈曲 20°。

2.手指关节功能评定。

手指关节功能可用关节总活动度(total activity measurement，TAM)测定:TAM=(MP 屈曲度数+PIP 屈曲度数+DIP 屈曲度数)-(MP 伸直受限度数+PIP 伸直受限度数+DIP 伸直受限度数),正常 TAM=(80°+110°+70°)-(0°+0°+0°)≈260°。

功能分级标准为优:正常,TAM 约 260°;良,TAM>健侧的 75%;中,TAM>健侧的 50%;差 TAM<健侧的 50%。

3.握力。

常用握力计测量,常用握力指数评定,握力指数=握力(kg)/体重(kg)×100,通常高于 50 者为正常。测试时应请注意两侧握力正常时右侧稍大于左侧,首次评定时应记录两侧的差别。

4.捏力。

常用捏力计测量,用拇指分别与其他手指的指腹捏压捏力计以测定捏力。正常值约为其握力的 30%。

5.手灵巧性的测定。

常用测定手指协调的九孔插板试验进行评定。九孔插板为一块 13cm×13cm 的木板,上有九孔,孔深 1.3cm,孔与孔之间间隔 3.2cm,孔直径为 0.71cm,插棒为长 3.2cm、直径为 0.64cm 的圆柱棒,共 9 根。

测试时,在板旁测试手的一侧放一浅皿,将 9 根插棒放入其中,让患者用测试手一次一根地将木棒插入洞中,插完 9 根后再一次一根地拔出放回浅皿中,计算所需时间。测试时,先利手后非利手。

二、康复治疗

康复治疗常用方法有物理治疗和作业治疗。物理治疗可以有效地控制感染、消肿、促进创面修复、软化瘢痕(见图 3-28)。作业治疗是以恢复手精细功能为目标的治疗性锻炼。

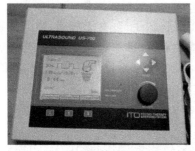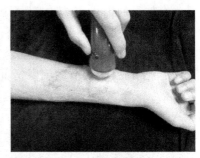

(a)超声治疗仪　　　　　　　　　　　(b)超声治疗瘢痕

图 3-28　物理治疗软化瘢痕

手指是人体最为灵活而较脆弱的器官,是人类使用劳动工具不可或缺的组织器官之一。手的主要任务是完成各种动作,强调其主动灵活性,因此手指的康复训练相对稳定性而言,更为注重灵活性的恢复。

(一)改善手关节活动度常用方法

1.手指关节屈伸运动训练。

(1)被动运动。

1)拇指掌指关节屈伸运动。

①目的与作用:牵张拇指掌指关节周围肌腱及肌肉,提高拇指掌指关节活动度。②动作要领:患者取仰卧或坐位,康复治疗师站于患肢侧,两手分别捏住拇指掌指关节两侧,带动拇指做掌指关节屈伸运动(见图 3-29)。③注意事项:被动活动的前提需拇指掌指关节稳定性好,被动活动的范围视患者疼痛感觉而定,疼痛明显应立即终止。

2)拇指指间关节屈伸运动。

①目的与作用:牵张拇指指关节周围肌腱及肌肉,提高拇指指间关节活动度。②动作要领:患者取仰卧或坐位,康复治疗师站于患肢侧,两手分别捏住拇指指间关节两侧,带动拇指做指间关节屈伸运动。③注意事项:被动活动的前提需拇指指间关节稳定性好,被动活动的

范围视患者疼痛感觉而定,疼痛明显应立即终止。

3)手指掌指关节屈伸运动。

①目的与作用:牵张手指掌指间关节周围肌腱及肌肉,提高手指掌指间关节灵活性。②动作要领:患者取仰卧或坐位,康复治疗师站于患肢侧,两手分别捏住其余四手指指间关节两侧,带动手指做掌指关节屈伸运动(见图3-30)。③注意事项:被动活动的前提需手指掌指间关节稳定性好,被动活动的范围视患者疼痛感觉而定,疼痛明显应立即终止。

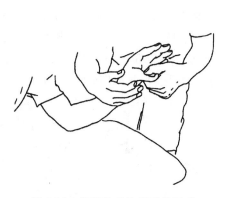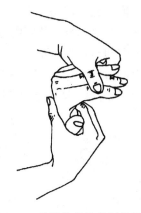

图3-29 拇指掌指关节屈伸运动　　　　图3-30 手指掌指关节屈伸运动

4)手指指间关节屈伸运动。

①目的与作用:牵张手指指间关节周围肌腱及肌肉,提高拇手指指间关节灵活性。②动作要领:患者取仰卧或坐位,康复治疗师站于患肢侧,两手分别捏住手指指间关节两侧,带动手指做指间关节屈伸运动(见图3-31)。③注意事项:被动活动的前提需手指指间关节稳定性好,被动活动的范围视患者疼痛感觉而定,疼痛明显应立即终止。

(2)助力运动或主动运动。

1)掌指关节屈伸训练。

①目的与作用:增强掌指关节屈伸灵活性。②动作要领:指间关节保持伸直,进行屈伸掌指关节(见图3-32)。③注意事项:患者需在具备一定的主动屈伸基础上开始练习,需拇指、手指关节稳定性较好,循序渐进,以掌指、手指关节局部不产生明显疼痛为适。适用于掌骨、指骨骨折、掌指间关节脱位和手指肌腱损伤后的早期康复训练。

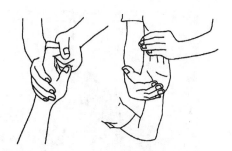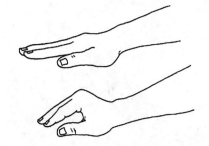

图3-31 手指指间关节屈伸运动　　　　图3-32 掌指关节屈伸运动

2)拇指、手指掌指、指间关节屈伸运动。

①目的与作用:维持改善拇指掌指关节活动范围,增进拇指掌指关节屈伸肌群肌力,更

大程度地改善拇指掌指关节屈伸活动度。②动作要领：与被动运动拇指掌指关节屈曲活动方法相同，患者取仰卧或坐位，拇指、手指近节或远节指间关节主动屈伸，当屈伸近节指间关节时需固定掌指关节及远节指间关节，屈伸远节指间关节时需固定掌指关节和近节指间关节(见图3-33)。③注意事项：患者需在具备一定的主动屈伸基础上开始练习，需拇指、手指指关节稳定性较好，循序渐进，以掌指、手指关节局部不产生明显疼痛为适。适用于指骨折、指间关节脱位和手指肌腱损伤后的康复训练。

3)掌指关节侧方运动训练。

①目的与作用：增强掌指关节侧向运动和分指、并指活动度。②动作要领：从拇指开始逐个手指尽可能向桡侧分开，分开后再逐个并拢，频率逐渐加快(见图3-34)。③注意事项：患者需在具备一定的主动屈伸基础上开始练习，需拇指、手指指关节稳定性较好，循序渐进，以掌指、手指关节局部不产生明显疼痛为适。适用于指骨折、指间关节脱位和手指肌腱损伤后的康复训练。

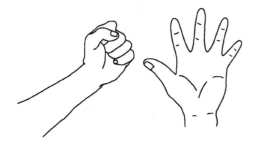

图3-33　拇指、手指掌指、指间关节屈伸运动

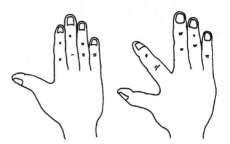

图3-34　掌指关节侧方运动训练

2.手指关节收展运动训练。

(1)被动运动。

①目的与作用：牵张各手指指间肌腱及肌肉，提高手指收展灵活性。②动作要领：患者取仰卧位或坐位，康复治疗师站于患肢侧，两手分别捏住两相邻手指，带动手指做指间关节收展运动(见图3-35)，以及工具辅助下手指指间关节收展运动(见图3-36)。③注意事项：被动活动的前提需各节掌骨稳定性好，被动活动的范围视患者疼痛感觉而定，疼痛明显应立即终止。

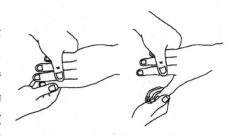

图3-35　手指关节被动收展运动

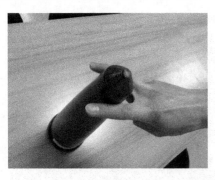

(a)运动1

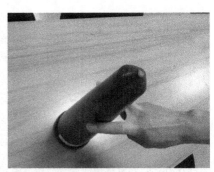

(b)运动2

图3-36　工具辅助下手指关节被动收展运动

（2）助力运动或主动运动。

①目的与作用：维持或改善手指掌指关节活动范围，增进各手指掌指关节收展肌群肌力，更大程度地改善手指掌指关节收展活动度。②动作要领：与被动运动手指收展活动方法相同，患者取仰卧位或坐位，各手指以中指为中心在同一平面集拢或展开。活动患肢时腕关节保持在中立位（见图 3-37），以及工具辅助下手指指间关节主动收展运动（见图 3-38）。③注意事项：患者需在具备一定的主动活动基础上开始练习，且需各掌骨稳定性较好，循序渐进，以各手指局部不产生明显疼痛为适。适用于掌骨骨折、掌指关节脱位和手指肌腱断裂吻合后的康复训练。

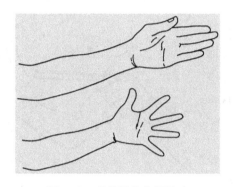

图 3-37　手指关节收展运动

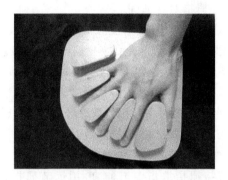

图 3-38　工具辅助下手指关节收展运动

3.手指对掌运动。

（1）被动运动。

①目的与作用：牵张拇指腕掌关节、掌指关节、指间关节周围肌腱及肌肉，提高拇指灵活性。②动作要领：患者取仰卧位或坐位，康复治疗师站于患肢侧，两手分别捏住拇指近节指间关节两侧，带动拇指分别与各手指接触（见图 3-39 和图 3-40）。③注意事项：被动活动的前提需拇指腕掌、掌指关节稳定性好，被动活动的范围视患者疼痛感觉而定，疼痛明显应立即终止。

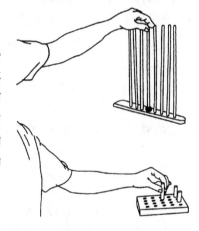

图 3-39　借助器具练习手指对掌运动 1

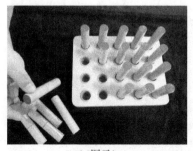

(a)图示1

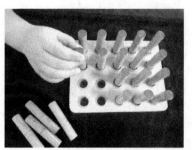

(b)图示2

图 3-40　借助器具练习手指对掌运动 2

（2）助力运动或主动运动。

①目的与作用：维持或改善手指腕掌、掌指关节活动范围，增进各手指掌指关节对掌肌群肌力，更大程度地改善手指掌指关节对掌活动度。②动作要领：拇指与其他手指相互接触、夹持完成对掌动作，患者应早期在允许活动范围内进行对掌运动。③注意事项：患者需在具备一定的主动活动基础上开始练习，且需拇指腕掌、掌指关节稳定性较好，循序渐进，以拇指腕掌、掌指关节局部不产生明显疼痛为适。适用于第一掌骨骨折或拇指掌指关节脱位后的康复训练。

（二）增强手关节稳定性的常用方法

1.拇指对掌训练。

①目的与作用：增强拇指对掌肌力。②动作要领：利用拇指指间关节牵引橡皮筋内收，保持掌指关节伸直，逐渐增加内收幅度和频率（见图3-41）。③注意事项：骨折恢复早期可直接克服重力做屈伸运动，待具备一定的肌力后可以开始力量练习，并可逐渐增量。

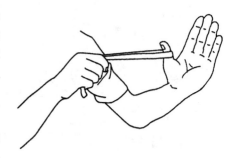

图 3-41　拇指对掌训练

2.拇指屈指肌力练习。

①目的与作用：增强拇指屈指肌力。②动作要领：保持拇指掌指关节伸直，用远节拇指带动沙袋作屈伸动作，沙袋重量可逐渐增加（见图3-42）。③注意事项：骨折恢复早期可直接克服重力做屈伸运动，待具备一定的肌力后可以开始力量练习，并可逐渐增量。

3.拇指外展肌力练习。

①目的与作用：增强拇指外展肌肌力。②动作要领：保持拇指指间关节伸直，屈伸掌指关节牵引橡皮筋（见图3-43）。③注意事项：骨折恢复早期可直接克服重力做屈伸运动，待具备一定的肌力后可以开始力量练习，并可逐渐增量。

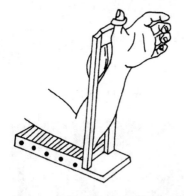

图 3-42　屈指牵引架及屈指牵引

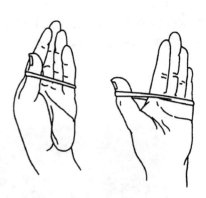

图 3-43　拇指外展肌力练习

4.手指关节屈伸抗阻运动训练。

（1）功法一。

①目的与作用：患肢手指在一定外加阻力下完成屈伸动作，通过增强手指关节周围肌力来增加手指关节稳定性。②动作要领：将手指平放于木板上，另一手向该手背面施加一

定压力,被压手指逐渐背伸,克服所施加压力(见图 3-44)。③注意事项:骨折恢复早期可直接克服重力做屈伸运动,待具备千定的肌力后可以开始力量练习,并可逐渐增量。

(2)功法二。

①目的与作用:患肢手指在一定外加阻力下完成屈伸动作,通过增强手指关节周围肌力来增加手指关节稳定性。②动作要领:一手握住另一手手指,通过手指的屈伸来克服另一手所施加的压力(见图 3-45)。③注意事项:骨折恢复早期可直接克服重力做屈伸运动,待具备一定的肌力后可以开始力量练习,并可逐渐增量。

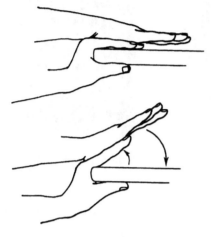
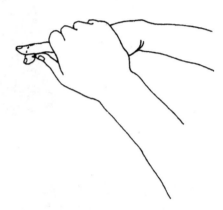

图 3-44 手指关节屈伸抗阻训练 1   图 3-45 手指关节屈伸抗阻训练 2

5.手指关节收展抗阻运动训练。

①目的与作用:通过手指的内收增强手指内收肌(骨间肌)肌力,外展增强手指伸展肌(蚓状肌、小指外展肌)肌力来增强手指关节稳定性。②动作要领:内收,利用两个手指夹持弹性橡皮,逐渐增加力量(见图 3-46);外展,分别在相邻两手指缚一橡皮筋,手指尽力在同一平面分开,克服橡皮筋的束缚阻力(见图 3-47)。③注意事项:抗阻时需手指掌骨、近远节指骨稳定性好,待具备一定的肌力后可以开始力量练习,力量练习可逐渐增量。

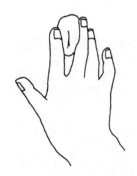
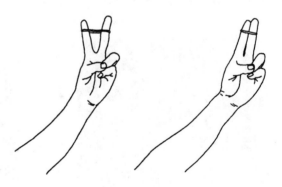

图 3-46 手指关节   图 3-47 手指关节收展抗阻训练
收展抗阻训练

6.手指握力练习。

①目的与作用:增强手指握力(指深浅屈肌、拇收肌、小指对掌肌)。②动作要领:利用五指紧握弹力橡皮,再逐渐松开,掌指、指间关节均最大化屈曲,拇指、小指尽量内收(见图3-48(a)),以及在握力机辅助下手指握力锻炼(见图3-48(b)和(c))。③注意事项:抗阻时需手指掌骨、近远节指骨稳定性好,待具备一定的肌力后可以开始力量练习,可逐渐增量。

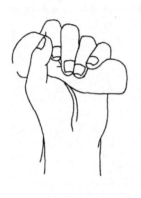 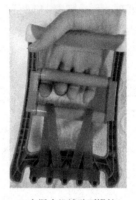 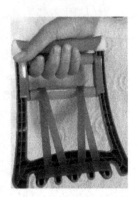

(a)紧握弹力橡皮锻炼　(b)在握力机辅助下锻炼1　(c)在握力机辅助下锻炼2

图 3-48　手指握力练习

7.手指关节对掌抗阻运动训练。

①目的与作用:患者拇指和其余手指两两相对,并相互施加一定压力,通过克服对方所施加阻力来提高手指的对掌力量。②动作要领:两手各手指相互叉开,五指分别相对,两手同时发力,做两手手指靠拢、分离动作(见图3-49),以及橡皮泥辅助下手指关节抗阻训练(见图3-50)。③注意事项:抗阻时需手指掌骨、近远节指骨稳定性好,待具备一定的肌力后可以开始力量练习,力量练习可逐渐增量。

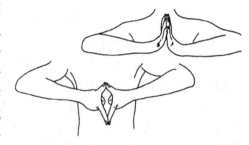

图 3-49　手指关节对掌抗阻训练

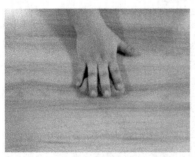 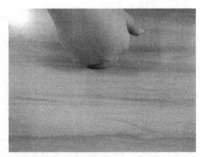

(a)步骤1　　　　　(b)步骤2

图 3-50　橡皮泥辅助下手指关节抗阻训练

[病例点评]

(一)诊断

该病例为左手多发掌骨骨折,有短斜形骨折伴移位成角,为不稳定骨折,因行手术切开骨折复位微型钢板内固定治疗。

(二)康复评定

该病例存在因疼痛、肿胀造成的手部关节活动度下降,手内、手外各肌群肌力下降。固定接触后,上述现象还可存在,后期还有关节僵硬问题。

(三)康复治疗

掌骨干骨折一般石膏固定4～6周。在早期固定后即可开始指间关节运动;石膏拆除后1周,开始进行掌指关节和腕关节活动,并逐渐增加幅度和力量。

经过手术内固定后的患者,术后即可开始主动活动手指指间关节、被动活动掌指关节,以促进水肿消除;2～3周可以开始主动活动掌指关节和腕关节;3周后可开始逐渐负重锻炼;6周后基本可以进行完全负重锻炼。

[知识拓展]

一、手部骨与关节损伤

(一)第一掌骨基底部骨折

多因直接外力引起,骨折位于第一掌骨基底部1cm处,多为横形或粉碎性骨折。伤后局部明显压痛。骨折近端受拇长展肌牵拉向桡背侧移位,远端受拇长屈肌及拇收肌牵拉向掌尺侧移位,使骨折向桡背侧成角移位。治疗用手法复位,可在外展位牵引拇指,同时在掌骨基底部向尺侧加压,将拇指外展便可复位。用短臂石膏固定,拇指末节不固定,可做拇指伸屈活动。制动4～6周,功能多恢复满意。

治疗:新鲜骨折复位较易,一手牵引并外展拇指,另一手拇指加压骨折处,纠正成角畸形。复位后前臂石膏固定拇指于外展位4～6周,石膏应包括近节指节。不稳定的骨折可行牵引固定。轻度成角的陈旧性骨折,对拇指功能影响不大者,可不处理。如成角大,虎口过小,可做第一掌骨基部楔形截骨术。

(二)第一掌骨基部骨折脱位(Bennett骨折)

第一掌骨受轴向暴力,使基部尺侧斜形骨折,骨折线通过腕掌关节,近端骨块呈三角形,被强大的掌骨间韧带保持原位。骨折远端滑向桡侧,再加拇长展肌及大鱼际肌等牵拉而造成腕掌关节脱位或半脱位,严重地影响拇指外展和对掌活动。临床上见第一掌骨向桡背侧突出,压痛及拇指活动受限,X线片检查可以确诊(见图3-51)。

治疗:主要困难在于复位后不易保持。手法复位方法与单纯第一掌骨基部骨折相同,复位后若能稳定,可于拇指外展位

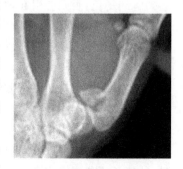

图3-51　Bennett骨折

固定4～6周。Bennett骨折复位后易再移位而畸形愈合,因此这种骨折常需切开复位。

(三)第二至第五掌骨骨折

如图3-52所示,多因直接外力或扭转、传导外力引起横形或斜形、螺旋形骨折。常出现向背成角移位。由于四周有组织起夹板固定作用,可用简单牵引手法及背部加压而复位,短臂石膏固定或加分骨垫后小夹板固定,6周便可愈合。对多发性骨折容易移位者,可酌情选用微型钢板(见图3-53)、螺丝钉或克氏针行内固定术。

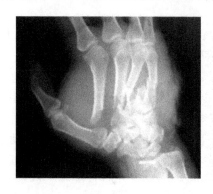 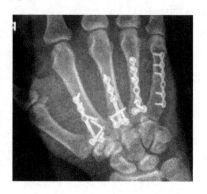

图 3-52　第二至第五掌骨骨折　　　　图 3-53　微型钢板固定术

(四)掌骨头骨折

以第五掌骨最多见,第二掌骨次之。多因传导外力或直接外力引起。骨折后因骨间肌牵引,掌骨头向掌侧屈曲,骨折向背成角。手法复位时必须将掌指关节屈曲至90°使侧副韧带处于紧张状态下,再沿近节指骨纵轴向上推,同时在背侧加压方能复位。将掌指关节和近指关节屈曲90°位以石膏外固定,制动4周即可解除,做功能练习。

(五)指骨骨折

多为直接外力引起,多发性居多。骨折后移位明显,三节指骨移位方向不一。近节指骨骨折多向掌侧成角;中节指骨骨折若位于指浅屈肌附着处近侧,多向背侧成角;若位于其远侧,多向掌侧成角。一般可徒手复位,尽量达到解剖复位。一般将邻近两指一同固定,防止侧偏和旋转变形。对于不稳定性指骨骨折和功能位不能保持良好复位者,可考虑手术复位,克氏针内固定。至于末节骨折,多无明显变位,诊断较易,宜摄X线片。可采用小铝板、硬纸板固定3周即可。必要时可行1mm克氏针或针头固定,以使其良好对位。

(六)掌指关节及指间关节内骨折

有单髁骨折或小骨片撕脱性骨折,粉碎性骨折也不少见。关节内骨折一定要使关节面达到解剖复位,否则会引起创伤性关节炎。

克氏针和拉力螺钉内固定是其主要的内固定方式,粉碎性关节内骨折使用微型外固定支架进行外固定也是一种较好的方法。当然对于主要关节面缺损者,可以使用人工假体置换,或自体骨关节移植技术。

(七)掌、指骨骨折切开复位内固定术

1.适应证。

(1)开放性手术伤合并掌、指骨骨折,常于清创修复时行内固定术。

(2)闭合性掌、指骨骨折仅在复位失败,或复位困难(如骨折时间过久)或不稳定性骨折时,行切开复位内固定术。术中掌、指骨骨折复位比较容易,手法牵引,加骨膜剥离器撬拨,

即可复位。复位后,常用克氏针(见图 3-53)、微型钢板、螺钉等内固定。

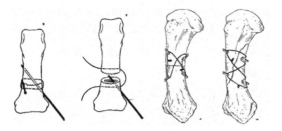

图 3-53 克氏针钢丝固定指掌骨术

2.手术方法。

(1)双针交叉固定:多用于指骨骨折,可辅助钢丝加强。

(2)微型钢(钛)板螺钉内固定术:用于手部短管骨骨折,比较牢靠,可用于早期功能锻炼,临床应用较多。但缺点是切口长、软组织分离和骨膜剥离较广泛。

(3)微型外固定支架外固定技术。使用外固定技术治疗四肢骨折已有 100 多年的历史。掌骨骨折微型外固定支架外固定和掌指关节骨折微型外固定支架固定分别如图 3-54 和图 3-55所示。从理论上讲,外固定是有一定优势的,但将其用于治疗手部骨折,临床报道还不多见。适应证:骨折、骨不连(细菌性或无菌性)、成角畸形、骨延长、断指(趾)再植、软组织矫形等。

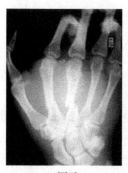
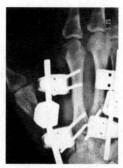
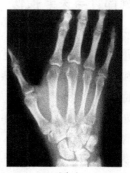

(a)图示1   (b)图示2   (c)图示3

图 3-54 掌骨骨折微型外固定支架外固定

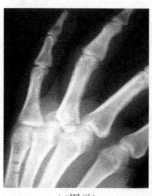
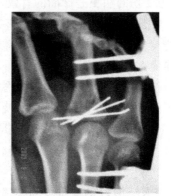

(a)图示1   (b)图示2

图 3-55 掌指关节骨折微型外固定支架外固定

（八）人工掌指、指骨间关节置换术

1968 年,Swanson 首先将人工掌指关节移植用于治疗类风湿性关节炎的患者,此后,也逐渐用于因外伤、关节退变等原因所致的关节畸形。最初的人工关节材料为硅橡胶,后随着技术的改进,目前多为钛柄和超高分子聚乙烯柄的铰链关节。相对来说,人工掌指关节用得较多,人工指骨间关节用得极少。

（九）掌指及指间关节脱位、侧副韧带、掌板损伤

单纯指间关节脱位,行纵向牵引即可复位,伸直位固定 10～12d,开始功能锻炼。伴有侧副韧带损伤的病例,在复位后立即进行关节稳定性试验,若稳定性良好,则将手指于屈 20～30 位固定 3 周,也可将伤指相邻的正常手指用胶布固定在一起,由正常手指的活动带动伤指活动,损伤的侧副韧带可自行修复。年轻人的桡侧副韧带完全断裂,需即时手术治疗。若伴有掌板破裂,同时用不吸收缝线修复掌板。伴有肌腱止点撕裂的远侧指间关节脱位,应在复位关节时,做肌腱修复手术。

（十）手部骨与关节损伤晚期并发症

手部骨与关节损伤,由于急性期损伤严重或早期处理不当及其他原因,可能会给晚期遗留一些问题,或出现某些并发症,常见的有:骨折不愈合、骨折畸形愈合、关节僵直、关节缺损、创伤性关节炎等。对于这些问题必须积极治疗,以最大限度地恢复手的形态与功能。

二、腕部骨与关节损伤

（一）腕舟骨骨折

舟骨通过诸多韧带与桡骨远端、月骨、头骨以及大小多角骨构成关节,舟骨在维持腕关节稳定性和力量传导方面起着极为重要的作用。舟骨骨折会导致整个腕关节功能障碍,只有通过及时诊断、有效治疗和相应功能锻炼才能达到最佳疗效。

舟骨骨折在上肢骨折的发生率仅次于桡骨骨折,占全身骨折的 2%;腕舟骨骨折是腕骨中最常见的骨折,占腕骨骨折的 82%～89%,多发生于 15～40 岁男性。男女之比为 6:1。15 岁以下人群舟骨骨折罕见,且多发生于舟骨近端,为不完全性骨折。典型舟骨骨折的发生机制为腕关节背伸着地,多发生于体育活动及摩托车车祸中。

3.诊断。

（1）病史:强力受伤的病史是诊断的有效根据。

（2）体格检查:腕部活动时疼痛、肿胀和握力减低,鼻烟窝处压痛,腕部作桡侧倾斜位时疼痛,屈伸活动疼痛及舟骨远端在掌侧的压痛,均为有效的征象。

（3）放射诊断技术:诊断舟骨骨折的 X 线投照体位多达十余种,其中最常用的是腕关节正侧位和 45°旋前位、45°旋后位。舟骨骨折如图 3-56 所示。对怀疑腕舟骨骨折而不能通过 X 线片确诊的患者,可行 CT、MRI 及骨扫描检查。

4.治疗。

（1）保守治疗:保守治疗的前提是舟骨在石膏绷带内可维持解剖复位位置。保守治疗指征:无移位及可闭合复位的移位性舟骨骨折。

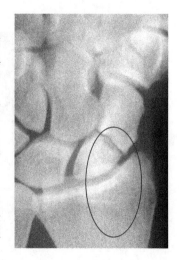

图 3-56　舟骨骨折

（2）手术治疗。

1）经皮穿针内固定，也可选择螺钉，即沿舟骨长轴方向插入导向细克氏针，然后钻孔、攻丝、钻入螺钉。

2）切开复位内固定：用于新鲜骨折移位超过1mm者或伴有严重腕骨不稳定者及少数无明显硬化骨陈旧性骨折。手术入路有掌侧、桡侧、背侧三种，各有优缺点。内固定材料可选择克氏针或螺钉。使用螺钉内固定牢靠，术后外固定时间缩短，并允许术后48h早期进行功能锻炼而使得腕关节功能得以良好恢复。

3）切开复位植骨或骨移植内固定：对于大多数陈旧骨折、骨不愈合均需要植骨。治疗原则是彻底刮除硬化骨，植骨或带血供的骨移植，并安装内固定。

4）并发关节炎的不愈合处理：根据关节炎所累及的部位和范围选择桡骨茎突切除、近排腕骨切除、局限性腕关节融合（STT融合、四角融合）或全腕关节融合术。对于全腕关节炎近年来也采用人工全腕关节置换。

（3）术后处理：根据骨折的情况、术中固定的牢固程度，决定术后外固定的时间。克氏针固定术后一般采用前臂石膏托固定6～8周，定期复查X线片及CT待骨折愈合后拔除。螺钉固定术后可采用腕托支具固定4周，并保护下行早期功能锻炼。

（二）舟月分离

1.损伤机制。

舟月分离是腕关节不稳定最常见的类型，多为作用于关节掌尺侧的直接暴力所致，如行走滑倒，高处坠落，着地时上肢外展、前伸，前臂旋前，小鱼际部最先着地，腕关节承受背伸、尺偏和旋后的暴力，舟月韧带因此断裂，导致舟月骨分离。有时腕关节旋转扭伤也可导致舟月骨分离，还有一些无明确外伤史，可能与韧带先天松弛、尺骨负变异等有关。

2.临床表现和诊断。

患者以中青年居多，常有腕背伸、尺偏的外伤史或扭伤史。不伴有腕部其他损伤的舟月分离在急性期因腕关节软组织局部的肿胀、疼痛，易误诊为软组织韧带损伤，有时即使舟月韧带损伤，但是早期症状轻微，容易忽视。

临床表现中常见的症状为腕关节疼痛不适、握力减退、腕运动痛和活动受限。体检时，常在腕背侧舟月关节间隙可触及明显压痛，给舟骨施加外力，常可诱发病变部位疼痛，为诊断提供依据，临床常用Waston试验（腕舟骨漂浮试验）。Waston试验用于诊断不稳定型舟骨骨折和舟月分离。将患者腕关节被动尺偏，检查者用一只手握住患者腕部，拇指压迫舟骨结节，另一只手握住患者手掌使腕关节被动桡偏。正常时检查者拇指可明显感到舟骨结节向掌侧突出，异常时无此感觉，并产生剧烈疼痛或弹响。

舟月分离的确切诊断需依靠X线检查，其表现如下：①舟月间隙增宽，舟月间隙增大在前臂旋后位的腕前后位正位片或后前位握拳正位片上显示最明确。施加纵向压力可使舟月间隙显示更充分。大于2mm视为可疑；大于3mm且明显宽于健侧腕舟月间隙的，可明确诊断。因其典型的X线征象极似喜剧演员Terry Thomas的门牙，故称之为"Terry Thomas征"（见图3-57）；②舟骨皮质环征，舟月分离时，舟骨掌屈，长轴几乎垂直于桡骨干，舟骨远侧极在X线片上形成的圆形骨皮质影，落于舟骨体影上，形似一个"戒指"而得名（见图3-58）；③舟骨短缩，舟骨掌屈旋转，使X线片上的舟骨长轴缩短；④舟骨掌屈，侧位片上，舟骨长轴和桡骨长轴的夹角变大，正常桡舟角为45°～60°，舟月分离时大于60°，腕关节动态摄影，有助于了解舟月分离的机制和诊断舟月分离。

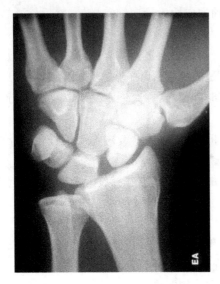

图 3-57　Terry Thomas 征

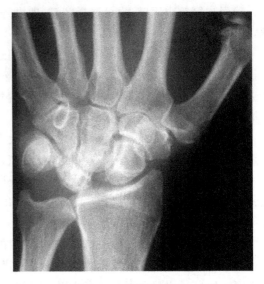

图 3-58　舟骨皮质环征

近年来,腕关节镜技术被更多地应用到腕部韧带损伤的诊断中,关节镜检查可发现其他诊断方法不能明确的韧带损伤情况,可直接观察韧带损伤的部位、程度,关节软骨的侵害程度和腕骨滑脱的情况。

3.治疗。

舟月分离的治疗方法多样,注意依据损伤类型和时限而定。

(1)急性期(损伤后 3 周内)舟月韧带不全损伤:可在 X 线引导或关节镜下行闭合复位,经皮克氏针固定。术后前臂管形石膏固定腕关节于功能位,石膏远端至掌指关节水平,8 周后拆除石膏和克氏针,进行腕关节功能锻炼。

(2)急性期舟月韧带完全损伤或慢性损伤:须进行切开复位,韧带修复、重建。

(3)对于已出现创伤性关节炎者,应行腕中关节融合、近排腕骨切除或全腕关节融合术。

(三)月骨周围脱位和月骨脱位

1.诊断。

腕骨在外力作用下,均有脱位可能,其表现形式复杂多样,或单独脱位或伴有其他腕骨的脱位和骨折。临床上以月骨周围脱位(见图 3-59)和月骨脱位(见图 3-60)最为常见。月骨周围脱位常伴有舟骨、头状骨或三角骨的骨折、脱位,其命名根据是否有其他腕骨损伤而定,如单纯性月骨周围脱位、经舟骨(骨折)月骨周围脱位,等等。患者均有明确外伤史,受力时腕关节所处的位置直接关系到损伤类型。

X 线片可明确诊断,常可发现腕骨排列紊乱,失去正常解剖结构。腕部 CT 对于判断陈旧性患者是否有腕骨缺血性坏死有重要意义。

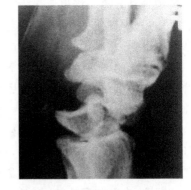

图 3-59　月骨周围脱位(背侧)

2.治疗。

新鲜的单纯脱位,首选手法复位,再用石膏固定。闭合复位失败、陈旧性脱位或伴有腕骨骨折移位者,应切开复位内固定。术中复位恢复正常解剖结构后,用克氏针固定维持腕骨稳定性,修复或骨锚重建腕骨间韧带,术后处理同舟月分离。

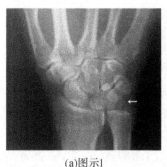

(a)图示1　　　　　　　　(b)图示2

图 3-60　月骨脱位(掌侧)

(四)TFCC 损伤

TFCC(triangular fibocartilage complex)全称三角纤维软骨复合体,是三角纤维软骨和周围韧带的统称,位于尺骨远端关节面与腕骨之间,是腕尺侧传递负荷的重要组织。解剖上的变异,如尺骨正变异(尺骨变长),或由于暴力作用于腕尺侧使负荷增加、腕尺侧的过度牵拉和旋转,均可造成 TFCC 伤,如 TFCC 撕裂、水平部穿孔。TFCC 损伤的症状是腕尺侧的持续性疼痛,伴腕部无力、酸胀、活动受限、活动疼痛等。查体常可发现下尺桡关节的压痛、腕部活动受限、患手握力下降、尺骨末端异常活动和骨擦音等。

X 线片可检查解剖变异,腕关节造影对 TFCC 损伤诊断有重要意义,腕关节镜可明确损伤类型和程度。

对于不存在解剖变异的轻度 TFCC 损伤,可采取保守治疗,包括去除病因、限制活动、理疗和药物治疗。有解剖变异者,需手术治疗。TFCC 损伤重、症状明显的,需手术治疗,解除损伤因素,修复损伤的 TFCC。我们可以在腕关节镜下检查的同时,行 TFCC 的镜下修复。

[练习题]

一、选择题

1. TAM 测量方法是(　　　)。

A. 屈曲角度(MP＋PIP＋DIP)－伸直受限角度(MP＋PIP＋DIP)

B. 屈曲角度(PIP＋DIP)－伸直受限角度(PIP＋DIP)

C. 伸直角度(MP＋PIP＋DIP)－屈曲受限角度(MP＋PIP＋DIP)

D. 屈曲角度(MP＋PIP＋DIP)＋伸直受限角度(MP＋PIP＋DIP)

2. 以下哪个不是手外伤功能评定的内容?(　　　)。

A. 手的活动度　　　　　B. 肌力测试　　　　　C. 感觉测试　　　　　D. Allen's 试验

3. "Terry Thomas 征"和舟骨皮质环征是哪种手部损伤的 X 线征象?(　　　)。

A. 舟状骨陈旧性骨折　　　　　　　　B. TFCC 损伤
C. 舟月分离　　　　　　　　　　　　D. 月骨周围脱位和月骨脱位

二、简答题

手的运动功能评定有哪些?

三、病例分析

患者王 XX,女性,19 岁,汉族,北京籍,主因"右手外伤后疼痛、活动受限 2 天"经门诊于以"右手第二掌骨头骨折"2006 年 7 月 6 日收入院。患者 2 天前右手撞击到墙上,当即感觉疼痛,活动稍受限。未就诊。一天前,右手肿胀明显,疼痛加重,就诊于我院,门诊予摄 X 片后示:右手第二掌骨远端骨折。遂拟以右手第二掌骨头骨折收住我科。患者今日前来住院。病程中无昏迷、抽搐,无头昏、头痛,无恶心、呕吐,无胸闷、心慌,无腹痛,无肢体麻木。患者发病以来精神欠佳,食纳,睡眠好,大、小便无异常。既往史:既往体健。无特殊病史。入院后明确诊断为"右手第二掌骨远端骨折"。做好术前准备后,于 2006 年 7 月 11 日在右臂丛麻醉下行右手第二掌骨远端骨折切复微型钢板内固定术。术后复查 X 片示:"右手第二掌骨远端骨折复位钢板内固定后对位对线良好。

(1)请叙述该患者的康复治疗要点。
(2)掌骨骨折的晚期并发症有哪些?

(魏鹏　周晓玲　周丹亚)

任务三　手部神经损伤的康复

[学习目标]

一、知识要求

1.熟悉手部神经损伤的临床表现与诊断。
2.了解手部神经损伤的临床处理。
3.掌握手部神经损伤的康复评定方法。
4.掌握手部神经损伤的康复治疗方法。

二、技能目标

1.能对手部神经损伤作出正确的康复评定。
2.能对手部神经损伤的预后作出判断。
3.能对手部神经损伤进行正确的康复治疗。
4.能对手部神经损伤作出康复指导。

[工作任务]

患者,汪某,男性,20 岁,因刀刺伤致右前臂出血疼痛,右手 1～5 指感觉麻木,拇指对指对掌不能。

要求:

1. 对该患者进行康复评估;

2. 提出康复治疗方案。

[背景知识]

一、手部神经的解剖特点

支配手部感觉活动功能的神经主要为正中神经、尺神经和桡神经。

正中神经(median nerve)在腋部由臂丛外侧束与内侧束共同形成,在臂部沿肱二头肌内行走,降至肘窝后,穿旋前圆肌二头之间行于前臂正中指浅、深屈肌之间达腕管,穿掌腱膜深面至手掌,分成数支指掌侧总神经,每一指掌侧总神经又分为两支指掌侧固有神经,沿手指两侧行至指尖。正中神经发出运动支支配下列肌肉:旋前圆肌,其功能是使前臂旋前;桡侧腕屈肌,其功能是使手桡侧屈曲,屈腕;掌长肌,其功能是屈腕;指浅屈肌,其功能是使示指、中指、无名指及小指中节指骨屈曲;拇长屈肌,其功能是使拇指末节屈曲;第 1、2 指深屈肌,其功能是使示指、中指末节指骨屈曲;旋前方肌,其功能是使前臂旋前;拇短展肌,其功能是使拇指掌部外展;拇对掌肌,其功能是使拇指掌部向对侧;拇短屈肌浅头,其功能是使拇指近端指节屈曲;第 1、2 蚓状肌,其功能是屈曲示指、中指的近端指节和伸直其远端 2 个指节。感觉支分布于手掌桡侧半皮肤,拇指、示指、中指和无名指桡侧半掌面皮肤,并覆盖在相应手指的掌指关节掌面皮肤及示指、中指和无名指桡侧中、末节指骨背面的皮肤。

尺神经(ulnar nerve)(C_7～T_1)发自臂丛内侧束,沿肱动脉内侧下行,至三角肌止点以下转至臂后面,继而行至尺神经沟内,再向下穿尺侧腕屈肌至前臂掌面内侧,于尺侧腕屈肌和指深屈肌之间、尺动脉内侧继续下降到达腕部。在腕部,尺神经于腕骨的外侧穿屈肌支持带的浅面和掌腱膜的深面进入手掌。尺神经在前臂的肌支支配尺侧腕屈肌(向尺侧屈腕),第 3、4 指深屈肌(第 4、5 手指末节指骨屈曲),掌短肌(手尺侧近端的皮肤肌肉),小指展肌(小指外展),小指对掌肌(小指对掌),小指屈肌(小指屈曲),第 3、4 蚓状肌(第 4、5 指掌指关节屈曲及近端指间关节伸直),骨间肌(掌指关节屈曲及近端指间关节伸直),拇收肌(拇指掌部内收),以及拇短屈肌深侧头(拇指第 1 指节屈曲)。尺神经发出的感觉支有:掌皮支,分布于小鱼际肌表面的皮肤;背皮支,分布于手背尺侧和小指、无名指尺侧半背面的皮肤;终末浅皮支,分布于手掌尺侧面远端皮肤和小指、无名指尺侧掌面的皮肤。

桡神经(radial nerve)由第 5～8 对颈神经和第 1 对胸神经的前支进入后束发出而形成。在腋窝内位于腋动脉的后方,并与肱深动脉一同行向外下,先经肱三头肌长头与内侧头之间,然后沿桡神经沟绕肱骨中段背侧旋向外下,在肱骨外上髁上方穿外侧肌间隔,至肱肌与肱桡肌之间,在此分为浅、深两支,浅支经肱桡肌深面,至前臂桡动脉的外侧下行;深支穿旋后肌至前臂后区,改称为骨间后神经。损伤后的主要运动障碍是前臂伸肌瘫痪,表现为抬前臂时呈"垂腕"状态,各手指掌指关节不能背伸,拇指不能伸,前臂旋后障碍,手臂桡侧皮肤感觉减退或消失。感觉障碍以第1、2掌骨间隙背面"虎口区"皮肤最为明显。桡骨颈骨折时,也可损伤桡神经深支,其主要症状是伸腕能力弱和不能伸指。

二、手部神经损伤的临床特点

(一)有明显外伤史

患者一般有明显外伤史。

(二)症状

正中神经损伤出现其支配肌肉萎缩、功能障碍(大鱼际肌萎缩、对指对掌受限、屈指屈腕功能障碍),手掌桡侧半皮肤、拇指、示指、中指和无名指桡侧半掌面皮肤感觉减退或消失。尺神经损伤出现其支配肌肉萎缩、功能障碍(爪形手畸形,手指内收外展障碍),分布于小鱼际肌表面的皮肤、手背尺侧和小指、无名指尺侧半背面的皮肤、掌尺侧面远端皮肤和小指、无名指尺侧掌面的皮肤感觉减退或消失。桡神经损伤出现其支配肌肉萎缩、功能障碍(垂腕垂指畸形,伸腕、伸指、伸拇及前臂旋后功能障碍),手臂桡侧皮肤感觉减退或消失。感觉障碍以第1、2掌骨间隙背面"虎口区"皮肤最为明显。

[工作过程]

一、康复评定

(一)一般性检查

首先是对生命体征的检查,包括体温、脉搏、呼吸、血压、营养和发育、意识情况及体位姿势等。其次是对手部的检查。望诊,看皮肤是否完整、肌肉有无肿胀或萎缩、肢体有无畸形,以及姿势有无异常。

(二)肢体周径测量

用无弹性的皮尺,选择两侧上肢相同固定点进行对比测量,以肌肤最隆起处作为测点为最佳;将皮尺绕肢体一周,准确记录两侧肌腹周径的长度,然后进行比较,并做好记录。测量之差就是肌肉萎缩的程度值。

(三)肌力评定

1. 手法肌力检查。

用 MMT 徒手肌力检查法,让受检者坐在有靠背的椅子上或仰卧在床上,由检查者对受检者的肌肉施加一定阻力,来判定肌肉的收缩力量。一般检查前臂旋前、旋后、屈腕、伸腕、屈指、伸指、拇指屈伸对掌、分指、并指的肌力。

2. 器械检查。

为准确定量评定肌力,在肌力超过3级以上时,可用器械进行评定,如握力计、拉力计、捏力计等,将测量结果记录登记(与检测对比)。

(四)关节活动度检查

手部神经损伤后肌肉失去神经支配,肌肉出现部分萎缩、变性,出现相应神经损伤的畸形表现,后期因肌肉挛缩及纤维化形成,导致手部各关节的功能障碍或因手部内在肌、外在肌的萎缩而使手部关节功能部分丧失。通过关节活动度的测量,可以了解当前活动度指数及功能丧失的情况,为以后康复治疗、功能恢复的程度提供一个可靠的依据。

量角器检查,正常手部各关节活动度屈曲、背伸、尺偏、桡偏、旋前、旋后。左、右手关节活动度对比检测。

(五)感觉功能评定

感觉功能评定包括触觉、痛觉、温度觉、压觉、两点辨别觉、皮肤定位觉、皮肤图形辨别觉、实体觉、运动觉、位置觉、神经干叩击试验(Tinel's 征)等。

1.感觉测试。

(1)手指触觉、痛觉、温觉和实体觉测定。

1)触觉:先让患者闭目,在健康皮肤上用棉絮轻触,反复几次后改为正式测试,让患者回答棉絮触及皮肤的次数。

2)痛觉:以大头针做试验,方法同上。检查重点应放在神经的特定固定分布区。触痛觉的检查结果可分为正常、过敏、迟钝和消失四种。

(2)两点辨别觉:该试验是 Dellon 于 1976 年首次报告,沿手的纵向用变换距离两点针刺之,嘱患者迅速回答是否鉴别出是一点还是两点。正常人手指掌侧皮肤末节 2～3mm、中节 4～5mm、近节 5～6mm。距离越小,感觉越灵敏。

(3)Moberg 拾物试验。对感觉功能要求较高的一种检查方法,具体操作如下:嘱患者拾起放在桌上的硬币、钥匙、圆钉、螺丝钉等大小和形状不同的物体,而评感觉说出其名称。开始可以看着,以后闭眼测试,一共 10 次,根据说对的次数加以评定等级。这是一种综合感觉试验,观察精细分辨能力,主要测试正中神经支配区的拇指、示指、中指的感觉功能,手内在肌的功能也在此项检查中起到重要的作用。

2.感觉恢复的分级标准。

参照 1954 年英国医学会的标准,将感觉恢复六级:

100%	S4	感觉正常
80%	S3+	同 S3,有良好的定位能力,两点辨别觉恢复较好(接近正常)
60%	S3	浅痛觉、触觉恢复,保护性感觉恢复,但无皮肤感觉过敏现象
40%	S2	部分浅痛觉、触觉恢复,保护性感觉恢复,但有皮肤感觉过敏现象
20%	S1	深感觉恢复
0	S0	感觉缺失

(六)电生理检查

电生理检查包括肌电图检查、神经传导速度测定、体感诱发电位检查和直流感应电检查法。

二、康复治疗

康复治疗的目的是防治并发症,促进受损神经再生,保持肌肉质量,迎接神经再支配,促进运动功能和感觉功能的恢复,接触心理障碍等。根据不同时期、不同病情进行有针对性的处理,包括早期的康复、恢复期的康复和预防并发症。

早期的康复主要为运动疗法、理疗和矫形器治疗。运动疗法分为主动运动、保持功能位和被动运动。被动活动时应注意在无痛范围内、在关节正常活动范围内进行，不能过度牵拉麻痹肌肉，运动速度要慢；周围神经和肌腱缝合术后，要在充分固定下进行被动活动。理疗包括温热疗法、激光疗法和水疗法。矫形器治疗常用来固定关节，早期夹板的使用目的主要是防止挛缩等畸形发生，恢复期夹板使用的目的还有矫正畸形和助动功能。

急性期炎症水肿消退后，即进入恢复期。此期康复的重点在于促进神经再生、保持肌肉质量、增强肌力和促进感觉功能恢复。促进神经再生可用如下方法。①物理疗法：包括电流电场法和脉冲电磁场法。②药物治疗：神经营养因子、神经生长因子、神经节苷脂均有促进神经再生作用。减慢肌肉萎缩可用神经肌肉电刺激、按摩及被动运动。增强肌力和促进运动功能恢复可用①运动疗法：当肌力为1～2级时，使用助力运动；可以由治疗师帮助患者做患者健侧肢体辅助患侧肢体运动。当肌力为2～3级时，采用范围较大的助力运动、主动运动，逐渐减少辅助力量，但避免肌肉过度疲劳。当肌力增至3～4级时，就进行抗阻运动，同时进行速度、耐力、协调性和平衡性的训练。②电疗法：可选用神经肌肉电刺激或肌电生物反馈疗法经皮神经电刺激仪如图3-61所示。③作业疗法。

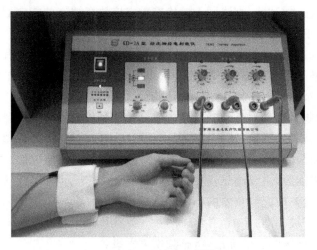

图 3-61　经皮神经电刺激仪

［病例点评］

（一）诊断

该病例为右前臂正中神经、尺神经损伤，应行正中神经、尺神经探查修复术。

（二）康复评定

该病例神经损伤，肌肉失神经支配，运动、感觉动能障碍，手术修复后，上述现象还可存在。

（三）康复治疗

术后1～3周，屈腕为石膏托外固定，可进行运动疗法、理疗。主要进行手的被动屈伸及前臂的内外旋活动练习，激光局部照射治疗。术后4～6周，去除石膏托行物理治疗，结合药物治疗促进神经再生；同时进行神经肌肉电刺激、按摩及被动运动减慢肌肉萎缩；8周以后，增加训练强度，当肌力开始恢复后，可行运动疗法、作业疗法。

[知识拓展]

一、手部神经损伤的治疗

神经损伤性质及程度决定治疗方案的选择,Sunderland 将神经损伤分为 5 度:Ⅰ度,神经传导功能障碍,为一过性麻痹;Ⅱ度,轴突断裂,神经内管及结缔组织保持连续,远端 Wallen 变性,轴突再生,预后好;Ⅲ度,神经束完整,但束内神经纤维及血管均断裂;Ⅳ度,神经束膜断裂,神经内的结构广泛断裂;Ⅴ度,整个神经干断裂。

(一)非手术治疗

Sunderland 分度Ⅰ度～Ⅳ度神经干连续性存在,可予以保守治疗,药物治疗促进神经轴突再生;防止瘫痪肌肉的过度牵拉;保持关节活动度;同时可予以理疗和电刺激治疗。

(二)手术治疗

当神经干连续性丧失时均要行手术治疗修复损伤神经。神经修复的时机原则上越早越好。根据神经有无缺损及缺损长度,可以选择直接缝合、神经游离移植及带营养血管神经移植。同时,神经缝合技术包括端端吻合和端侧吻合。端端吻合疗效确切,端侧吻合在临床上尚存一定争议。

二、神经损伤图片

拇指指神经损伤(修复术中所见)、正中神经损伤术后神经瘤形成、尺神经尺动脉损伤(修复术中所见)和尺神经尺动脉损伤(修复术中显微镜下所见)分别如图 3-62～图 3-65 所示。

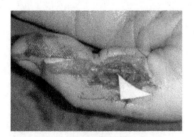

图 3-62　拇指指神经损伤
（修复术中所见）

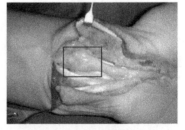

图 3-63　正中神经损伤术后
神经瘤形成

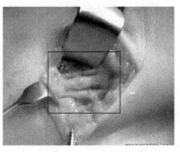

图 3-64　尺神经尺动脉损伤
（修复术中所见）

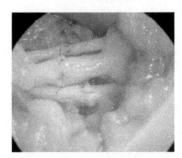

图 3-65　尺神经尺动脉损伤（修复
术中显微镜下所见）

[练习题]

一、选择题

1.手部支配的主要神经为(　　)。

A.正中神经、尺神经、肌皮神经　　　　　　B.尺神经、肌皮神经、桡神经

C.正中神经、桡神经、肌皮神经　　　　　　D.正中神经、尺神经、桡神经

E.尺神经、腋神经、桡神经

2.桡神经损伤的主要畸形为(　　)。

A.枪手畸形　　　　B.爪形手畸形　　　　C.垂腕垂指畸形

D.猿手畸形　　　　E.银叉样畸形

3.神经缝合术后取出外固定石膏托的时间一般是(　　)。

A.3 周　　　　　　B.4 周　　　　　　C.5 周　　　　　　D.6 周　　　　　　E.7 周

二、简答题

1.手部神经损伤后的评定方法有哪些?

2.神经损伤术后促进神经再生及预防肌肉萎缩的康复治疗主要有哪些?

（胡瑞斌　魏鹏）

项目四　下肢骨折的康复

任务一　股骨颈骨折的康复

[学习目标]

一、知识要求

1. 熟悉股骨颈骨折的临床表现与诊断。
2. 了解股骨颈骨折的临床治疗。
3. 掌握股骨颈骨折的康复评定方法。
4. 掌握股骨颈骨折的康复治疗方法。

二、技能目标

1. 能对股骨颈骨折作出正确的康复评定。
2. 能对股骨颈骨折的预后作出判断。
3. 能对股骨颈骨折进行正确的康复治疗。
4. 能对股骨颈骨折作出康复指导。

[工作任务]

女性患者,孙某,55岁,由于摔伤导致右侧髋关节肿痛,同时伴有活动受限,右下肢外旋短缩畸形2h。X线见右股骨颈骨折,断端移位。

要求:
1. 对该患者进行康复评估;
2. 提出康复治疗方案。

[背景知识]

一、股骨颈骨折的解剖特点

髋关节的主要功能之一就是连接躯干与下肢,由髋臼、股骨颈及股骨头构成。重力作用是沿股骨小转子、股骨颈下缘传导,因此在此形成较厚的骨皮质,又称为"股骨距"。颈干角主要是由股骨颈的长轴线和股骨干纵轴线所形成的夹角,为110°～140°,平均127°,成人的颈干角较儿童小。前倾角主要是由股骨颈的长轴与股骨干的纵轴形成的夹角,为12°～15°,成人的前倾角较儿童小。成人股骨头的血液供应主要有以下三种来源:①股骨头圆韧带内的小凹动脉,提供股骨头凹部的血液循环;②股骨干滋养动脉升支,沿股骨颈进入股骨头;③旋股内、外侧动脉的分支,是股骨头、颈的重要营养动脉。股骨颈血液供应前侧观和股骨颈血液供应后侧观分别如图4-1和图4-2所示。

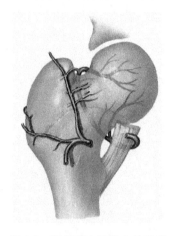 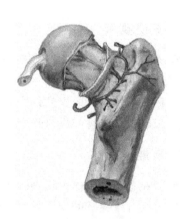

图 4-1　股骨颈血液供应前侧观　　　　图 4-2　股骨颈血液供应后侧观

二、股骨颈骨折的损伤机制

股骨颈骨折占成人骨折的3.6%,多发生于中老年人,其中老年女性较男性多见,主要与骨质疏松导致骨强度下降及髋周肌群退变,不能有效地抵消髋部有害应力有关。一旦受轻微扭转暴力即可发生骨折。一般为行走时摔倒、身体扭转倒地、间接暴力传导致股骨颈发生骨折。对于青少年,必须有较大的暴力才会引起股骨颈骨折。同时,暴力沿股骨干向上传导,常常伴软组织损伤,骨折类型以粉碎性为主。

三、股骨颈骨折的临床特点

(一)临床表现

1.疼痛。

中老年人常有明显的外伤史,伤后自觉髋部疼痛加剧,移动患肢时髋部疼痛明显。查体时在患肢大粗隆部叩击时,髋部疼痛明显。

2.畸形。

因骨折远端失去了关节囊及韧带的稳定作用,骨折远端受附着于大转子的臀大、中、小肌和附着于小转子的髂腰肌、内收肌群的牵拉作用,而发生外旋畸形。患肢多有轻度屈髋屈膝及外旋畸形,一般在45°~60°之间。测量肢体时可发现患肢缩短。

3.功能障碍。

不稳定移位骨折的患者在受伤后就无法站立。不过有时患者伤后并没有立即出现功能障碍,仍能行走,数天后髋部疼痛逐渐加重,甚至不能行走,因为受伤时为稳定骨折,之后由于牵拉力作用等发展为不稳定骨折,继而出现功能障碍。

(二)股骨颈骨折的临床分型

1.按骨折线部位分类(见图4-3)。

(1)股骨头下骨折:骨折线位于股骨头与股骨颈的交界处,仅有小凹动脉提供少量血液,最终导致股骨头缺血严重,继发股骨头缺血性坏死的概率大。

(2)经股骨颈骨折:骨折线由股骨颈的中部通过,呈斜形,多有一块三角形骨块与股骨头相连。股骨干滋养动脉升支因为骨折受损,引起股骨头供血不足,股骨头缺血性坏死和骨折不愈合更容易发生。

(3)股骨颈基底骨折:骨折线通过股骨颈大转子、小转子之间。骨折两端的血液供应主要来自旋股外侧动脉、旋股内侧动脉的分支,故对骨折部的血液供应影响不大,骨折容易愈合。

2.按骨折线方向分类。

(1)股骨颈内收骨折:多由于下肢处在内收位跌倒,股骨头呈内收,骨折线与两侧髂嵴连线的夹角(Pauwels角)大于50°(见图4-4),为内收骨折,剪切力较大,属于不稳定型骨折,因为其骨折面接触较少,容易移位。Pauwels角越大,骨折端所遭受的剪切力越大,骨折越不稳定。

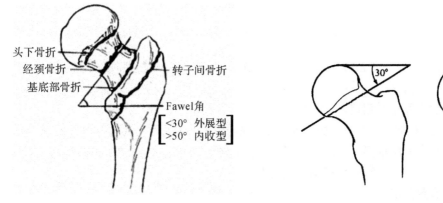

图4-3　骨折分型　　　　　　　　　　图4-4　Pauwels角

(2)股骨颈外展骨折:多由于下肢处在外展位摔倒,两骨折端之间呈外展关系,远端骨折线与两侧髂嵴连线的夹角小于30°,为外展骨折,剪切力较小,属于稳定性骨折。同时多因髋周肌肉张力和收缩力,促使两骨折端靠拢并有一定的压力,有利于骨折愈合。如果在骨折最初所采取的处理方法不适当,如过度牵引、过早负重等,也最终导致移位产生,形成不稳定骨折。

3.按移位程度分类。

Garden 等根据股骨近端正位 X 线平片,判断完全骨折与否和移位情况,将股骨颈骨折分为四型(见图 4-5)。

Ⅰ型:股骨颈不完全骨折,部分骨皮质连接,骨折端无移位,近端保持一定血运,这种骨折容易愈合。但近年经 CT 检查发现,股骨颈不完全骨折很少见。

Ⅱ型:股骨颈完全骨折,但骨折对位好。这种骨折预后情况好,但也有股骨头缺血坏死发生的可能。

Ⅲ型:股骨颈完全骨折,伴有部分移位,属于部分移位骨折,大部分嵌插在近端骨折面内,使股骨头向内旋转移位,颈干角变小。

Ⅳ型:股骨颈完全移位骨折,骨折近端旋转,骨折远端向后上移位,关节囊及滑膜严重破坏,股骨头相关血液供应损伤严重,极易导致股骨头缺血坏死。

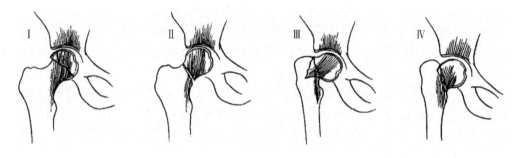

图 4-5　Garden 分型

[工作过程]

一、康复评定

(一)外观

观察下肢的放置姿势、有无特殊畸形表现、有无肿胀、皮肤有无破损,以及有无肌肉萎缩改变。

(二)肢体长度及周径的测量

用无弹性皮尺,选择两侧下肢(髂前上棘到内踝的距离)相同固定点进行对比测量:分别取髌骨上缘起向大腿中段每隔 6、8、10、12cm,髌骨下缘小腿最粗部位和小腿最细部位进行测量,准确记录两侧肌腹周径长度,然后进行比较。

(三)关节活动度评定

关节活动度评定是判定骨折后关节障碍程度的可靠依据,也是骨折治疗之后髋关节恢复情况的评估依据。正常髋关节活动度为:屈曲 0°～120°,伸展 0°～30°,外展 0°～45°,内收 0°～35°,内旋 0°～35°,外旋 0°～45°,一般需要进行左右髋关节活动度对比检测。如患者在骨折早期,因疼痛无法配合,可省略检查。

(四)肌力评定

断肌肉功能状况的重要方法之一就是肌力评定,包括徒手肌力检查法(MMT 法)、等速肌力测试、简单器械肌力测试等评定。一般检查下肢髋外展、髋内收、髋屈曲、髋后伸、伸膝肌群、屈膝肌群的肌力。当下肢肌力超过3级时,可用器械或等速进行评定。

(五)步态分析

下肢步态分析可以为步态训练提供依据。

(六)下肢功能评定

主要评定步行、负重等功能。可用 Hoffer 步行能力分级、Holden 的功能步行分类。

(七)疼痛评定

通常用 VAS 法评定疼痛的程度。

(八)神经功能评定

神经功能评定有感觉功能检查、反射检查、肌张力检查。

(九)平衡功能评定

平衡功能评定有 Berg 平衡量表、Tinnetti 评定量表。

(十)日常生活能力评定

在治疗前、中、后都要进行日常生活能力评定,常用改良 Barthel 指数和功能独立性评定。

二、康复治疗

(一)康复治疗目的

1.屈髋>90°,外展>30°。

2.肌力达4级以上。

3.稳定的无辅助下行走 20~30min。

4.上 2~3 层楼梯。

(二)康复程序

1.术前康复宣教。

(1)非急诊处理的患者入院后,需宣传康复治疗的临床意义,令其充分意识到康复治疗的必要性。告知卧床常见的并发症,进行肺部深呼吸和咳嗽练习。

(2)指导患者学习卧位医疗体操。注意患肢必须在牵引制动作用下,同时,尽量活动健侧肢体。

(3)教患者做患肢股四头肌的等长收缩训练,同时配合双上肢及健侧下肢的功能锻炼。双上肢可利用床上吊环进行引体向上运动。

(4)体位宣教,告知患者保持患肢于外展 10°~15°中立位,踝关节保持在 90°背伸位,注意保护足跟部。避免侧卧、盘腿、负重及主动抬腿。

2.非手术治疗后康复。

非手术治疗的患者一般持续牵引患肢8周或8周以上,部分患者手术治疗后也需行牵引 1~2 周。

骨折临床处理后当天,即进行患肢的股四头肌等长收缩练习和足趾、踝关节的主动屈伸练习,以及 TENS 电疗法等。1~2 周后,在不引起疼痛的前提下,增加髋关节周围肌肉的等长收缩。同时做抬高臀部运动、扩胸运动等。5~6 周开始练习床边坐、小腿下垂或踏在小凳子上。8 周后,开始恢复下肢肌力训练,不负重、部分负重、充分负重站立训练,ROM 训练等。

但是对全身情况很差的高龄患者,骨折通常不进行特殊治疗,鼓励患者在镇痛情况下,早期坐起、下地活动。

3.内固定手术治疗后康复。

术后24h开始主要进行患肢大肌肉的等长收缩和足趾、踝关节的主动屈伸活动,同时做抬高臀部运动、扩胸运动等。逐渐增加活动量,每天以不引起疲劳为宜。主动运动休息期间,需辅以被动活动髌骨和下肢CPM机被动屈伸活动。下肢CPM首次应在无痛范围内进行,从30°开始逐渐增加到90°。第2~3天开始髋、膝关节主动活动,可起床坐起。5~7d后,开始髋关节与膝关节的抗阻力的屈伸活动。练习髋关节外展,被动—助力—完全主动。动作宜轻柔,逐步增大。可配合气压治疗、TENS电疗法、红外线光治疗。

术后第2周:助行器步行功能锻炼,积极鼓励患者使用助行器,不负重行走,但是必须严格依据内固定情况的程度。最适合的方式为渐进式,早期不宜久站,下肢使用梯度增压弹力袜包扎。可配合气压治疗,TENS电疗法。

术后3~4周:功能锻炼以主动活动为主,术后4周时可逐渐接近正常活动范围,进行日常生活活动能力训练,各类辅助器具使用。

手术1个月后:开始逐渐增加下肢抗阻力训练、关节活动范围训练及生活自理能力训练。

手术6周后:扶双拐下地部分负重行走训练,开始下肢内收、外展的主动运动。

4.人工关节置换手术后康复。

术后1周即可开始使用助行器下地行走。

(三)注意事项

1.不要坐低椅、沙发及低的马桶。睡觉时多仰卧,患肢外展中立位,避免侧卧。如果侧卧应将两枕头放于两腿之间。若仰卧时,不要将双足重叠在一起。坐位时,不要双腿或双足交叉。起立时,应依照正确方法去做,由卧位转变坐位时亦同样。站起时脚尖不能向内。当拾取地面物品时,不应过分弯曲髋关节。穿鞋袜时,也应注意。建议在日常生活中使用穿袜器及拾物器,加高马桶及座椅,勿蹲在地上。当沐浴时,应取站立位,并防止滑倒。

2.日常生活中的注意事项:不宜进行激烈运动,例如跑步、过度剧烈的球类活动等。若发现髋部出现红肿、疼痛等现象,应立即到医院就诊。

[病例点评]

(一)诊断
该病例是右股骨颈骨折,属于不稳定骨折,先行闭合复位内固定治疗。

(二)康复评定
该患者存在右髋肿胀、疼痛、活动受限,由疼痛造成的髋关节活动度障碍,髋周及下肢各肌群肌力下降。闭合复位内固定治疗后,上述现象还可存在。

(三)康复治疗
术后配合红外线、TENS、气压治疗。术后第1天开始进行肺部深呼吸及咳嗽训练,足踝关节的主动活动;第2天主动运动辅以下肢CPM机被动活动,从30°开始逐渐增加到90°;术后3~5d开始主动屈伸髋膝关节;术后6~7d,加强髋周肌力训练;术后第2周,在助行器的协助下开始下肢不负重的步行训练,2 周后,逐渐增加髋膝关节的主动屈伸活动,逐渐增大活动度;术后 1～3 个月,可增强髋周肌力训练、关节活动度训练及生活自理能力训练等,6 周后扶双拐下地部分负重行走训练;术后 3～6 个月视骨折愈合情况,用单拐做部分负重的步行训练,至大部分负重行走。

[知识拓展]

一、股骨颈骨折的治疗

(一)非手术治疗

年龄过大,全身情况差,合并有严重心、肺、脑、肝、肾等重要脏器功能障碍不能耐受手术患者,可选择非手术治疗方法,主要有牵引治疗和穿防旋鞋制动。卧床 6～8 周,同时进行各项康复训练防止静脉回流障碍或静脉血栓形成,如股四头肌训练和踝、足趾的主动屈伸活动。期间不可侧卧、患肢内收。8 周后可在床上逐渐坐起,但禁忌盘腿而坐。3 个月后,骨折基本愈合,可逐渐不负重下地。6 个月后,骨折已基本愈合牢固,可逐渐开始负重行走。非手术治疗对骨折端的血液循环损伤小,引起股骨头缺血坏死率相对较低。但非手术治疗患者需长期卧床,而多数老年患者体质较差,发生深静脉血栓(deep vein thrombosis,DVT)、褥疮、肺栓塞、坠积性肺炎等并发症的概率较高。因此对全身情况很差的高龄患者,以挽救生命、治疗并发症为主,骨折通常不进行特殊治疗,鼓励患者在镇痛情况下,早期坐起和下地活动,部分患者仍能扶拐行走。

(二)手术治疗

股骨颈骨折的解剖特点及发病年龄不同于其他骨折,因此该病的治疗已经成为创伤骨科的难题之一。目前国内外一般认为应予早期手术治疗,即使对于无移位骨折,也应尽早采用内固定治疗,以防转变为移位骨折。股骨颈骨折的治疗选择主要取决于患者年龄、活动情况、骨骼密度、其他疾病、预期寿命和依从性。手法闭合复位加空心拉力螺纹钉内固定相对来说是目前国内外最常用的治疗方法。

1.股骨颈骨折复位。

复位方法一:患者仰卧于手术台上,术者一手握住踝部,另一手前臂托于腘窝处,屈髋和膝关节至 90°,并向上拔伸;同时,将髋关节外展 20°～30°,同时将下肢伸直,然后进行掌跟试验,即以手掌拖住患侧的足后跟,如足不再外旋,表示复位成功,然后将踝和足固定于足部支持板上(见图 4-6)。

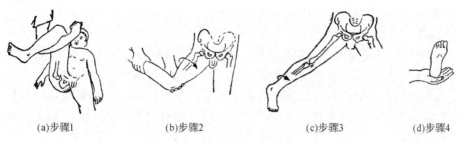

(a)步骤1　　　(b)步骤2　　　(c)步骤3　　　(d)步骤4

图 4-6　股骨颈骨折手法复位

复位方法二：头干互动复位法。让患者仰卧于骨科牵引床上，伸直健侧下肢，髋关节外展20°～30°。踝关节中立位，用棉垫保护将踝及足固定在足部支持板上；然后顺患者畸形方向将患肢缓缓伸直，用绷带将踝部及足部固定在骨科手术床的足部支持板上。术者面对足部支持板站立，双手握住足部支持板的支柱，缓和的用力向原心端牵引，以恢复患肢长度。但牵引力不宜过大，以免过牵。在维持牵引力量的作用下，股骨内旋并带动大转子同时向前移动，使两骨折面相互衔接。保持患肢于内旋，徐徐外展到20°～40°，将股骨颈端推向股骨头端，使骨折端不再移位。

2.内固定治疗（见图4-7）。

内固定治疗包括空心拉力螺纹钉、Moore钉、Neufeld钉、斯氏钉、三角针、多根螺纹钉或多根带钩螺纹钉、动力髋螺钉等。多钉固定的优点主要是可在局麻下经皮操作，从而减少出血及感染的危险；其缺点是固定强度不足，易穿出股骨头，抗扭力差，没有加压作用，会发生松动、退钉。部分老年患者患有骨质疏松，很可能在股骨粗隆下的进针入点处发生骨折。多针固定时如进针过深应重新进针，否则存在穿出股骨头的危险。

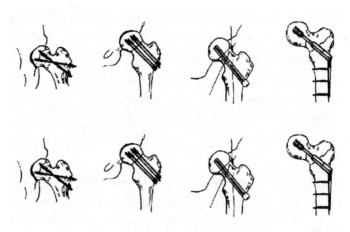

图 4-7　股骨颈骨折内固定治疗

空心拉力螺纹钉是目前最为常用的内固定器材。空心拉力螺纹钉的优点有：它可以帮助加压骨折端，并且效果良好，三枚螺钉固定强度很高，并且抗扭转能力强。三枚螺钉可与骨组织结构共同构成立体的框架结构，符合生物力学原理，有较高的抗剪、抗弯、抗扭转力。骨折端坚强的固定可以通过三枚加压螺钉获得，并且对骨折端进行加压，使骨折愈合率提高。手术操作简单，手术创伤小，与人工关节置换相比费用较低。术后患者能够早期活动，有效地减少并发症的发生。不过，对于粉碎性股骨颈骨折，单纯依靠空心拉力螺纹钉无法起到固定支持的作用，常需联合使用动力髋螺钉。

动力髋螺钉主要有 Richards 钉及动力髋螺钉（dynamic hip screw，DHS），此类内固定由固定钉和一带柄的套筒两部分组成。固定钉能够在套筒内活动，当骨折面有吸收时，钉则向套筒内滑动缩短，以保持骨折端的密切接触，有利于骨折的愈合。其特点是对于股骨颈后外侧粉碎，骨折端缺乏复位后骨性支持者提供可靠的支持。单独应用钉板系统时其抗扭转能力较差，所以多在头钉的主钉上方再拧入1枚加压螺钉以防止旋转。滑动式钢板的并发症有螺钉割裂股骨头颈、髋关节内翻畸形、钢板螺钉松动等。容易导致股骨头、股骨颈内骨小梁的破坏而引起骨缺血，远期股骨头坏死率偏高。

5.肌蒂骨瓣移植加内固定。

对于手法复位失败，或固定不可靠，或青壮年的陈旧性骨折不愈合者，可选择肌蒂骨瓣移植加内固定治疗。骨瓣移植可相对改善股骨头内的压力，有利于血液循环的重建，在股骨头坏死方面起到预防的效果，还能起到支持的作用，增加骨折的相对稳定性和保持股骨颈的相对长度，能够减少术后的跛行等并发症。根据手术切口，可选择多种肌蒂骨瓣移植，后外侧切口常采用股方肌蒂骨瓣，前外侧切口常采用缝匠肌蒂骨瓣移植。但是此手术方式创伤大，手术时间相对长，固定相对复杂，不适用于老年患者和体质较差的患者。

6.人工关节置换术。

在治疗新鲜股骨颈骨折时，全身情况尚好的高龄老人的股骨头下型骨折，应用人工关节置换术较广泛。对于全身情况较差、骨折不愈合或股骨头缺血坏死的患者，年龄常放宽至55岁以上，可选择单纯人工股骨头置换术或全髋关节置换术。

7.中青年股骨颈骨折的治疗。

青年股骨颈骨折多为直接暴力，移位严重，多为粉碎性骨折，血供破坏较重，其骨折愈合率低，容易发生股骨头坏死。为保证中青年股骨颈骨折的愈合，要有良好的复位和可靠的内固定。治疗上一般能够应用 Richards 钉内固定、多枚加压空心螺纹钉内固定、股方肌骨瓣转位移植加多枚加压空心螺钉内固定等方法治疗。多枚空心拉力螺纹钉内固定，不但固定可靠，操作简便，而且组织相容性好，是治疗中青年股骨颈骨折和降低头坏死率的常用方法。中青年股骨颈骨折在内固定的同时，要不要进行股骨头血供的重建，目前尚存争议。

8.股骨颈病理性骨折。

转移性疾病常侵犯股骨近端，一般认为股骨颈的病理性骨折与诊断恶性肿瘤密切相关。对于股骨头、颈部由转移性疾病引起的病理性骨折或即将发生的病理学骨折，应给予上述内固定治疗。其中最理想的治疗方法是切除股骨头、颈或行股骨头假体置换。假体可通过骨水泥固定在髓腔内。

9.陈旧性股骨颈骨折的治疗。

股骨颈骨折后由于任何原因未予治疗超过 6 周，即可诊断为"陈旧骨折"或"骨折不愈合"。一般认为，陈旧性股骨颈骨折可分为两类：其一，可根据适应证行人工关节置换术者；其二，不需或无法行人工关节置换者。对于后者可行切开复位、坚固内固定及肌蒂骨瓣移植加内固定治疗。

10.股骨颈骨折的 X 线片如图 4-8 所示。

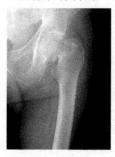 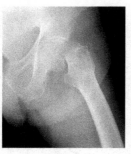 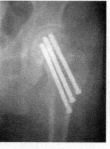 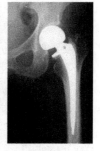

(a)图示1　　　　(b)图示2　　　　(c)图示3　　　　(d)图示4

图 4-8　股骨颈骨折的 X 线片

[练习题]

一、选择题

1.骨折切开复位金属内固定术后,为促进患者恢复,哪项治疗是禁忌证?(   )。
A.健侧紫外线   B.低频电疗   C.超短波治疗   D.肌肉收缩运动   E.冷疗
2.股骨颈骨折复位内固定后,早期开始康复训练的时间一般为(   )。
A.1d 后   B.4～7d 后   C.2 周后   D.4 周后   E.12 周后
3.步行周期中,在支撑期控制骨盆倾斜度的肌群是(   )。
A.臀大肌   B.股四头肌   C.胫骨前肌   D.臀中、小肌   E.髂腰肌

二、简答题

1.请写出股骨颈骨折患者术后早期的注意事项。
2.请描述髋关节 ROM 测量的方法及正常范围值。

(孙建军)

任务二 股骨干骨折的康复

[学习目标]

一、知识要求

1.熟悉股骨干骨折的临床表现与诊断。
2.了解股骨干骨折的临床处理。
3.掌握股骨干骨折的康复评定方法。
4.掌握股骨干骨折的康复治疗方法。

二、技能目标

1.能对股骨干骨折作出正确的康复评定。
2.能对股骨干骨折的预后作出判断。
3.能对股骨干骨折进行正确的康复治疗。
4.能对股骨干骨折作出康复指导。

[工作任务]

患者,孙某,男性,35 岁,因车祸致左大腿肿胀、畸形、疼痛、活动受限,X 线片示左股骨干

中段斜形骨折。

要求：

1. 对患者进行康复评估；

2. 提出康复治疗方案。

[背景知识]

一、股骨干骨折的解剖特点

股骨干骨折是指转子下、股骨髁上这一段骨干的骨折。股骨干是人体最长、最粗、最坚强的管状骨，需强大暴力才发生骨折。股骨干血运丰富，一旦骨折，不仅营养血管破裂出血，而且周围肌肉肌支也常撕裂出血。股骨干有前、后、内三组肌群，分别由股神经、坐骨神经、闭孔神经支配。

二、股骨干骨折的损伤机制

股骨干骨折占成人骨折的 4.6%，以中段骨折居多。当直接暴力作用于股骨，易引起股骨干的横形或粉碎性骨折，同时有广泛软组织损伤。高处坠落等间接暴力作用，易引起股骨干斜形或螺旋形骨折，周围软组织损伤较轻。股骨干骨折可分为上 1/3、中 1/3 和下 1/3 骨折。各部分骨折因肌肉起止点的牵拉，出现不同方向的移位。

三、股骨干骨折的临床特点

(一)有明显外伤史

患者一般有明显外伤史。

(二)症状

受伤后局部疼痛，肿胀，异常活动等骨折特有征象，骨折常有明显的移位，依部位的不同可出现短缩、成角和旋转畸形。下 1/3 骨折，骨折远端向后移位，可能损伤腘动脉、腘静脉和胫神经、腓总神经，需观察肢体远端血运、感觉和运动功能。由于股骨干肌肉丰富，强度大，闭合复位十分困难，常需手术治疗。

[工作过程]

一、康复评定

(一)外观

观察下肢的摆放姿势、肢体肿胀情况、肢端血运、皮肤有无破损或瘀斑、有无特殊畸形表现、有无外固定支架及石膏。

(二)肢体长度及周径的测量

用无弹性皮尺，选择双下肢(髂前上棘到内踝的距离)相同固定点进行对比测量：分别取髌骨上缘起向大腿中段每隔 6、8、10、12cm，髌骨下缘小腿最粗部位和小腿最细部位进行测量，准确记录两侧肌腹周径长度，然后进行比较。

(三)关节活动度评定

测量关节包括髋关节、膝关节,需左右对比检测。如患者在骨折早期,因疼痛无法配合,可省略检查。

(四)肌力评定

包括徒手肌力检查法(MMT法)、简单器械肌力测试及等速肌力测试等评定。一般检查下肢髋外展、髋内收、髋屈曲、髋后伸、伸膝肌群、屈膝肌群的肌力。当下肢肌力超过3级时,可用器械或等速进行评定。

(五)步态分析

股骨干骨折有步态异常者应进行步态分析,为步态训练提供依据。

(六)下肢功能评定

主要评定步行、负重等功能。可用Hoffer步行能力分级、Holden的功能步行分类。

(七)疼痛评定

通常用VAS法评定疼痛的程度。

(八)神经功能评定

神经功能评定有感觉功能检查、反射检查、肌张力检查。

(九)平衡功能评定

平衡功能评定有Berg平衡量表、Tinnetti评定量表。

(十)日常生活能力评定

在治疗前、中、后都要进行评定,常用改良Barthel指数和功能独立性评定。

二、康复治疗

(一)第1阶段

第1阶段为伤后3周内,通常在术后第1天,立即开始下肢的主动运动和被动运动练习,重点是实现早期全膝伸展,以减少膝关节屈曲挛缩的风险。同时实现下肢后侧伸展,包括踝部垫毛巾协助下的坐位腘绳肌伸展和坐位腓肠肌伸展。此外,可用脚后跟支撑下肢10min,每天3~4次获得膝后侧伸展。这种静态的脚后跟支撑允许低加载,长时间伸展膝后侧。膝关节屈曲ROM锻炼也在术后立即启动,可采用CPM机被动屈伸训练,首次应在无痛的范围内进行,以后可根据患者耐受程度每日增加5°~10°;1周内增加至90°,4周后≥120°。每天的训练时间不少于2h。根据患者全身状况,患肢的炎症水肿消除后,如无其他限制情况,患者可扶双拐下地,进行患肢不负重行走练习。

术后理疗包括以下疗法。①超声波疗法:在骨折局部应用,接触移动法,剂量小于1.0w/cm²,每次治疗5~10min,10次为一个疗程。如有金属内固定物(钢板)时,应慎用电疗法治疗,可选用红外线光治疗。②红外线光治疗:垂直照射治疗部位,温热,每天1~2次,每次30min,10次为一个疗程,如有石膏外固定时则应在石膏上开窗或在外固定的两端进行治疗。

(二)第2阶段

第2阶段为伤后3~10周,主要目标是患肢依靠辅助器具尽快地完全负重,有合理的股四头肌和髋外展肌力。需继续下肢主被动运动、ROM、患肢肌力增强等第1阶段的训练,并进行适当的ADL训练,以训练站立和身体负重为主。开始时进行患肢不着地的双拐单足站立和平行杠中健肢站立练习;X线片上显示有明显骨痂形成时,进行健肢站立位患肢髋膝肌力增强阻抗训练。可扶双拐下地行走,患肢从足尖着地开始,负重 1/4,逐渐过渡到 1/2 负重,直至依靠辅助器具尽快地完全负重,扶双腋拐进行侧步走、正步走步态训练和靠墙下蹲训练。

(三)第 3 阶段

第 3 阶段为伤后 10 周以后,增加训练的强度,指导进行单腿站立闭链训练,最大限度地恢复关节活动范围和肌肉收缩力量。在动态平面上提高平衡和本体感觉能力,提高患者日常生活能力和工作能力,尽早参与社会生活。

[病例点评]

(一)诊断

该病例为左股骨中段斜形骨折,为不稳定骨折,应行左股骨干切开复位内固定手术治疗。

(二)康复评定

该病例存在左大腿肿胀、畸形、疼痛、活动受限,以及因疼痛造成的左髋膝关节活动度的下降,左髋膝部及下肢各肌群肌力下降。内固定手术治疗后,除上述现象外,还可存在髋关节外展无力、伸膝无力、膝前疼痛和步态异常。

(三)康复治疗

以评估为基础,以基线目标实现为导向。针对已知的股骨干骨折易出现的功能障碍,康复基线目标的设定应解决负重状态、膝前痛和肿胀、股四头肌功能、髋关节外展肌力等问题。在术后第 1 天,立即开始下肢的主动运动和被动运动练习;同时实现下肢后侧伸展,包括踝部垫毛巾协助下的,坐位腘绳肌伸展和坐位腓肠肌伸展。伤后 3～10 周,需继续下肢主被动运动、ROM、患肢肌力增强等第 1 阶段的训练,并进行适当的 ADL 训练,以训练站立和身体负重为主。开始时进行患肢不着地的双拐单足站立和平行杠中健肢站立练习;X 线片上显示有明显骨痂形成后,进行健肢站立位患肢髋膝肌力增强阻抗训练(见图 4-9)。可扶双拐下地行走。10 周以后,增加训练的强度,指导进行单腿站立闭链训练,最大限度地恢复关节活动范围和肌肉收缩力量。在动态平面上提高平衡和本体感觉能力,提高患者日常生活活动能力和工作能力。

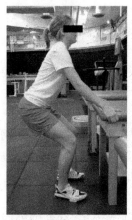 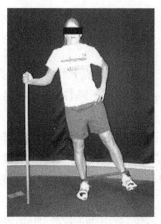 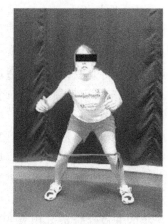

(a)训练1　　　　　　　(b)训练2　　　　　　　(c)训练3

图 4-9　X 线片上显示有明显骨痂形成后做康复治疗

[知识拓展]

儿童的股骨干骨折多采用手法复位、小夹板固定,皮肤牵引维持方法治疗。成人股骨干骨折常需内固定手术治疗。

一、非手术治疗

(一)牵引

牵引既是复位的手段,也是维持复位的一种措施。对于股骨干骨折,牵引是必不可少的治疗步骤。在骨折早期,对骨折下端进行牵引,有纠正重叠的作用;对不稳定的骨折(如斜形、螺旋形)在3~5日以内,逐渐克服骨折端因肌肉收缩所造成的重叠成角,能达到复位或部分复位。对稳定骨折(如横形)达到维持复位的目的。一般情况下,股骨干骨折的牵引重量约相当于体重的1/9,常用在勃朗架做股骨髁或胫骨结节两种牵引。

(二)手法复位夹板外固定

手法复位夹板外固定通常用于儿童股骨干骨折,因为儿童骨的再塑力强,较小的成角畸形和2cm以内的重叠可以接受。但是这一过程要定期拍摄X线片,观察对位对线情况,注意检查肢体长短。牵引6~8周,解除牵引,继续夹板外固定,开始活动膝髋关节功能和物理治疗。成人的股骨干骨折,对于不愿接受手术或存在手术禁忌证的,可持续牵引8~10周,卧床期间需加强肌肉收缩训练。

(三)手术治疗

有下列情况者,应优先考虑:

(1)非手术治疗失败;

(2)同一肢体或其他部位有多处骨折者;

(3)合并神经血管损伤;

(4)老年人的骨折不宜长期卧床者;

(5)陈旧性骨折不愈合或有功能障碍的畸形愈合者;

(6)开放性骨折。

常用手术方法有以下3种。

1.髓内钉内固定。

股骨干骨折是髓内钉最好适应证之一,优点是能保持骨的长度和控制骨折端的旋转剪应力。目前,多采用交锁髓内钉固定,儿童常用弹性钉(见图4-10)。

2.钢板内固定。

股骨横形和短斜形骨折,内固定的强度要达到股骨干的等同强度。近年来,一般钢板已逐渐被锁定加压钢板所代替,但可能产生应力遮挡效应,导致骨萎缩而影响骨折愈合质量,并有愈合后去除钢板再骨折的现象,这是在康复中应当十分注意的事。

3.外固定架。

严重的开放性骨折可用外固定架治疗。目前,外固定支架种类较多,有单侧外固定支架、半环及全环外固定支架,各具优缺点。

内固定术后的股骨干骨折康复被划分为3个阶段。每个阶段评估和发展依赖于基线目

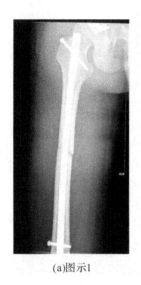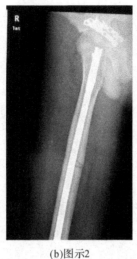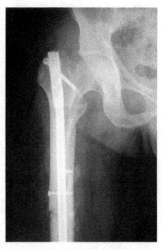

(a)图示1　　　　　　(b)图示2　　　　　　(c)图示3

图4-10　股骨干骨折行交锁髓内钉内固定

标的实现。这些目标需要解决负重状态、膝关节积液、下肢水肿、股四头肌控制、髋关节外展肌力、步态正常化等问题。采用的康复方式有ROM活动、物理治疗、下肢伸展、阻抗、平衡、本体感觉训练、负重、步态训练,以及环境适应性训练,这些方式是一种动态的联合。

最近的文献有证据表明,在股骨干骨折内固定保证足够的强度情况下,手术后的即时和早期负重,不仅是安全的,而且可能有利于骨折愈合和缩短愈合时间。同时,启动即时负重允许早期开始物理治疗。依靠辅助器具尽快地完全负重,可以较早开始以力量和耐力提高为目标的渐进式阻抗练习。

当然必须认识到,髓内钉适应证在扩大,尤其是早期的负重康复计划,可能需要重新评估。例如,关节内股骨髁上骨折与股骨干中段骨折使用同样的髓内钉,但是手术入路和损伤不一样,康复计划必须因损伤及骨的稳定性而异。

[练习题]

一、选择题

1.股四头肌受伤的特点有(　　　)。

A.典型者伴有髌腱的撕伤

B.由于有肢体保护垫,不发生于曲棍球运动中

C.膝变色并水肿

D.常有髋关节活动范围减少

E.髋关节疼痛

2.下肢固定时,使骨盆前倾的肌群为(　　　)。

A.股四头肌　　　B.腘绳肌　　　C.臀大肌　　　D.臀中肌　　　E.臀小肌

3.股骨干骨折的牵引重量约相当于体重的( )。

A.1/9 B.1/6 C.1/4 D.1/3 E.1/2

二、简答题

1.请简述股骨干骨折后的评定方法。

2.请详细描述如何进行股四头肌的训练(等长、等张收缩)。

(冯　能)

任务三　胫骨平台骨折

[学习目标]

一、知识要求

1.熟悉胫骨平台骨折的临床表现与诊断。

2.了解胫骨平台骨折的临床治疗。

3.掌握胫骨平台骨折的康复评定方法。

4.掌握胫骨平台骨折的康复治疗方法。

二、技能目标

1.能对胫骨平台骨折作出正确的康复评定。

2.能对胫骨平台骨折的预后作出判断。

3.能对胫骨平台骨折进行正确的康复治疗。

4.能对胫骨平台骨折作出康复指导。

[工作任务]

患者,李某,男,45岁,因骑车与他车相撞摔倒,致右膝肿胀、疼痛、活动障碍,X线示右膝胫骨平台外侧髁骨折。

要求:

1.对该患者进行康复评估;

2.提出康复治疗方案。

［背景知识］

一、胫骨平台骨折的解剖特点

胫骨上端与股骨下端构成膝关节，与股骨下端接触的面，即为胫骨平台。胫骨平台是膝关节的重要负荷结构，一旦发生骨折，将使内、外侧平台受力不均，可能产生骨关节炎改变。因为胫骨平台的内、外侧分别有内、外侧副韧带，平台中央有胫骨粗隆，其上有前、后交叉韧带附着，所以当胫骨平台骨折时，常同时伴有韧带及半月板的损伤。膝关节的解剖图如图4-11所示。

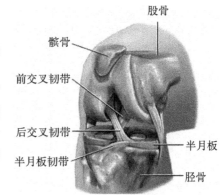

图 4-11　膝关节解剖

二、胫骨平台骨折的损伤机制

胫骨平台骨折可由间接暴力或直接暴力引起，占成人骨折的1.9%。可引起胫骨平台骨折的暴力有：①直接暴力作用于胫骨平台内侧（引起外翻畸形）或外侧（引起内翻畸形）；②轴向压缩暴力；③两侧均为轴向暴力，还有一个侧方暴力。胫骨平台损伤过程中，最常见的是股骨髁行使剪切和压缩的暴力，作用于胫骨平台上，引起劈裂骨折和塌陷骨折，或两者均并存。单纯的劈裂骨折常见于青壮年，50岁以上患者劈裂塌陷骨折更为常见。胫骨平台骨折为典型的关节内骨折，波及负重关节面，并同时伴有关节软骨、韧带或半月板的损伤，处理不当可引起膝关节畸形、力线或稳定等问题，甚至造成膝关节功能的障碍。

三、胫骨平台骨折的临床特点

（一）有明显外伤史

患者有明显外伤史。

（二）症状

胫骨平台骨折。患者膝部疼痛、肿胀，不能负重；膝关节保持在屈曲位，任何伸膝的活动都能导致剧痛。体检可发现主动活动受限。被动活动时膝部疼痛，并可发现有张力性关节积血。骨折无移位者症状较轻，查体时骨折部位压痛明显，结合X线检查即可作出诊断。骨折有移位者，骨折处常伴有明显血肿，渗入关节腔及其周围肌肉、筋膜和皮下组织中，造成膝关节及小腿上段肿胀明显，并伴有广泛的瘀斑，皮肤可产生张力性水泡。

胫骨平台骨折常合并严重的软组织损伤，比如半月板、内外侧副韧带和前后交叉韧带的撕裂。内侧平台的损伤常合并腓总神经或腘部血管损伤。应注意检查软组织情况、肢体末端血运、筋膜室张力和下肢神经功能状态。X线检查可明确诊断及了解骨折的类型。常规予正侧位X线片，通常可发现胫骨平台骨折。CT检查则更有利于明确骨折块粉碎、塌陷程度及部位。MRI检查能清楚地显示是否合并韧带或半月板的损伤。胫骨平台骨折的分型如图4-12所示。

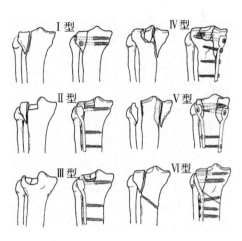

图 4-12　胫骨平台骨折分型

（三）胫骨平台骨折的并发症

①畸形愈合。胫骨平台主要由松质骨构成，周围有软组织附着，具有良好的血供及成骨能力，骨折较易愈合，但因过早负重可致胫骨内髁或外髁的塌陷。②创伤后关节炎，关节面不平滑、关节不稳定可造成创伤后关节炎；③膝关节僵直，平台骨折后膝关节活动受限较常见。主要是由于伸膝装置受损、原始创伤致关节面受损以及为内固定手术而做的软组织暴露所致。

［工作过程］

一、康复评定

（一）肢体长度和周径的测量

胫骨平台骨折后，需测量肢体的长度和周径，并将患肢与健肢同时测量进行对比。

（二）关节活动度评定

检查患者关节活动范围的方法，常用量角器法，测量膝关节各个方向的主、被动活动度，从而进一步判断损伤后关节障碍程度和治疗后关节功能恢复情况。

（三）肌力评定

胫骨平台骨折后，由于肢体活动减少，常引起肌肉萎缩，肌力下降。肌力检查是判断肌肉功能状况的重要指标之一，常用徒手肌力检查法（MMT 法）、等速肌力评定等。

（四）步态分析

胫骨平台骨折后，可能影响下肢步行功能，需要对患者进行步态分析检查。常用的方法有临床分析和实验室分析。前者多用观察法、测量法等；后者则包括运动学分析和动力学分析。

（五）下肢功能评定

主要评定步行、负重等功能。常用的方法有 Holden 的功能步行分类和 Hoffer 步行能力分级。

(六)疼痛评定

通常用 VAS 法评定疼痛的程度。

(七)神经功能评定

神经功能评定有神经反射检查、感觉功能检查和肌张力测定。

(八)平衡功能评定

平衡功能评定包括 Tinnetti 量表、Berg 平衡量表、"站起走"计时测试。

(九)日常生活能力评定

日常生活能力评定包括功能独立性评定和改良 Barthel 指数。

(十)骨折愈合评定

骨折愈合评定主要通过 X 线检查完成，必要时可行 CT 检查。包括骨折对位对线、骨痂生长情况，以及有无愈合延迟或不愈合或畸形愈合。

二、康复治疗

术后第 1 天开始进行股四头肌的等长收缩训练，保持肌肉张力，同时进行足和踝关节的主动运动。

早期开始膝关节活动训练，术后第 1 天即可开始行持续被动运动(continuous passive motion，CPM)训练。如果肿胀较为严重、渗出较多或伤口存在张力，CPM 的使用应延迟到肿胀消退，一般为术后 48~72h。CPM 使用时，应去除包扎伤口的大敷料，将下肢置于 CPM 上，从 30°开始，逐渐增大角度，以患者能耐受伤口疼痛为标准，每天可增加 5°~10°。

1 周后去除 CPM，进行主动屈膝练习，或由治疗师辅助活动，但动作要轻柔。伤口愈合后，主动的或有辅助的主动膝关节活动范围的训练时间增长，根据患者情况加用关节功能牵引。膝关节运动训练、股四头肌和髋关节周围肌肉的训练可同时进行，以防肌肉的萎缩。合并韧带损伤患者的肌力训练在术后即可开始进行，而合并半月板损伤患者的训练与单纯的骨折患者相同。

患肢负重训练：患肢肿胀消退后即可在助行器的辅助下进行患肢的不负重行走，为防止负重使关节面塌陷，对于所有骨折必须严格保持 6~8 周患肢不负重，根据 X 线检查中骨折愈合的情况决定负重量。一般骨折 6~8 周后，在助行器的辅助下，患肢可逐渐负重 50%，术后 12~14 周可全负重。

非手术治疗患者的康复方案可参照手术治疗者进行。伤后 1~2d 开始股四头肌的等长收缩训练；同时足和踝关节做主动运动，且患肢抬高。固定 2~3 周后即可取下外固定装置，进行膝关节不负重的主动运动。同时配合超短波等理疗，有利于消肿、止痛。根据骨折愈合情况，进一步恢复膝关节的活动度和股四头肌肌力。负重不宜过早，8 周后在助行器的辅助下，患肢可逐渐负重 25%~50%，术后 12~14 周根据骨折愈合情况可完全负重。

[病例点评]

(一)诊断

该患者为右胫骨外侧平台骨折，属于不稳定骨折，可行切开整复钢板内固定治疗。

（二）康复评定

该病例存在右膝部肿胀、疼痛、活动障碍，及因疼痛引起的膝关节活动度的下降，膝部和下肢各肌群肌力下降。固定解除后，上述现象还可存在。

（三）康复治疗

术后第 1 天进行股四头肌的等长收缩练习，并开始行持续被动运动（CPM）锻炼，如果肿胀较重、渗出较多或伤口存在张力，CPM 的使用应延迟至肿胀消退。1 周后去除 CPM，进行主动屈曲膝关节的练习，但动作要轻柔。伤口愈合后，主动的或有辅助主动的膝关节活动范围的训练可加大。患肢肿胀消退后即可在助行器的帮助下行患肢的不负重行走，6～8 周内患肢不负重；6～8 周后，在助行器的帮助下，患肢可逐渐负重 50%。术后 12～14 周可全负重。

[**知识拓展**]

一、胫骨平台骨折的治疗

胫骨平台骨折的治疗以恢复关节面的平整、韧带完整性和膝关节活动范围为目的。

（一）非手术治疗

1.适应证。

适应证包括：①胫骨平台骨折无移位；②骨折虽位于重要负重区，但塌陷＜2mm，劈裂移位＜5mm 的粉碎骨折；③不宜手术切开复位骨折。

2.牵引方法。

跟骨牵引，牵引重量大约 3～3.5kg，并行关节穿刺，抽出关节腔内瘀血，予以加压包扎，牵引时间约 4～6 周。依靠牵引力使膝关节韧带及关节紧张，间接牵拉整复部分骨折移位，纠整膝内翻或外翻成角，在牵引期间积极锻炼膝关节活动，能使膝屈曲活动达 90°，并使关节塑型。

（二）手术治疗

1.适应证。

适应证包括：①平台骨折的重要负重区关节面塌陷超过 2mm，侧向移位超过 5mm；②合并有膝关节韧带损伤及有膝内翻或膝外翻超过 5°。

2.手术方法。

（1）外固定支架：主要适用于高能量暴力所致的复杂胫骨平台骨折，尤其同时伴严重软组织损伤者。其优势在于：①对骨折部位不存留异物；②软组织损伤相对小；③保护骨折端的血供；④降低感染的发生率；⑤有助于骨折愈合。随着外固定技术的不断进步，超关节外固定架具备可维持下肢力线和肢体长度、减少软组织并发症、利于后期复位等优势，故更多地应用于临床。超关节外固定架可提供胫骨平台的零压力环境，消除了对骨折端的压应力，也防止扭应力和剪切力的发生与影响，从而稳定骨折对合，改善愈合条件。但外固定支架存在针道感染、复位不满意、松动以致固定失败、疗程长等缺点，因此，外固定支架往往作为一种临时固定，主要用于难以在短期内行内固定手术，同时又需要早期固定的患者。

（2）内固定：劈裂塌陷型骨折可用 L 形和 T 形支撑钢板固定（见图 4-13）。①Schatzker Ⅰ型—外侧平台劈裂骨折：可采用两枚横形松质骨螺钉固定。②Schatzker Ⅱ型—外侧平台劈裂合并塌陷骨折：当塌陷超过 5～8mm 或存在膝关节不稳时，应切开复位。在干骺端植骨垫高塌陷平台，并用松质骨螺钉及外侧支撑钢板固定。③Schatzker Ⅲ型—外侧平台单纯压缩骨折：若塌陷严重或应力位 X 线片显示膝关节不稳，塌陷的关节面应植骨垫高，并用外侧支撑钢板固定。④Schatzker Ⅳ型—内侧平台骨折：切开复位后，予内侧支撑钢板及松质骨螺钉固定。⑤Schatzker Ⅴ型—双侧平台骨折：双髁采用支撑钢板及松质骨螺钉固定。避免用体积较大的内固定物固定双髁。⑥SchatzkerⅥ型—双侧平台加胫骨干与干骺端分离，常合并膝部软组织严重损伤，早期行骨牵引，待软组织条件改善，需内固定和/或外固定支架治疗(见图 4-14)。

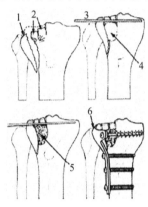

1.外侧劈裂骨块；2.塌陷骨折；3.克氏针；4.塌陷腔隙；5.塌陷腔隙内植骨；6.T 形支撑钢板

图 4-13　劈裂塌陷型骨折的手术治疗

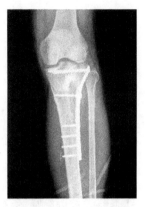

图 4-14　Schatzker Ⅵ 型
胫骨平台骨折切开
复位内固定治疗

(3)关节镜技术的应用：关节镜下经皮复位对软组织损伤少，能更好地观察关节内各结构的损伤情况，用于诊断和治疗低能量胫骨平台骨折。另外，处理关节腔内损伤时，不用剥离骨膜，即可取出碎骨片，利于术后愈合。关节镜治疗过程中，关节腔基本不暴露，减少感染发生率。固定时能更好地控制螺钉的方向和松紧度。对于高能量损伤所致的严重粉碎性骨折或关节面严重塌陷，关节镜仍难以彻底处理，需进行植骨等处理。

二、胫骨平台骨折周围软组织损伤的处理

胫骨平台骨折常伴有韧带损伤，除治疗骨折外，还应尽早行韧带修补，根据其损伤部位及性质决定具体的治疗方法。早期未能修复的损伤，晚期可能存在膝关节不稳，应行损伤韧带重建术。

[练习题]

一、选择题

1.膝关节损伤的三联征是(　　)。

A.内侧副韧带损伤，半月板损伤，交叉韧带损伤

B.外侧副韧带损伤，内侧副韧带损伤，半月板损伤

C.内侧副韧带损伤，半月板损伤，髌韧带损伤

D.髌骨骨折，交叉韧带损伤，髌韧带损伤

E.髌骨骨折，髌韧带损伤，内侧副韧带损伤

2.使髋关节屈曲并能使膝关节伸展的肌肉是(　　)。

A.股二头肌　　　B.缝匠肌　　　　C.股直肌　　　　　D.腓肠肌　　　　E.胫骨前肌

二、简答题

1.请写出完成膝关节屈曲所参与的肌肉名称。

2.请写出胫骨平台骨折术后康复治疗及注意事项。

（方镇洙　舒帆）

任务四　髌骨骨折

[学习目标]

一、知识要求

1.熟悉髌骨骨折的临床表现与诊断。

2.了解髌骨骨折的临床治疗。

3.掌握髌骨骨折的康复评定方法。

4.掌握髌骨骨折的康复治疗方法。

二、技能目标

1.能对髌骨骨折作出正确的康复评定。

2.能对髌骨骨折的预后作出判断。

3.能对髌骨骨折进行正确的康复治疗。

4.能对髌骨骨折作出康复指导。

[工作任务]

患者,徐某,男,38岁,因骑车与他车相撞摔倒,致右膝肿胀,疼痛,活动障碍,X线示右髌骨粉碎骨折。

要求:

1.对该患者进行康复评估;

2.提出康复治疗方案。

[背景知识]

一、髌骨骨折的解剖特点

髌骨是人体最大的籽骨。前方有股四头肌腱膜覆盖,腱膜向下延伸形成髌韧带,止于胫骨结节。髌骨与股骨髌面形成髌股关节面,髌骨在膝关节活动中有重要功能。膝关节虽为屈戍关节,但其运动则是三维的。膝关节的主要功能在于伸屈运动,旋转运动需要在屈伸位才有,同时伴有很小范围的内外翻的运动。髌骨参与了膝关节的三维活动。

二、髌骨骨折的损伤机制(见图 4-15)

髌骨骨折占全身骨折的 2.2%,男女比例约为 2∶1,可发生在任何年龄段,以 20~50 岁多见。髌骨骨折是膝部最常见的骨折。髌骨位于膝前皮下,容易暴力损伤,直接暴力多由于髌骨受外力打击,例如撞伤、踢伤等,骨折多数呈粉碎性;间接暴力主要是由于股四头肌猛力收缩在髌骨上的瞬时应力集中所造成的,此种类型的骨折多伴有内侧和外侧关节囊扩张部广泛撕裂,如突然滑倒等,多造成髌骨横形骨折。

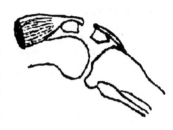

图 4-15 髌骨骨折的损伤机制

膝关节伸膝装置失去连续性和髌股关节的动作不协调是髌骨骨折的最大影响。

三、髌骨骨折的临床特点

(一)有明显外伤史
患者一般有明显外伤史。

(二)症状
膝关节软组织肿胀较重,同时关节内大量积血,髌前侧皮下瘀斑明显,甚至可出现水泡。髌骨压痛,异常活动,不能主动伸膝。检查见浮髌试验阳性。有移位的骨折,可触及骨折线间隙。髌骨正侧位 X 线可确诊。对可疑髌骨纵行或边缘骨折,须拍轴位片或 CT 证实。对髌骨骨折行磁共振和膝关节镜检查,可发现髌骨骨折合并交叉韧带、侧副韧带和半月板损伤。

(三)髌骨骨折的并发症
创伤性关节炎;感染,多见于开放性骨折。感染一旦发生,后果非常严重,极其容易导致骨折延迟愈合、不愈合,甚至导致骨髓炎及化脓性关节炎。一旦发生异常要及时通知医生进行处理。关节内积血,关节血肿是髌骨骨折术后较为常见的并发症,血肿常因引起疼痛而影响关节功能的恢复。

[工作过程]

一、康复评定

(一)外观
观察患者肢体的姿势、判断有无肿胀、皮肤有无破损、有无畸形表现、有无肌肉萎缩改变、有无外固定支架及石膏。

(二)肢体长度及周径的测量
用无弹性皮尺,选择两侧下肢(髂前上棘到内踝的距离)相同固定点进行对比测量:分别取髌骨上缘起向大腿中段每隔 6、8、10、12cm,髌骨下缘小腿最粗部位和小腿最细部位进行测量,准确记录两侧肌腹周径长度,然后进行比较。

(三)关节活动度评定

关节活动度评定是判断骨折后关节障碍情况及治疗后功能恢复情况的一个可靠依据。正常膝关节活动范围为:伸展—屈曲 $0°\sim135°$,需左右膝关节活动度对比。如患者在骨折初期,因疼痛无法配合,可省略检查。

(四)肌力评定

肌力检查是判断肌肉功能状况的重要指标之一,包括等徒手肌力检查法、简单器械肌力测试和速肌力测试。一般检查下肢伸膝肌群、屈膝肌群、足背伸肌群和足跖屈肌群的肌力。当下肢肌力超过 3 级时,可用器械或等速进行评定。

(五)步态分析

步态训练的重要依据是对步态异常者进行步态分析。

(六)下肢功能评定

主要评定步行、负重等功能。可用 Hoffer 步行能力分级、Holden 的功能步行分类。

(七)疼痛评定

通常用 VAS 法评定疼痛的程度。

(八)神经功能评定

神经功能评定有感觉功能检查、反射检查和肌张力检查。

(九)平衡功能评定

平衡功能评定有 Berg 平衡量表、Tinnetti 量表评定量表。

(十)日常生活能力评定

在治疗前期、中期、后期都要进行评定,一般运用改良 Barthel 指数以及功能独立性评定。

二、康复治疗

(一)非手术治疗的康复

以 $10°$ 屈膝位长腿石膏前后托和各种抱膝固定支具固定 $4\sim6$ 周,复查 X 片显示骨折线模糊,检查髌骨无明显压痛,即可开始股四头肌等长收缩训练。6 周后可去除外固定,膝关节主动屈伸活动训练。

(二)手术治疗的康复

钢丝捆扎或克氏针钢丝张力带固定的患者,在手术后第一个 24h 即可开始股四头肌等长收缩训练,手术后 3d 通过下肢持续被动运动(CPM)机进行小范围的关节持续被动运动,并增加患者的主动运动。治疗结束后,可进行冰疗。必要时应用止痛剂和脱水药物。术后 $2\sim3$ 周:可适当加强主动运动,CPM 机训练角度逐渐加大超过 $90°$,同时运用助行器小强度步行训练。术后 $4\sim6$ 周后进行股四头肌等张抗阻训练,逐渐恢复正常步行强度。对粉碎性骨折或年老体弱者可适当延缓步行时间和屈膝运动。

髌骨上/下极骨折块切除的患者,长腿石膏伸直位固定 3 周,去石膏后不负重练习关节活动。6 周后逐渐扶拐负重行走,同时加强股四头肌肌力锻炼及关节活动度。

髌骨切除的患者,术后石膏托固定 4 周,术后 $3\sim4$ 周开始练习膝伸屈活动。

[病例点评]

(一)诊断

右髌骨粉碎性骨折,有明显移位,切开复位克氏针张力带固定或钢丝捆扎固定治疗,术后予以石膏托外固定。

(二)康复评定

该病例存在因疼痛造成膝关节活动受限、下肢肌群肌力下降。外固定去除后,上述现象还可存在。

(三)康复治疗

术后可配合红外线,术后 1~4 周,主要进行踝泵训练、股四头肌等长收缩训练和 CPM 机活动,逐渐过渡到主动运动,并可渐行助行器小强度步行训练。术后4~6 周,增加下肢抗阻训练、步行能力训练和上、下楼梯训练。8 周以后,增加训练强度,逐渐恢复正常步行强度。

[知识拓展]

一、髌骨骨折的治疗原则

尽量保留髌骨恢复关节面的平整,修复股四头肌扩张部分的裂伤,保持伸膝装置完整性,早期锻炼股四头肌,早期练习膝关节伸屈运动避免并发症。

二、非手术治疗

此法适用于无移位、移位(前后、远近)<2mm 者,及有手术禁忌证患者。以 10°屈膝位长腿石膏前后托和各种抱膝固定装置制动 4~6 周,固定期间可练习股四头肌收缩,去除固定后,开始练习膝屈伸活动。

三、手术治疗

移位超过 0.3cm 的髌骨骨折需手术治疗。采用克氏针钢丝张力带固定或钢丝环扎固定。若髌骨的上极或下极骨折骨折,骨折块较小者,可切除后用钢丝缝合重建髌韧带。对严重粉碎性骨折,可切除髌骨。

(一)关节面台阶>2mm,骨块分离>3mm,及开放性骨折适合手术治疗

髌骨骨折的内固定方法较多,大致可分为两类:一类是行内固定后仍需外固定;切开复位钢丝捆扎固定术。再修补缝合两侧的扩张部及髌前腱膜。以长腿石膏前后托制动 4~6 周。固定期间可锻炼股四头肌收缩,去除固定后开始练习膝屈伸运动,可运用于粉碎严重的星形骨折。另一类内固定比较坚强,不需外固定。常采用克氏针张力带钢丝固定,以及记忆合金髌骨固定。术后无须外固定,膝关节可早期活动。术后第二天早期股四头肌收缩,大部分患者术后 2 周能屈膝 90°并下地行走。髌骨骨折内固定如图 4-16 所示。

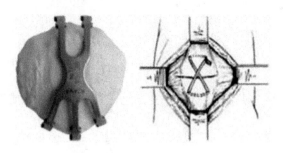

图 4-16　髌骨骨折内固定

（二）髌骨上极或下极切除，股四头肌腱重新附着术

切除较小骨块，同时将股四头肌附着于髌骨下端骨折，或将髌韧带附于髌骨上端。此法可保全髌骨作用，愈合较快，股四头肌功能得以恢复，不存在关节面不平滑及骨折不愈合等问题。

（三）髌骨全切除，适用于不能复位的严重粉碎性骨折

切除粉碎骨折块时，应尽量保护其股四头肌腱膜及骨膜。切除后缝合撕裂的关节囊及扩张部，使其恢复到正常松紧度。然后，将股四头肌腱下拉与髌腱缝合。不能直接缝合者，可用股四头肌腱翻转修补缝合。

[练习题]

一、选择题

1.膝关节脂肪垫的作用是（　　　　）。

A.减少膝关节摩擦和减轻负重

B.吸收震荡和加强膝关节稳定

C.加强膝关节稳定和减少摩擦

D.减轻膝关节负重和加强稳定

E.减少摩擦和吸收震荡

2.膝关节炎时最常影响的隔室是（　　　　）。

A.髌股　　　　　B.外侧　　　　　C.内侧　　　　　D.胫前　　　　　E.腘窝

二、简答题

1.请简述松动术分级标准。

2.请描述如何对肿胀的膝关节进行周径的测量。

（方镇洙　舒帆）

任务五　胫腓骨干骨折的康复

[学习目标]

一、知识要求

1. 熟悉胫腓骨干骨折的临床表现与诊断。
2. 了解胫腓骨干骨折的临床治疗。
3. 掌握胫腓骨干骨折的康复评定方法。
4. 掌握胫腓骨干骨折的康复治疗方法。

二、技能目标

1. 能对胫腓骨干骨折作出正确的康复评定。
2. 能对胫腓骨干骨折的预后作出判断。
3. 能对胫腓骨干骨折进行正确的康复治疗。
4. 能对胫腓骨干骨折作出康复指导。

[工作任务]

患者,王某,男性,24岁,因从2m高处坠落,足部先着地,致右小腿疼痛、肿胀、畸形。X线片显示右胫腓骨干斜形双骨折。

要求:

1. 对该患者进行康复评估;
2. 提出康复治疗方案。

[背景知识]

一、胫腓骨干骨折的解剖特点

胫骨是承重的重要骨骼,有向前外侧形成10°左右的生理弧度,胫骨上端与下端关节面互相平行。胫骨干横切面呈三角形,中下1/3交界处变成四方形,三角形和四方形交界处是骨折好发部位。腓骨的上下端与胫骨构成上下胫腓联合,为微动关节。胫腓骨干及骨间膜与小腿筋膜形成4个筋膜间隙:胫前间隙、外侧间隙、胫后浅间隙和深间隙。由于骨折后骨髓腔出血,或肌肉损伤出血,或因血管损伤出血,均可引起骨筋膜室高压,导致肌缺血坏死,后期成纤维化,将严重影响下肢功能。在腓骨颈,有腓总神经由腘窝后、外侧斜向下外方,经腓骨颈进入腓骨长短肌及小腿前方肌群。腓骨颈骨折或硬物压迫,可引起腓总神经损伤。

二、胫腓骨干骨折的损伤机制

胫腓骨干骨折占全身骨折的 6.8% 左右,其中胫腓骨干双骨折最多见,胫骨干骨折次之,单纯腓骨干骨折少见。

(一)直接暴力

由于胫腓骨表浅,又是下肢负重的核心部分,易遭受直接暴力损伤,暴力多来自前侧或外侧,引起胫腓骨同一平面的横形、短斜形或粉碎性骨折。由于直接暴力需通过皮肤作用于骨骼,故常合并软组织损伤,成为开放性骨折。较大暴力的碾锉或轧伤,可有大面积皮肤剥脱、肌肉撕裂、肌腱断裂等。

(二)间接暴力

为高坠伤、旋转暴力扭伤或滑倒摔伤等的传导暴力或扭转暴力所致的骨折。特点是骨折较多呈斜形或螺旋形。合并腓骨骨折时,腓骨的骨折线常较胫骨骨折线高。有时胫骨下 1/3 的斜形骨折,经力的传导,会引起腓骨颈骨折。

(三)影响骨折移位因素

主要是肌肉的收缩、暴力的方向,小腿及足部的重力等,可以有旋转、重叠、成角等畸形。骨折的旋转和成角可引起膝关节和踝关节二轴心的平行被破坏,如不纠正将影响步行和负重功能。

二、胫腓骨干骨折的临床特点

胫腓骨干骨折的临床特点如下。

(一)患者有明显外伤史

胫腓骨干骨折患者,有明显外伤史。

(二)临床表现

1. 单纯性骨折的临床表现。

患肢有局部疼痛、肿胀、畸形和功能丧失。疼痛以肢体移动时加重;肿胀以损伤部位明显,可有瘀斑或皮损。功能丧失主要表现在患肢不能站立,主动活动或被动活动受限。骨折处可有骨擦音和异常活动。有移位骨折者,临床表现为肢体缩短,成角及足外旋畸形,骨折部可触及移位之骨折端。小儿青枝骨折或裂纹骨折,临床症状轻,主要表现患孩拒绝站立或行走,局部肿胀和压痛,立即作 X 线检查,以防漏诊或误诊。

2. 开放性骨折的临床表现。

除了单纯性骨折表现外,还有小腿软组织开放性损伤,开放伤口创面流血,见到骨折端刺破皮肤或直接暴露,也可发生大面积皮肤剥脱伤,组织缺损,肌肉绞轧挫灭伤,粉碎性骨折和严重污染等。

3. 常见并发症的表现。

①创伤性休克:常见于严重挤压伤致开放性骨折者,患者可出现烦躁,甚至意识模糊、面色苍白、口唇发绀、四肢湿冷、血压下降等表现,立即准备抗休克抢救。②血管、神经的损伤:胫骨上 1/3 骨折者,查体时应注意腘动脉、腘静脉是否损伤;腓骨上端骨折时要注意腓总神经是否损伤。③骨筋膜室综合征:严重损伤者或患肢包扎过紧者,在小腿前、外、后侧间隔区,单独或同时出现极度肿胀,扪之硬实,肌肉紧张,压力高,有压痛和被动牵拉痛。胫后神

经或腓总神经分布的皮肤感觉丧失,足背动脉搏动减弱或消失,这些都是骨筋膜室综合征的表现。

[工作过程]

一、康复评定

(一)肢体长度和周径的测量

胫腓骨干骨折后,肢体的长度和周径往往发生变化,测量肢体的长度和周径是必要的,并将患肢与健肢同时测量,并进行对比。

(二)关节活动度评定

检查患者关节活动范围的方法,常用量角器法测量膝关节各个方向的主、被动活动度,从而进一步判断损伤后关节障碍程度和治疗后关节功能恢复情况。

(三)肌力评定

胫腓骨干骨折后,由于肢体活动减少,常引起肌肉萎缩、肌力下降。肌力检查是判断肌肉功能状况的重要指标之一,常用徒手肌力检查法(MMT 法)、等速肌力评定等。

(四)步态分析

胫腓骨干骨折后,可能影响下肢步行功能,需要对患者进行步态分析检查。常用的方法有临床分析和实验室分析。前者多用观察法、测量法等;后者则包括运动学分析和动力学分析。

(五)下肢功能评定

主要评定步行、负重等功能。常用的方法有 Holden 的功能步行分类和 Hoffer 步行能力分级。

(六)疼痛评定

通常用 VAS 法评定疼痛的程度。

(七)神经功能评定

神经功能评定有神经反射检查、感觉功能检查和肌张力测定。

(八)平衡功能评定

平衡功能评定包括 Tinnetti 量表、Berg 平衡量表、"站起走"计时测试。

(九)日常生活能力评定

日常生活能力评定有功能独立性评定和改良 Barthel 指数。

(十)骨折愈合评定

主要通过 X 线检查完成,必要时可行 CT 检查,包括骨折对位对线、骨痂生长情况,以及有无延迟愈合、不愈合或畸形愈合。

二、康复治疗

(一)非手术治疗

石膏或夹板固定后第 2 天开始,指导患者进行肌肉的等长收缩和等张收缩训练。早期借助轮椅或拐杖,患肢不负重下床活动,注意患肢膝关节保持伸直,大腿禁止旋转。加强相邻关节活动,避免关节挛缩、僵硬。早期选用直流电疗法、热敷、蜡疗、红外线、电光浴、经皮神经电刺激(transcuataneous electrical nerve stimulation,TENS)、短波疗法、超短波疗法,以促进血肿吸收,消除肿胀和减轻疼痛。中后期选用神经肌肉电刺激(neuromuscular electrical stimulation,NMES)、干扰电疗法、肌电生物反馈疗法等,以改善肌肉营养状态,延缓肌萎缩。

在伤后 2 周至骨折临床愈合,训练时除了继续进行患肢肌群的等长收缩和未固定关节的屈伸活动外,可在内、外固定稳妥的保护下,并在助行器的帮助下,下床进行渐进的部分负重训练。当下肢肌力达到可支撑身体时,可做蹲起运动,可扶椅子或床头。逐渐增大角度,延长训练时间。

(二)手术治疗

常进行切开复位内固定或联合进行外固定。应早期进行膝关节、踝关节的等张运动。早期进行患肢相关肌肉的等长及等张收缩训练、被动运动、牵伸、持续被动运动等。随着骨折的稳定,进行患肢的力量练习,若关节伴有被动关节活动度受限或疼痛,则对涉及关节进行关节松动术。

早期借助轮椅或拐杖下床活动,在助行器辅助下进行不负重行走,逐渐过渡至完全负重行走。需注意不负重行走时,患肢膝关节保持伸直,大腿禁止旋转。对于胫骨中下 1/3 处粉碎性骨折的患者,早期下地负重程度,应视内固定和骨折愈合情况而定。如患者一侧胫腓骨骨干骨折应用外固定架固定,固定后应尽早下床,拄双拐患肢部分负重活动。做好外固定架针孔的护理,防止针孔感染,防止外固定架松动。若骨折影响步行能力,则进行平衡功能训练、减重步行训练、步态训练等。

[病例点评]

(一)诊断

该患者为右胫腓骨干斜形双骨折,为不稳定型骨折,应行骨折切开复位钢板内固定治疗。

(二)康复评定

该病例存在右小腿肿胀、畸形、疼痛,以及因此造成的下肢关节活动度和下肢各肌群肌力的下降。固定解除后,上述现象还可存在。

(三)康复治疗

术后行紫外线、超短波、经皮神经肌肉电刺激和干扰电等疗法,用以局部抗炎、止痛、促进伤口愈合;功能训练、超短波和直流电刺激,用以促进骨折愈合、改善局部循环、维持肌力和关节活动度;在助行器的帮助下进行步态的训练;以及适当的心理治疗。对一般稳定性胫骨骨折患者,大多数是复位固定 3 周后持助行器下地(患足着地不负重,不可悬起)。根据骨折愈合情况,最快 4 周改用单拐(去掉健侧),5 周弃拐,6 周时解除外固定。外固定去除后,充分练习各关节的活动,并练习行走。

[知识拓展]

一、胫腓骨干骨折的治疗

胫腓骨干骨折的治疗目的是矫正成角、旋转畸形,恢复胫骨上、下关节面的平行关系,以及小腿的长度和负重力线。因此,应重点处理好胫骨骨折。对骨折端的成角畸形和旋转移位应予完全纠正,避免影响膝、踝关节的负重功能,以及发生关节损伤。成人应尽量达到解剖对位;不能达到解剖对位的,患肢短缩在 1cm 内,成角畸形不超过 5°,两骨折端对位至少应在 2/3 以上。

开放性骨折应彻底清创,尽快闭合伤口,将开放骨折变为闭合骨折。合并骨筋膜室综合征者应切开深筋膜,彻底减压。

(一)非手术治疗

无移位的胫腓骨干骨折采用小夹板或石膏外固定,直至骨折愈合;有移位的横形或短斜形骨折采用手法复位,用小夹板或石膏外固定。固定期间应注意夹板和石膏的松紧度,并定期行 X 线检查,若发现骨折断端移位,应及时调整夹板及石膏。

1.手法复位:平卧复位法。

患者仰卧,膝关节屈曲 20°～30°,一助手站于患肢外上方,用肘关节套住患膝腘窝部;另一助手站在患肢足部远侧,一手握足跟部,沿胫骨长轴作对抗牵引 3～5min,矫正重叠及成角畸形。

2.固定。

(1)小夹板固定:一般胫腓骨干干骨折采用 5 块夹板固定,外、后、内侧各一块,前侧板两块,并根据骨折端复位前移位的倾向性而放置适当的固定垫,将夹板放好后,用布带先扎好中间两道,后扎上、下两端,共扎四道绑带。作夹板固定前,腓骨小头、内外踝骨突处应以棉垫包,避免夹板直接压迫引起腓总神经麻痹或造成压疮。

(2)石膏固定。①石膏托或石膏夹固定:石膏托为小腿后侧的长石膏托,应超过膝、踝关节和包括足部,适用于儿童青枝、裂缝、不完全骨折或不稳定骨折术前的临时固定。②管型石膏固定。它比石膏托固定更可靠:长腿管型石膏从大腿中 1/3 到超足尖 1～2cm,固定时足背部石膏不应超出跖趾关节,膝关节应微屈约 15°,足中立位,趾伸直位。其优点为可按肢体的轮廓进行塑形,固定确实,但要定期、随时观察,包扎过紧应及时剖开,发生松动应及时更换。其缺点为固定时间过长影响膝、踝关节活动功能,并出现局部骨质疏松等症状。为此,可在石膏固定 6～8 周(已有骨痂形成时),改用小夹板固定,开始关节活动。③骨牵引固定:若患肢严重肿胀或有皮肤挫伤不宜立即作夹板固定,或粉碎斜形、螺旋等不稳定骨折,可在局麻及无菌操作下,行跟骨牵引,牵引重量一般为 3～5kg,牵引中密切关注肢体长度,可予适当调整。牵引 1～2d 后,行 X 线检查,骨折重叠移位纠正后适当减少牵引重量,防止牵引过度而导致骨折不愈合。

(二)手术治疗

1.内固定方式。

(1)切开复位钢板螺丝钉固定。斜形、横形或粉碎性骨折均可应用,原则上固定钢板应放在胫骨内侧(张力侧)。近年来一般钢板已逐渐被锁定加压钢板所代替,锁定加压钢板固定确定,因此,可以不用外固定,骨折愈合恢复亦快。

(2)交锁髓内钉固定(见图4-17)。胫骨干的解剖特点是骨髓腔较宽,上、下两端均为关节面,一般髓内钉不易控制旋转外力。目前,多采用交锁髓内钉固定。该系统的远端有两枚静力交锁螺丝钉,而近端有一枚静力交锁螺丝钉和一枚动力交锁螺钉,优点是:①固定牢靠,符合生物力学效应,断端有纵向压力;②可闭合复位固定,即使切开复位也可用小切口,保护骨折断端周围软组织的血供;③能早期下地活动,骨折端粉碎性骨折者也可扶拐,部分负重对膝、踝关节功能影响小。

(3)微创经皮插入钢板内固定。主要适用于无明显移位的胫骨近端1/3和远端1/3骨折。对于小腿内侧的软组织损伤或缺损严重者,应慎用或禁用微创钢板内固定。若胫骨干粉碎骨折缩短移位不能纠正,或骨折旋转,或严重不稳定骨折,应行切开复位手术。胫腓骨骨折钢板内固定术前、术后 X 片如图4-18所示。

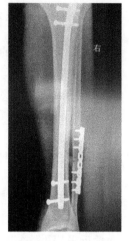

图 4-17　胫腓骨骨折
交锁髓内钉固定

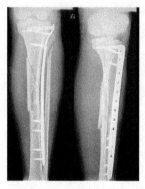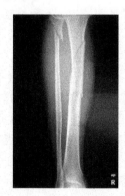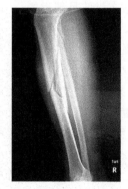

　(a)术后正侧位片　　　　　(b)术前正位片　　　　　(c)术前侧位片

图 4-18　胫腓骨骨折钢板内固定术前、术后 X 片

2.外固定支架固定。

外固定支架能为严重的胫腓骨干粉碎性骨折提供良好的软组织及血供条件,便于进一步观察和处理软组织损伤。对伴有严重软组织损伤的开放性、感染性骨折、多段复杂骨折及邻近关节面的粉碎骨折均有良好的疗效。外固定支架具有操作简单、固定牢靠、软组织损伤小、骨折愈合率高等优势。此外,患者能早期进行关节的功能锻炼,利于骨折愈合和患肢的功能恢复。目前,外固定支架种类较多,有单臂半钉外固定支架、标准或改良的 Iilizarov 环外固定支架等,各具优、劣势。

[练习题]

一、选择题

1. 骨折早期并发症不包括（　　）。
A. 脂肪栓塞综合征　　　　　B. 休克　　　　　　　　　C. 神经损伤
D. 创伤性关节炎　　　　　　E. 筋膜间室综合征
2. 支配小腿三头肌的神经是（　　）。
A. 股神经　　　　B. 腓深神经　　　C. 腓浅神经　　　D. 胫神经　　　E. 臀下皮神经
3. 胫骨中下 1/3 交界处易骨折，主要原因是（　　）。
A. 负重较大　　　　　　　　B. 位于皮下，软组织少　　　C. 易受直接暴力
D. 骨的形态转变移形处　　　E. 骨小梁不足

二、简答题

请简述 MMT 的分级，以及如何对腓肠肌进行评定。

（王泰琅）

任务六　踝部骨折的康复

[学习目标]

一、知识要求

1. 熟悉踝部骨折的临床表现与诊断。
2. 了解踝部骨折的临床处理。
3. 掌握踝部骨折的康复评定方法。
4. 掌握踝部骨折的康复治疗方法。

二、技能目标

1. 能对踝部骨折作出正确的康复评定。
2. 能对踝部骨折的预后作出判断。
3. 能对踝部骨折进行正确的康复治疗。
4. 能对踝部骨折作出康复指导。

[工作任务]

患者,男性,31岁,因左小腿、左踝碾压伤致出血、疼痛,X片提示左腓骨下段骨折,断端错位,左胫骨内踝骨折。

要求:

1. 对该患者进行康复评估;

2. 提出治疗方案。

[背景知识]

踝关节侧面观和后面观如图 4-19 和图 4-20 所示。

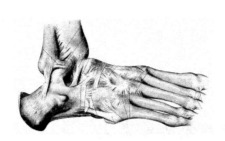

图 4-19 踝关节侧面观

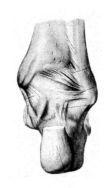

图 4-20 踝关节后面观

一、踝关节解剖特征

踝关节由胫骨远端、腓骨远端和距骨体构成。胫骨的下关节面及内、外踝关节面共同构成的"门"形的关节窝,容纳距骨体。距骨体前宽后窄,当踝关节背屈时,较宽的前部进入窝内,关节稳定;但在跖屈时,如走下坡路时,距骨体与踝穴的间隙增大,踝关节松动且能做侧方运动,此时踝关节容易发生扭伤。扭伤以内翻损伤最多见,因为外踝比内踝长且低,再加上坚强的内侧副韧带,可阻止距骨过度外翻。

踝关节关节囊纤维层增厚形成韧带。主要有 3 组:①内侧副韧带,又称三角韧带,是踝关节最坚强的韧带;②腓侧副韧带,从前往后排列有距腓前、跟腓、距腓后三条独立的韧带组成,连接于外踝与距骨、跟骨之间;③下胫腓韧带,又称胫腓横韧带,有前后两条。

踝关节属滑车关节,可沿通过横贯距骨体的冠状轴做背屈及跖屈运动。足尖向上,足与小腿间的角度小于 90°叫背屈;反之,足尖向下,足与小腿间的角度大于直角叫作跖屈。跖屈时,足可做一定范围的侧方运动。

二、踝部骨折的损伤机制

踝部骨折多由踝跖屈时扭伤的间接暴力引起,踝部骨折占成人骨折的 6.8%。踝关节损伤的类型与很多因素相关,如患者年龄、骨质量、损伤瞬间足的位置、载荷的大小、方向和程度等。例如在损伤瞬间,足的位置和在此位置上变形力的方向会影响损伤的类型,而足的位置有旋前和旋后,变形力的方向有内收、外展和外旋。

CT 三维重建显示踝关节骨折的 Danis-Weber/AO 分型如图 4-21 所示。

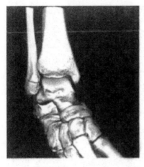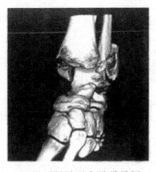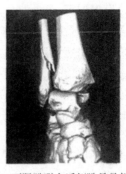

  (a)下胫腓联合以远腓骨骨折 (b)经下胫腓联合腓骨骨折 (c)下胫腓联合近侧腓骨骨折

图 4-21 CT 三维重建显示踝关节骨折的 Danis-Weber/AO 分型

三、踝部骨折的临床特点

踝部骨折的临床特点如下。

1. 症状。

踝部剧烈疼痛、畸形,继而出现肿胀和皮下瘀血等。患者踝部活动障碍,严重时足部出现循环障碍。

2. 体征。

常规体检将加剧疼痛,故医师在检查时要手法轻柔。伤处有触痛时,需进一步借助辅助检查以确诊。

[工作过程]

一、康复评定

(一)肢体长度及周径的测量

踝关节骨折后,肢体的长度和周径可能发生变化,测量肢体的长度和周径是必要的,将患肢与健肢同时测量并进行对比。

(二)关节活动度评定

检查患者关节活动范围是康复评定的主要内容之一。检查方法常用量角器法,测量踝关节各方向的主被动活动度,有助于判断骨折后关节障碍程度及治疗后关节功能恢复情况。

(三)肌力评定

骨折后,由于肢体运动减少,常出现肌肉萎缩和肌力下降。肌力检查是判断肌肉功能状况的重要指标,常用徒手肌力检查法(MMT 法),还可以采用等速肌力评定法。

(四)步态分析

踝部骨折后,极易影响下肢步行功能,应对患者进行步态分析检查。常用的方法有临床分析和实验室分析。前者多用观察法、测量法等;后者则包括运动学分析和动力学分析。

(五)下肢功能评定

主要评定步行、负重等功能。可用 Hoffer 步行能力分级、Holden 的功能步行分类。

(六)疼痛评定

通常用 VAS 法评定疼痛的程度。

(七)神经功能评定

有感觉功能检查、反射检查和肌张力评定。

(八)平衡功能评定

有 Berg 平衡量表、Tinnetti 量表,以及"站起走"计时测试。

(九)日常生活能力评定

改良 Barthel 指数和功能独立性评定。

(十)骨折愈合评定

骨折愈合评定包括对骨折对线、骨痂生长情况,有无愈合延迟或不愈合或畸形愈合的评定。主要通过 X 线检查完成,必要时可行 CT 检查。

二、康复治疗

对不同的患者行不同的康复治疗。

(一)保守治疗、手术固定不稳定以及不配合的患者

常需石膏固定 6~8 周,固定期间可进行邻近关节功能锻炼,将患肢抬高,同时配合超短波等理疗。伤后 3 周时,在石膏后托保护下开始主动背伸踝关节。4 周开始用足跟敲击地面。根据骨折愈合情况决定负重,但是负重不宜过早。6 周 X 线检查显示良好骨痂形成时,可在助行器的辅助下,患肢逐渐负重 25%~50%,根据骨折愈合情况可完全负重。晚期康复可采用关节松动术、本体感觉训练、步态训练等方法。

(二)手术固定稳定的患者

在配合的情况下:

术后第 1 天,应用可拆卸支具将踝关节固定于 90°位功能位,早期活动足趾。

术后 2~3d 开始在患者能忍受的程度内,拆下支具,温柔地进行主动伸屈脚踝练习,需注意不良事件的发生(例如手术伤口的问题)和患者控制运动的能力。同时,进行患肢的胫前肌、小腿三头肌、股四头肌、腘绳肌等其他肌肉的等长、等张收缩,以及直腿抬高、足趾屈伸等康复训练,防止继发性肌萎缩。

第 1~2 周,保持中立位;增加踝屈伸和趾屈伸静力性肌肉收缩练习,持双拐的三点式步行,患足不着地,确保患肢非承重行走。开始坐位保健操,需注意避免局部疼痛及肿胀加重。

第 3 周,评估伤口愈合情况,拆除支具,开始非负重下主、被动伸屈踝关节。跖屈15 遍/次,4 次/d;背屈 15 遍/次,4 次/d,直腿抬高和股四头肌肌力练习,以增强下肢肌力。轻微牵伸运动(特别是背伸运动),每天 2~3 次。在不引起疼痛的前提下,允许用拐杖,在4 周时患足部分承重。去除外固定后,踝部和足趾各方向主动运动,股四头肌和踝背肌肉进行抗阻运动。

术后第 6 周,可进行下列训练。

(1)在步行套中,允许承重性行走 2~4 周。以后用充气式踝夹板代替步行套,直到全关

节活动度和力量重新获得才弃用。

（2）每天拆下支具4～5次，以方便治疗，进行背伸、跖屈、外翻、内翻等等长肌力收缩练习。

（3）此时开始离心性肌力增强练习，即通过橡皮束条的抵抗力增强而取得进步。

（4）开始ROM的牵伸运动、跟腱的牵伸、跑步牵伸、倾斜板、腓骨肌腱的牵伸和跖屈牵伸。

（5）如关节囊明显僵硬和骨折稳定，使用关节松动技术。进行本体感觉活动、运动觉敏捷性训练。

踝部骨折初步愈合时，加大踝屈伸主动练习，以及踝内、外翻主动练习，即增加踝屈伸和趾屈伸的抗阻练习，内、外翻的抗阻练习。功能牵引，在温热治疗后或与温热疗法同时进行关节活动范围内牵引，效果更好。站在底面为球面形的平衡板上做平衡练习，积极恢复平衡反射，可有助于预防踝反复扭伤。

其他活动项目还有跳跃、肩部负重跳跃、上楼梯、结合静态自行车以增强ROM；若本体感觉和肌力增强已经恢复，可指导患者练习闭链运动。

［病例点评］

（一）诊断

该病例为年轻男性，左腓骨下段骨折，断端错位，左胫骨内踝骨折，为不稳定型骨折，应行手术切开复位内固定治疗。

（二）康复评定

该病例存在因疼痛造成的踝关节活动度下降、踝部及下肢各肌群肌力下降。外固定解除后，上述现象仍可存在。

（三）康复治疗

手术固定坚强，患者配合，术后第1天，应用支具固定踝关节于90°功能位。术后第2～3天开始在患者能忍受的程度内，温柔地进行主动伸屈脚踝练习，需注意不良事件的发生（例如手术伤口的问题）和患者控制运动的能力。同时进行患肢的胫前肌、小腿三头肌、股四头肌、腘绳肌等其他肌肉的等长、等张收缩，以及直腿抬高、足趾屈伸等康复训练。2周后可在拐杖或其他助行器的辅助下，循序渐进地进行足踝功能半负重锻炼。术后6周，开始进行踝关节负重锻炼。

［知识拓展］

踝关节在进行正常行走或跑步时要承受4～5倍于体重的力量。保持正常的解剖关系对踝关节功能的发挥极为重要。治疗踝关节骨折时，应以恢复踝关节的结构及稳定性为原则，选择合理的治疗方案。

（一）腓骨远端骨折的固定

在踝关节骨折的手术治疗中，最重要的也是首先应做的步骤即是恢复腓骨的长度及纠正其旋转。腓骨远端骨折的固定可选择单枚螺钉、张力带、外侧中和（保护）钢板或后侧抗滑钢板,具体选择根据骨折块的部位、大小、数量而定。腓骨为短斜形骨折时,骨折线由前到后上,此时可选用外侧钢板。选用后侧抗滑钢板时,手术入路较外侧风险稍大,但优势明显,如腓骨外侧无刚性突起,而且骨折端外侧软组织覆盖更佳;远端双皮质固定,固定牢靠,可减少钢板螺钉松动;钢板远端可减少对腓侧肌腱的刺激和损伤。

外踝为横形骨折,且在胫距关节面以下时,此时可根据骨折块的大小,选择张力带、螺钉固定或外侧中和钢板固定,外踝下方的微小撕脱性骨折无须固定。

(二)内踝骨折的固定

内踝横形骨折时,可选择标准的切开复位内固定术,充分显露骨折断端,骨折块较小大,复位后选用 2 枚 4.0mm 空心钉内固定。骨折块较小,可选用单枚螺钉固定。若骨折块为撕脱性骨折,可用铆钉将骨折块固定以修复内侧三角韧带复合体在内踝止点处的损伤。

当内踝因垂直暴力而致的骨折时,需要从内向外的横向螺钉紧贴胫距关节面坚强固定,以防止骨折断端二次短缩或移位,可选用重建钢板或锁定钢板充当抗滑钢板置于内侧.辅以螺钉固定内踝尖,钢板远端须紧贴内踝骨面。若内踝关节面顶部与胫距关节面交界处存在碎裂或压缩性骨折,则需将其整复,必要时可充填植骨或原位植骨,植骨后上方可应用拉力螺钉固定。

踝关节骨折伴三角韧带损伤时,发现以下情况常需要手术修复:术前内侧间隙增宽＞10mm,踝内侧血肿明显;骨折固定后,内侧应力实验显示不稳定,内侧间隙仍明显增宽。

(三)后踝骨折的固定

后踝骨折约占全部踝关节骨折的 14%～44%。后踝骨折常伴发于内外踝骨折,单独的后踝骨折非常罕见。目前,在后踝骨折的手术指征选择上存在较大的争议。在内固定选择上,对较大的骨折块,可选用支撑钢板内固定。支撑钢板在用于后踝骨折固定时,可减少垂直负荷,保证骨折端准确对线并防止二次移位;对中等大小的骨折,可选用星形板结合螺钉内固定;对较小的骨折块,可选用 1～2 枚 4.0mm 的拉力螺钉内固定,由前向后或由后向前固定均可。左三踝骨折手术后放射平片如图 4-22 所示。

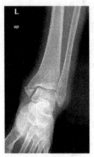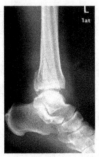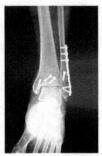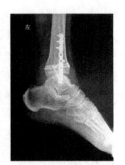

(a)术前正位片　　　(b)术前侧位片　　　(c)术后正位片　　　(d)术后侧位片

图 4-22　左三踝骨折手术前后放射平片

(四)下胫腓联合损伤的处理

下胫腓联合损伤的诊断具有较大的争议。应把术中对下胫腓联合稳定性的判断作为是否固定下胫腓的重要依据。关于下胫腓联合的术中诊断,公认度较高的实验包括:Cotton 试验、挤压试验、外旋试验、腓骨位移试验。但是下胫腓联合损伤后,腓骨远端的主要位移形式是外旋和后移,而上述试验仅能表达一个方向上的位移,这提醒我们,下胫腓联合损伤患者术后康复时,需注意控制内外翻和极度背屈。

在下胫腓联合损伤的治疗上,下胫腓联合损伤需应用1~2枚3.5mm皮质骨螺钉在胫距关节面顶部上方2~5cm处于踝关节中立位时,从后向前倾斜20°~30°,透过3层皮质固定,螺钉可通过钢板也可单独置入,这主要视腓骨骨折固定情况而定。移除螺钉可在踝关节负重后。

[练习题]

一、选择题

1.踝关节骨关节炎的治疗不包括(   )。

A.踝足矫形器　　　　　　　B.抗炎药物　　　　　　　C.关节成形术

D.肌力练习　　　　　　　　E.超短波治疗

2.构成踝关节的骨是(   )。

A.舟状骨和距骨　　　　　　B.胫骨和距骨　　　　　　C.跟骨和距骨

D.跟骨和股骨　　　　　　　E.跟骨和胫骨

二、简答题

1.请写出踝关节ROM的正常值。

2.踝部骨折后,如何防止跟腱挛缩?

(冯能)

项目五　脊柱损伤的康复

[学习目标]

一、知识要求

1. 掌握脊柱损伤的定义。
2. 熟悉脊柱损伤的分类与损伤机制。
3. 熟悉脊柱损伤的临床表现与诊断。
4. 脊柱骨折的康复治疗的原则。
5. 常见的并发症的预防。

二、技能目标

1. 能对脊柱损伤作出正确的康复评定。
2. 能对脊柱损伤的预后作出判断。
3. 能对脊柱损伤进行正确的康复治疗。
4. 能对脊柱损伤作出康复指导。

[工作任务]

患者,钱某,男性,50岁,因车祸摔倒致腰背部肿胀,疼痛,X线示第12胸椎压缩性骨折,椎体压缩2/3。

要求:
1. 对该患者进行康复评估;
2. 提出康复治疗方案。

[背景知识]

脊柱损伤系指脊柱受到直接或间接暴力,如跌坠、交通事故、运动伤及自然灾害等所致的脊柱骨、关节及相关韧带损伤,常伴有脊髓和/或脊神经损伤。脊柱骨折十分常见,约占全身骨折的5%~6%,其中以胸腰段脊柱骨折最多见。脊柱骨折可以并发脊髓或马尾神经损伤,特别是颈椎骨折—脱位合并有脊髓损伤或臂丛损伤者,能严重致残甚至丧失生命。

一、脊柱损伤的分类与损伤机制

(一)根据损伤病程分类

1.新鲜脊柱损伤:3周以内的损伤称为新鲜脊柱损伤。

2.陈旧性脊柱损伤:损伤在3周以上,主要表现为急性过程消退及修复过程开始,损伤的软组织已初步愈合。

(二)根据损伤机制分类

1.屈曲型损伤。

占脊柱损伤总数的80%～90%.

(1)单纯椎体压缩性骨折。

(2)椎体粉碎性压缩骨折。

(3)椎体压缩性骨折合并关节突脱位。

(4)关节突骨折合并椎体向前脱位。

(5)齿突基底部骨折合并寰椎向前脱位。

(6)寰椎横韧带撕脱合并齿突向后脱位。

(7)横突或棘突单纯骨折。

2.伸展型损伤。

(1)椎体和关节突向后脱位。

(2)椎弓或椎板骨折合并椎体向后脱位。

(3)棘突或椎板骨折并突入椎管内。

3.旋转型损伤。

暴力致脊柱屈曲,同时侧屈并使脊柱发生旋转。

(1)椎体前方及侧方压缩性骨折。

(2)椎体与附件骨折伴侧方移位。

(3)椎体一侧楔形压缩性骨折,伴一侧横突骨折。

(4)一侧横突骨折及一侧关节突跳跃征。

4.垂直压缩型损伤。

(1)椎体爆裂性骨折(bursting fracture)。

可发生于颈、胸、腰椎,以胸腰段最为常见,仅第1腰椎的爆裂性骨折即占脊柱爆裂性骨折的半数以上。影像学常有如下表现:①椎体移位;②椎体压缩高度超过50%;③附件骨折;④椎弓根间距增宽。

(2)椎体压缩和附件骨折。

(三)根据脊柱损伤的稳定程度分类

1.颈椎损伤按稳定程度分类。

目前主要根据White标准来判断颈椎损伤的不稳定性,即:

(1)颈椎侧位X线片上,损伤节段相邻两椎体间移位超过3mm;

(2)相邻两椎体间成角>11°。

符合上述标准说明颈椎前后韧带复合结构崩溃,确定为不稳定。此外,以下3点可作为参考:

(1)相邻两棘突间距离增宽；

(2)颈椎生理弧度消失；

(3)关节突间接触面丧失超过50%，平行关系消失。

2.胸腰椎损伤按稳定程度分类。

(1)稳定性损伤包括：

1)所有附件轻度骨折，如横突骨折、关节突骨折或棘突骨折；

2)椎体轻度或中度压缩骨折（压缩椎体1/3）。

(2)不稳定损伤包括以下3种情况：

1)在生理负荷下可能发生脊柱弯曲或成角者属于不稳定，如严重的压缩骨折；

2)椎体爆裂骨折继发神经损伤；

3)骨折脱位及严重爆裂骨折合并或不合并有神经损伤。

胸椎损伤稳定多见，而同样损伤发生于腰椎，则往往不稳定。

3.骶尾椎损伤按稳定程度分类。

暴力直接打击损伤，常致骶骨发生裂隙骨折，未出现移位者不影响骨盆稳定性；挤压所致骶骨骨折，严重者可出现移位及骨盆前环骨折，则为不稳定。

4.脊柱损伤根据有无脊髓损伤分类。

脊柱损伤根据有无脊髓损伤可分为无脊髓损伤和合并脊髓损伤，脊髓损伤又分为完全性和不完全性损伤两类。

(四)几种特殊类型的损伤

1.寰椎爆裂性骨折（Jefferson骨折）。

寰椎爆裂性骨折系指寰椎前、后弓二侧四处骨折并常有离心式移位。此外，寰椎还可发生单纯前、后弓一处或多处骨折。

2.枢椎椎弓骨折（Hangman骨折）。

枢椎椎弓因过伸伤造成椎弓骨折，并同时伴有椎间盘损伤及椎体与椎弓后部结构分离，即出现椎体向前移位。

3.安全带型损伤（seat-belt type injury）。

安全带型损伤又称屈曲牵开型损伤，此型损伤常见于乘坐高速汽车腰系安全带，在撞车的瞬间患者躯体上部急剧前移并屈曲，骨折线横形经过伤椎棘突、椎板、椎弓根与椎体；后结构的棘上、棘间及黄韧带断裂，暴力大者可同时伴有后纵韧带及椎间盘纤维环断裂，也可有椎体后缘的撕脱骨折。根据损伤平面的不同，此型可分为损伤通过骨组织的水平骨折（通常称为Chance骨折）和损伤通过韧带组织、造成椎间分离脱位两种类型。

二、脊柱损伤的临床特点及诊断

(一)临床特点

脊柱损伤患者常有脊柱部分遭受外力或从高处跌坠病史，如交通事故，重物撞击腰背部，塌方事件被泥土、矿石掩埋，以及从高处跌坠等。脊柱损伤后的主要表现为局部疼痛，站立及翻身困难，伴有脊髓损伤者可有双下肢完全或不完全瘫痪或大小便功能障碍。腹膜后血肿刺激了腹腔神经节，使肠蠕动减慢，常出现腹痛、腹胀，甚至出现肠麻痹症状。检查时可发现脊柱某一部位有肿胀、压痛或畸形，有时在伤部两棘突间可摸到明显的凹陷和骨摩擦感。合并瘫痪者,早期多表现为弛缓性瘫痪,晚期为痉挛性瘫痪。接诊时要详细询问病史、受伤方式、受伤时姿势,伤后是否搬运转移不当等,以便正确作出判断。

脊柱骨折后为了全面了解脊柱以及脊髓损伤的类型和程度,除反复详尽的临床检查外,还需必要的辅助检查。临床上常用 X 线检查、CT 检查、核磁共振(magnetic resonance imaging,MRI)检查以及体感诱发电位(somatosensory evoked potential,SEP)检查,以明确椎体骨折是何种类型的改变、脊柱损伤是否稳定、测量椎管狭窄的程度,并能清楚显示椎管周壁以了解脊髓的情况。体感诱发电位用于检查脊髓损伤最主要的目的是确定截瘫程度。

[工作过程]

一、康复评定

暴力是引起脊柱骨折的主要原因。根据损伤的部位可分为颈椎骨折和胸腰骶椎骨折。根据暴力的方向,又可将颈椎骨折和胸腰椎骨折损伤类型进一步分类。

1.颈椎骨折的分类。

(1)屈曲型损伤:①前方半脱位(过屈型扭伤);②双侧脊椎间关节脱位;③单纯性楔形(压缩性)骨折。

(2)垂直压缩所致损伤:①第一颈椎双侧性前、后弓骨折;②爆破型骨折。

(3)过伸损伤:①过伸性脱位;②损伤性枢椎椎弓骨折。

(4)不甚了解机制的骨折。

2.胸腰椎骨折的分类。

①单纯性楔形压缩性骨折;②稳定性爆破型骨折;③不稳定性爆破型骨折;④Chance 骨折;⑤屈曲—牵拉型损伤;⑥脊柱骨折—脱位;⑦单纯性附件骨折。

二、康复治疗

康复治疗在脊柱骨折的治疗过程中占有十分重要的地位,脊柱损伤早期常伴有其他严重多发伤者,应优先治疗,及时发现并处理颅脑损伤、胸腹部复合伤等,以挽救伤员生命为主。针对不同类型的骨折采取不同的处理方式,包括内外固定和功能锻炼。对颈椎损伤经非手术或手术治疗后病情稳定者,应尽早开始康复治疗。对单纯椎体骨折无脊髓及周围神经损伤者,采取非固定部位功能锻炼(四肢、手部等)的主动运动和抗阻练习,以保持肢体正常的关节活动度,增强肌力。手术只是治疗过程的一部分,如果没有术后康复,想要恢复满意的脊柱功能是很困难的。脊柱骨折在手术治疗结束后或在保守治疗期间(无手术指征者),即应开始施行有效的康复治疗措施,使原发损伤达到尽可能理想的愈合,并尽可能地减少后遗症。在骨折急性期,在确定治疗方案的同时应考虑康复问题,根据病情和治疗方法考虑制订康复计划并尽可能早期开始康复训练。对伴周围神经(如颈、腰丛)损伤者,应按周围神经损伤原则康复,对伴有脊髓损伤者按脊髓损伤者康复程序治疗和功能锻炼。同时结合物理因子治疗和高压氧治疗以及作业治疗对截瘫患者进行康复的目的,不仅在于使其恢复部分甚至全部生活自理能力,而且在于进一步使其恢复某种

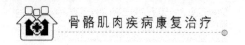
职业工作能力。

对各种脊柱损伤的治疗及康复应遵循下列原则。

(一)单纯性脊柱骨折脱位

按脊柱骨折的一般原则予以复位、固定及功能锻炼，并注意避免引起脊髓损伤，如单纯性胸腰椎压缩性骨折，以屈曲型损伤为多见，伤后应仰卧于硬木板床上，并在骨折部位垫高约10cm的软垫，3~5d后开始仰卧位做保健体操，练习中应避免脊柱前屈与旋转。急性症状缓解后约2周，可以让患者仰卧位下做腰部过伸及翻身练习。翻身时，腰部要维持伸展位，肩与骨盆成一条直线同时翻转，翻身后进行俯卧位的腰部过伸练习。6周后可以起床活动，进行脊柱过伸、侧弯和旋转练习，但要避免北部前屈的动作与姿势。待骨折愈合后应增加脊柱活动范围和腰背肌的练习强度。

(二)伴有脊髓损伤的脊柱骨折脱位

应以有利于脊髓功能恢复与重建作为基本点进行处理。

1.伤后应及时手术，彻底减压，消除脊髓致压物，内固定牢靠，使患者能获得早期翻身活动的机会，从而减少局部的再损伤。

2.损伤早期应用脱水疗法。

3.积极预防各种并发症，其中尤其注意呼吸道、尿道感染、压疮及静脉血栓形成。

4.对颈髓损伤者，应注意保持呼吸道通畅。

5.全身支持疗法，对高位损伤尤为重要。

6.各种损伤平面患者可以应用辅助器械和自助具，如轮椅、ADL用具等。

三、并发症及其防治

脊柱、脊髓损伤后各阶段都有可能发生并发症，这是导致患者死亡的重要因素。因此，要采取综合性防治措施，特别是加强康复功能训练。常见的并发症有压疮、呼吸系统、泌尿系统、心血管系统、神经源性膀胱和直肠及代谢紊乱等。

[病例点评]

(一)诊断

该病例有明确外伤史，胸12椎体压缩2/3，为不稳定性骨折，因此行性内固定手术治疗。

(二)康复评定

患者精神状态、全身情况、术后伤口愈合情况、关节活动度及肌肉萎缩情况，有无骨折疏松及长期卧床导致的并发症存在。

(三)康复治疗

该患者手术后需要卧床4~6周，之后行早期的康复指导、主被动关节活动、腰背肌功能练习、辅助及支具下行走功能练习和独立步行练习。

[知识拓展]

一、脊柱损伤的治疗

(一)脊柱损伤的早期治疗原则

脊柱损伤的早期救治包括现场救护、急诊救治、早期专科治疗、康复等。早期救治措施正确与否直接影响患者的生命安全和脊柱脊髓功能的恢复。

1.现场救护。

现场救护是指在发生损伤的地点对伤员施行紧急救治和处理,并为向医院或专科医院运送作好准备。现场救护正确与否直接关系到伤员的生命安全及后续治疗的效果。脊柱损伤常合并脊髓伤,表现为不同程度的瘫痪,严重者出现呼吸功能障碍而危及生命。因此凡疑及脊柱损伤,尤其是颈椎损伤者,在未明确排除之前均应按有此损伤处理。

现场救护措施如下。

(1)迅速将伤员撤离事故现场,避免重复损伤或加重损伤。脊柱制动,一般采用临时固定器材或支具,制动越早,损伤越轻。

(2)颈椎损伤患者应注意保持呼吸道通畅,如通气功能障碍明显则现场行紧急气管切开,必要时采用器械辅助呼吸。

(3)搬运要求:①搬动病员时至少需要 3 人,保持脊柱轴线稳定,平抬平放,避免脊柱扭曲和转动;②使用无弹性担架或硬板,保持头略低位,避免颈椎过伸、过屈;③输送途中尽可能避免颠簸,并注意观察生命体征,保持呼吸道及输液管道通畅,注意保暖。

2.急诊室救治。

(1)伤员到达急诊室时应迅速进行简要的全身检查,确定是否休克、是否有其他重要脏器损伤及有无其他部位骨关节损伤。首先处理危及生命的合并伤,待全身情况稳定后方允许做脊柱理学检查,初步确定损伤部位和损伤的严重程度以及是否合并脊髓损伤。

(2)如果脊柱损伤在现场或输送途中未得到确实固定,到达急诊室后应立即采取制动措施。颈椎损伤除支具固定外,牵引更是有效的制动方法。

(3)保持呼吸道通畅,必要时予吸氧或机械辅助呼吸。

(4)建立静脉通道,根据伤情输液,必要时输血。如合并脊髓损伤可静脉内使用激素和利尿剂脱水,以减轻神经水肿及继发性脊髓损伤。常规应用地塞米松 $20\sim40mg$ 和呋塞米(速尿)$20mg$ 静脉滴注。近年已广泛提倡早期大剂量甲泼尼龙(甲基强的松龙)冲击疗法,并认为有减轻脊髓损伤的作用,但应注意预防应激性溃疡。

(5)经初步处理病情稳定后可行 X 线摄片、CT 或 MRI 等特殊检查。危重伤员须有医护人员陪同,特殊体位摄片须有医师协助,防止发生意外。

(6)脊柱损伤诊断明确,又无其他需要紧急处理的合并伤时,伤员可转入病房或转至专科医院接受进一步治疗。

(二)颈椎损伤的治疗原则

1.稳定型损伤的治疗原则。

对各种类型的稳定型损伤可分别采取卧床休息、Glisson 枕颌带牵引、头颈支具、石膏固定及功能锻炼等方法治疗。如单纯椎体压缩骨折通常取头颈中立位行枕颌带牵引,重量2～3kg,维持3周后改头颈胸石膏或颌颈石膏固定,维持2～3个月,待骨、韧带组织愈合后方可拆除;而单纯棘突或横突骨折不需牵引,可直接使用支具或石膏固定,维持其稳定性。

2.不稳定型损伤的治疗原则。

不稳定型损伤以恢复并维持颈椎稳定性为原则。治疗方法包括牵引复位、支具固定、开放复位、前后路减压、植骨融合、内固定及功能锻炼等。具体措施如下。

(1)颅骨牵引。

牵引器材以Crutchfield钳最为常用。不同类型损伤,牵引方向及重量亦有所差别。下颈椎骨折或骨折脱位则需根据损伤类型选择不同的牵引复位方式。牵引重量根据年龄、体型和体重酌情考虑。牵引过程中密切观察伤员全身情况及神经系统改变,一旦出现呼吸困难或神经症状、体征加重则应终止牵引复位。一经复位,牵引重量逐渐减至3～4kg,维持3周～3个月。牵引力的方向对复位至关重要,其轴线应与要复位的节段轴向一致。

(2)Halo装置。

主要有Halo头盆环牵引装置和Halo背心两种,后者应用较多,但应严格把握适应证。

(3)石膏固定。

颈椎骨折复位后为避免再脱位一般维持牵引3～4周,待软组织和骨性结构初步愈合后再行头颈胸石膏固定。如果合并脊髓损伤则应持续牵引制动至骨性愈合,不宜行石膏固定。

(4)手术治疗。

颈椎损伤的手术治疗包括开放复位、减压、植骨融合及内固定术。目的在于解除脊髓和神经根压迫、恢复颈椎的解剖结构和维持颈椎稳定功能。

1)颈后路手术。

最早用于颈椎损伤的脊髓减压,后路手术的特殊适应证限于颈椎单侧或双侧小关节脱位或骨折脱位、急性期未行复位或复位失败以及关节突分离性骨折严重不稳者。复位后颈椎稳定性不能维持者则需行内固定或内固定加植骨融合术。

后路内固定方法包括:①棘突间钢丝内固定术,可加用两侧棘突旁、椎板和关节突上植骨术。该法适用于屈曲型损伤,对伸展型损伤效果差,且不能控制旋转不稳。②侧块钢板螺丝钉固定,有AO钢板、Atlas钢板、Peak钢板等,还有Cervifix钉棒系统等,可加关节突间和棘突间植骨术。侧块钢板固定可使损伤的颈椎即刻稳定,并维持安全可靠的固定。此法的缺点是螺丝钉打入方向要求较高,技术难度大,稍有不慎即可引起神经、血管损伤。③寰枢椎融合内固定术,常用的有Gallie法和Brooks法及其改良技术、寰枢椎侧块经关节螺钉内固定术等。④枕颈融合内固定术等。

2)颈前路手术。

颈前路减压、植骨融合加内固定术广泛应用于治疗颈椎损伤,近年来多采用钛质颈前路带锁钢板。其目的在于:①切除脊髓前方致压物,达到减压目的;②纠正颈椎后凸畸形;③植骨维持前柱高度;④维持颈椎的稳定性。

适应证包括:①主要累及椎体和椎间盘的损伤,包括压缩或楔形压缩骨折、粉碎性骨折、泪滴状骨折、前纵韧带、前侧纤维环和椎间盘完全破裂(过伸性损伤);②后侧韧带断裂伴有椎间盘突出、椎体后缘骨赘或骨折者;③无骨折和不稳的颈椎损伤,发现有椎间盘突出伴有神经损伤者;④三柱损伤颈椎严重不稳者;⑤其他以后结构损伤为主的颈椎损伤亦可采用前路手术,但不是绝对适应证。

(三)胸腰椎骨折的治疗原则

根据胸腰椎损伤的稳定程度可以采用非手术治疗和手术治疗。胸腰椎稳定型骨折不伴神经损伤者一般采取非手术治疗,大多通过缓慢的逐步复位,恢复伤椎的正常解剖关系,通过脊柱旁肌肉的功能训练,为脊柱稳定提供外周条件,预防伤后腰背痛的发生。不稳定型骨折或伴有神经损伤者多采取手术治疗,其目标是解除脊髓神经压迫,纠正畸形恢复并维持脊柱的稳定性。

1.非手术治疗原则。

(1)适应证:胸腰椎稳定性骨折,如单纯椎体压缩骨折,压缩程度小于50%,不伴神经症状者,或单纯胸腰椎附件骨折,如横突骨折、棘突骨折等。

(2)方法:包括卧床休息、外固定和背伸肌锻炼等。单纯胸腰椎屈曲型压缩性骨折,伤后仰卧硬板床,腰背后伸,在伤椎的后侧背部垫软枕。根据椎体压缩和脊柱后凸成角的程度及患者耐受程度,逐步增加垫枕的厚度,于12周内恢复椎体前部高度。X线片证实后凸畸形已纠正,继续卧床3周。床上腰背肌锻炼为常用的功能疗法,应早期抓紧练习,并循序渐进,争取在伤后3～6周内,即骨折畸形愈合前完全达到功能锻炼要求。即使是稳定型损伤患者亦不宜过早下地负重,以免畸形复发,遗留慢性腰背痛,尤其是伴有骨质疏松的老年患者。

2.手术治疗原则。

(1)手术治疗目的:骨折脱位的复位减压,恢复并维持脊柱的稳定性,为损伤脊髓的功能恢复创造条件,减少并发症。脊柱骨折后仰卧硬板床,伤椎的后侧背部垫软枕。

(2)复位要求:①纠正脱位;②后凸畸形小于10°;③压缩椎体高度恢复至正常的80%以上。

(3)手术方法选择原则。手术方法主要根据骨折脱位类型、严重程度以及脊髓神经损伤情况决定,尚应考虑患者的全身情况对手术的耐受力。此外,医院的条件和术者的经验也是影响手术疗效的重要因素。

胸腰椎骨折的减压方式一般根据脊髓致压物的来源、方向和位置决定,由于椎板陷入椎管压迫脊髓或马尾神经者采用后路椎板切除减压术。由于一侧椎弓根、关节突和椎体后外侧碎骨块突入椎管者,可采取侧前方减压术。椎间盘或椎体后方骨片突入椎管前方致神经受压者则采取前路减压术。

严重的胸腰椎骨折多数由压缩、屈曲和旋转暴力所致,脊柱的稳定性遭受破坏,因此,在彻底减压的同时采取有效的内固定并同时行植骨融合术,以期获得即刻和长期稳定。目前后路内固定多采用椎弓根螺钉系统,常见的有CD装置、AO通用脊柱固定装置(USS系统)、Moss-Miami系统等。前路内固定包括人工椎体、Ventro-Fix系统和Z形钢板等。

前路内固定因创伤大,操作复杂,故应严格把握适应证。其适应证主要包括:①胸腰椎骨折或骨折脱位不全瘫痪,影像学检查(X线、CT、MRI、椎管造影)证实硬膜前方有压迫存在,就骨折类型来说,最适用于爆裂骨折;②陈旧性胸腰椎骨折,后路减压术后,仍残留明显的神经功能障碍者且有压迫存在;③胸腰椎骨折全瘫者可酌情采用。

[练习题]

一、选择题(多选题)

1.腰椎压缩性骨折的复位要求有(　　)。

A.纠正脱位　　　　　　　　　　　　B.后凸畸形小于 10 度

C.压缩椎体高度恢复至正常的 80％以上。

2.腰椎压缩性骨折的压缩程度分类为(　　)。

A.Ⅰ°<25％　　　　　B.Ⅱ°<50％　　　　C.Ⅲ°<75％　　　　D.Ⅳ°>75％。

3.脊柱骨折最易发生的部位是(　　)。

A.颈椎　　　　　　　B.胸腰椎　　　　　　C.骶椎　　　　　　D.尾椎

二、问答题

1.怎样判断不稳定型脊柱骨折?如何处理?

2.请简述脊柱损伤的康复治疗原则。

(郭　旭)

项目六　截肢的康复

[学习目标]

一、知识要求

1. 了解截肢的概述。
2. 了解截肢平面的选择。
3. 掌握截肢的康复评定。
4. 掌握截肢的康复治疗。
5. 熟悉假肢的安装和训练。

二、技能目标

1. 掌握截肢后的康复训练。
2. 熟悉截肢术后的康复评定。
3. 了解上下肢截肢平面的选择。
4. 了解残肢并发症的处理,以及穿戴假肢的注意事项。

[工作任务]

患者,李某,男性,50岁,因机器绞轧致左前臂远段、左手组织挫灭、碎烂、功能丧失,急诊手术左前臂截肢。
要求:
1. 对该患者进行康复评估;
2. 提出康复治疗方案。

[背景知识]

一、截肢的定义及目的

截肢指经骨或关节将肢体全部或部分截除,其中经关节平面的截肢称为关节离断。截肢的目的是截除没有生机和/或功能及因局部疾病严重威胁生命的肢体,并通过体疗训练和安装假肢,使残肢发挥应有的作用。截肢术的目标是切除病变肢体,形成一个强有力的动力型残肢,将其作为运动和感觉的终末器官。

涉及外科领域:战伤外科、普通外科、血管外科、肿瘤外科、烧伤外科、整形外科和骨伤科,等等。

二、截肢的适应证

(一)严重创伤

肢体的血供受到破坏并不可修复,或组织的严重损害无法进行合理的肢体功能重建,或保肢存活后、肢体无实用功能,以及不如截肢安装假肢的功能好时。目前外伤截肢仍占截肢原因的首位,包括机械性损伤、烧伤、冻伤、电击伤,等等。肢体严重毁损无法修复和电击伤肢体,血供破坏无法重新建立分别如图 6-1 和图 6-2 所示。

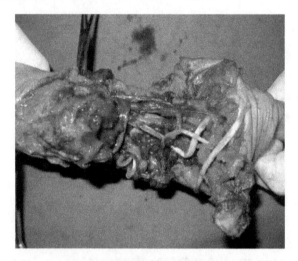

图 6-1　肢体严重毁损无法修复

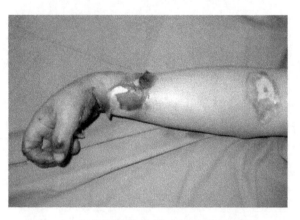

图 6-2　电击伤肢体,血供破坏无法重新建立

评分系统:Helfet 等学者发现回顾性和前瞻性的损伤肢体严重程度评分的评定方法(mangled extremity severity score)(见表 6-1)。根据骨和软组织、休克、缺血、年龄分类,该方法与临床医师的临床经验相结合是很有价值的。如肢体评分 7~12 分,最终需截肢;评分为 3~6 分,则可以保肢。

表 6-1　肢体损伤严重程度评分(MESS)

类型	特征	损伤	评分
骨/软组织			
	低能量	刺伤,单纯闭合骨折,小口径枪弹伤	1
	中度能量	开放或多水平骨折、脱位、中度压榨伤	2
	高能量	猎枪爆炸伤(近距离)、高速度射击伤(火炮伤)	3
	大重量的压砸伤	圆木、铁路、油井装备的意外	4
休克			
	正常血压的血流动力学	在伤地和手术室血压稳定	0
	短暂的低血压	在伤地血压不稳定但对静脉输液反应敏感	1
	长期的低血压	在伤地血压低于 12kPa(90mmHg),仅在手术室输液有反应	2
缺血			
	无缺血	没有缺血征象、有脉搏跳动的肢体	0
	轻度缺血	没有缺血征象,但脉搏跳动减弱	1
	中度缺血	多普勒无脉搏、毛细血管充盈迟缓、主动运动减弱	2
	高度缺血	无脉、凉、麻痹、麻木,没有毛细血管充盈	3
		(假如缺血时间超过 6h+2min)	
年龄			
	<30 岁		0
	>30 岁,<50 岁		1
	>50 岁		2

(二)肿瘤

肢体原发恶性肿瘤未发现有远位转移者;有些恶性肿瘤虽已转移,但若因破溃感染或病理骨折而发生严重疼痛,截肢可作为减轻患者症状之用。某些肢体良性肿瘤对组织破坏范围很大,保肢而无功能者,也可考虑截肢。

(三)严重感染

虽用药物和切开引流仍不能控制的严重感染,呈蔓延趋势,甚至威胁患者生命,截肢术是一种挽救生命的措施,如气性坏疽、某些慢性感染,难以根治,迁延不愈引起广泛破坏和肢体严重畸形、功能丧失,甚至诱发癌变者,如慢性骨髓炎。

(四)周围血管疾病所致的肢体缺血坏死

常见阻塞性动脉硬化症、血栓闭塞性脉管炎,特别是糖尿病患者,因糖尿病性的血管神经病变,出现的糖尿病足。

(五)神经疾病或外伤

神经疾病或损伤所致麻痹肢体并发经久不愈的营养性溃疡,常继发感染或坏死,难以治愈,同时可能产生继发肢体畸形,患肢功能完全丧失,可考虑截肢及安装假肢改善功能,如先天性脊髓脊膜膨出导致的脊髓栓系综合征。

（六）先天发育异常

先天发育异常的肢体确无任何功能，并预计安装假肢有利于患儿全身功能改善，否则应观察一定时间，并根据肢体生长发育情况决定是否截肢。

三、截肢平面择及假肢的选择

（一）上肢截肢部位的选择

上肢截肢根据截肢平面不同，分为部分手截肢、腕关节离断、前臂截肢、肘关节离断、上臂截肢、肩关节离断或肩关节周围截肢术等（见图6-3）。正常人的上肢功能极为重要，手又是非常重要的感觉及交流器官，并可完成精细作业，目前高级智能型假肢也不能较好地代偿手的功能，所以上肢截肢必须极为谨慎。

1.肩关节离断或肩关节周围截肢（见图6-4）。

肩部截肢，除了肩关节离断以外，还有整个肩部截除、肩胛带截肢，其肩胛骨、锁骨及附着其上的肌肉都被截除。由于假肢接受腔的支撑点均被破坏，肩部截肢佩戴假肢相当困难。应尽可能保留肱骨头，除可保留肩部外形外，从生物力学观点而言，肱骨头的保留有利于假肢的适配、悬吊、稳定和佩戴。

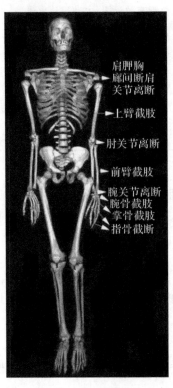

图6-3　上肢截肢部位

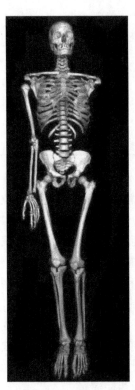

图6-4　肩关节离断或肩关节周围截肢

2.上臂截肢（见图6-5）。

上臂截肢的功能取决于残肢的杠杆力臂长度、肌力和肩关节运动范围。长残肢对悬吊假肢和控制有利，要尽量保留长度。肘上截肢截骨水平应尽量控制在肘关节线近端3.8cm处，为了给安装假肢的内部一肘关节铰链装置和一肘关节旋转盘保留足够空间。

3.肘关节离断(见图 6-6)。

肘关节离断是理想的截肢部位,这是因为肱骨内外髁部的膨隆,有利于假肢的悬吊及旋转控制,肱骨的旋转可直接传递到假肢。

4.前臂截肢(见图 6-7)。

前臂中下 1/3 处截肢时,前臂的旋转活动、肘关节的屈伸活动和力量都能基本保留。要尽量保留残肢长度,即使是很短的断端也要保留,残肢越长,旋转功能保留越多(见图 6-8);前臂远端呈椭圆形,假手的旋转功能就可以发挥;保留了残肢肌肉,获得良好的肌电信号,对于装配肌电假手是非常有益的。

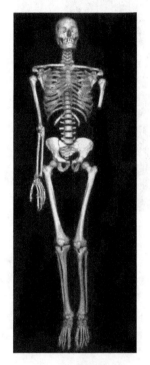 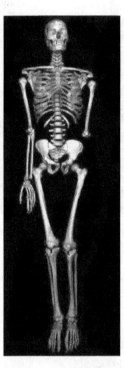 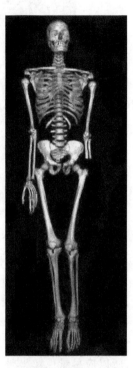

图 6-5 上臂截肢　　　　图 6-6 肘关节离断　　　　图 6-7 前臂截肢

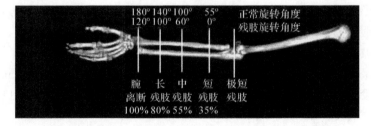

图 6-8 前臂残肢长度与旋转角度

5.腕关节离断(见图 6-9)。

理想截肢部位,保留下桡尺关节,可以保留前臂全部旋转功能,通过安装性能良好的经腕关节假肢,可使残肢功能得到最大程度的发挥。

6.手掌与手指截肢(见图 6-10)。

以尽量保留肢体长度为原则,尤其是拇指长度。多手指截指尽量保留手的捏、握功能。

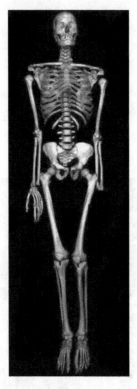

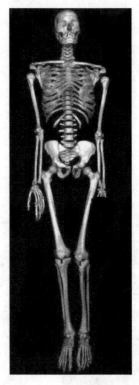

图 6-9　腕关节离断　　　　　　　图 6-10　手掌与手指截肢

(二)下肢截肢部位的选择

下肢截肢根据截肢平面不同,分为半骨盆截肢、髋关节离断、大腿截肢、膝关节离断、小腿截肢、赛姆截肢及足、跟部截肢等(见图 6-11)。

1.半骨盆截肢(见图 6-12)。

半骨盆截肢时,假肢悬吊差,髂嵴对假肢接受腔的适合与悬吊非常重要,坐骨结节有利于负重,所以应尽量保留坐骨结节和髂嵴。

2.髋关节离断。

髋关节离断尽量保留股骨头和颈部,一般在小转子下方截肢,有助于假肢接受腔的悬吊、适配,加强假肢侧方稳定性,增加负重面积。

3.大腿截肢(见图 6-13)。

大腿截肢最好在膝上 10cm 处截肢,便于安装假肢,因为选择在膝上 10cm 以内截肢,虽然残肢长利于发挥,但不利于假肢膝关节的安装。如果残肢极短(坐骨支以下 5cm),需按照髋关节离断制作假肢。

4.膝关节离断(见图 6-14)。

理想截肢部位,比大腿截肢要好,提供极好的残端负重,残肢长度好,股骨内外髁膨隆有助于假肢悬吊,对假肢控制能力强,能够充分操控假肢和发挥原有功能,符合人体生物力线的要求,其负重力线是正常的,不用侧倾步态,不需增加腰前突,穿脱假肢也比较方便。缺点为末端膨大,影响外观。

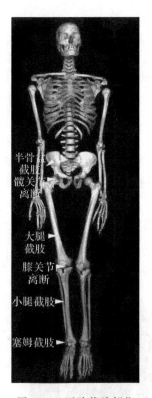

图 6-11 下肢截肢部位

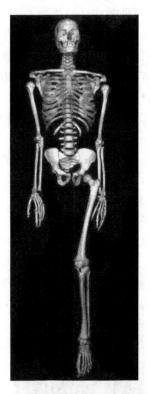

图 6-12 髋离断或半骨盆截肢

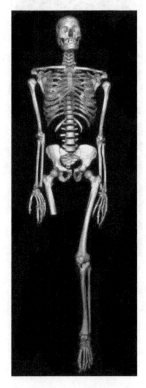

图 6-13 大腿截肢

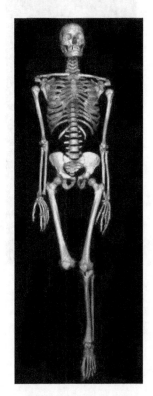

图 6-14 膝关节离断

5. 小腿截肢(见图 6-15)。

膝关节的保留对下肢功能极为重要,明显优于膝关节离断假肢。小腿截肢以中下 1/3 交界为佳,一般保留 15cm 长的残肢就能够安装较理想的假肢。小腿远端软组织少,不适合截肢。如患者有特别要求,选择非常先进的小腿假肢,残肢就不能保留过长,因为有一些运动型的假肢带有减震、扭力等装置,需要残肢离地面 22～25cm。如残肢极短(膝关节间隙下 5cm)或者膝关节僵硬畸形者,则选择膝关节离断。

6. 赛姆(syme)截肢(见图 6-16)。

赛姆截肢是理想截肢部位,比小腿截肢好,残端被完整、良好的足跟部皮肤覆盖,具有耐磨、稳定的特点,末端承重能力好,残肢长度好,能充分操控假肢,发挥原有机能。

7. 足、跟部截肢。

因前足杠杆力臂缩短可对快步行走、跑、跳跃造成很大障碍,应尽量保留前足长度。中足截肢术后因肌力不平衡易发生马蹄内翻畸形,应慎用。术中应充分考虑肌力平衡的肌腱移位和跟腱延长,必要时还应采取部分关节的融合处理。对于足、跟部截肢还应考虑足部的承重能力、假肢的适配及对穿鞋的影响等问题。

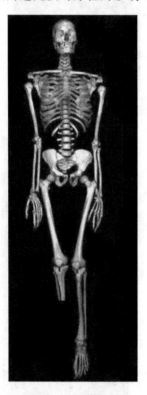

图 6-15　小腿截肢

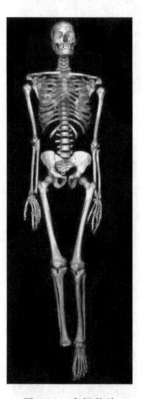

图 6-16　赛姆截肢

[工作过程]

一、康复评定

截肢后康复的主要目的是尽可能地重建丧失的肢体功能,防止或减轻截肢对患者身体健康和心理活动造成的不良影响。需由外科医师、康复医师、假肢师、康复治疗师、患者及患者家属共同协作完成,是手术、假肢装配和康复治疗密切结合的统一过程,是一个复杂的系统工程(应用医学与工程相结合的多种康复手段),其中康复治疗是贯穿整个治疗过程的重要内容。

(一)一般性评定

一般性评定的内容包括患者年龄、性别、截肢日期、原因、部位、截肢水平、术后伤口处理、精神状况、家庭及工作情况、经济情况等。目的是判断患者能否安装假肢,能否承受穿戴假肢后的康复训练及是否有终身佩戴假肢的能力。

(二)残肢的评定

1.评定内容。

残肢的状况对假肢的安装和佩戴假肢后的功能恢复有直接的影响,理想残肢佩戴假肢后,经过一段时间的康复训练会有很好的代偿功能。

(1)残肢的外形:残端以圆柱形为最佳,而非圆锥形。残肢有无骨端凸出。不良的残肢外形会影响假肢接受腔的穿戴。

(2)关节活动度:上肢的肩、肘关节活动度受限,直接影响上肢假肢的功能;下肢的髋、膝关节活动度受限,对下肢假肢的代偿功能也会产生不良影响,甚至导致其不能佩戴假肢。

(3)残肢畸形:残肢畸形直接影响假肢接受腔的适配,大腿截肢的髋关节屈曲、外展畸形,小腿截肢的膝关节屈曲畸形是截肢术后最常见的两种畸形,一般均与截肢术后不良体位及未进行早期康复训练有关,均影响假肢的佩戴。

(4)皮肤软组织情况:是否存在皮肤溃疡、瘘管、瘢痕等,注意皮肤的松弛度,尤其是皮肤血运和皮肤的神经营养状况更为重要。

(5)肌力评定:肌肉力量强弱对假肢穿戴和功能发挥尤为重要。对上肢截肢而言,残存肌肉的多少及其产生的肌电信号,是判断能否佩戴肌电假肢的重要依据。

(6)截肢部位、残肢长度、周径:它对假肢种类选择、残肢对假肢的控制、悬吊能力、假肢的稳定性、步态和代偿功能等均有直接影响。

(7)疼痛评定:包括对残肢痛,幻肢痛的评定。可应用疼痛标尺(数字分级法 0~10 分)对患肢疼痛进行疼痛评分。

截肢康复流程如图 6-17 所示。

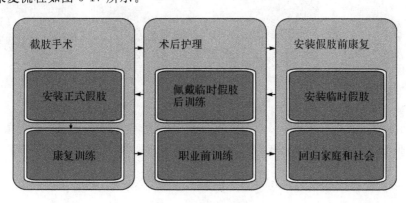

图 6-17　截肢康复流程

二、康复治疗

(一)术后早期

1.心理工作。

心理护理及疏导尤为重要，应与患者建立相互信任的关系，有利于咨询、讨论和治疗。做好截肢患者的心理康复工作，不仅有热情和爱心，而且需要了解和掌握截肢患者的心理特点和心理康复知识。

(1)协助截肢患者应对失落情绪：突然肢体遭受重创，患者受到生理和心理双重打击，要关爱患者，表现出高度的同情心和责任心，使其解脱精神痛苦。

(2)关注心理需要，给予情感支持：让患者积极面对现实，使其恐惧不安、疼痛委屈等情感得以宣泄，密切关注情绪变化，积极进行心理疏导，让患者树立新的人生理想，提高其意志力，恢复自信心。

(3)动员患者家属、朋友、同事等尽可能给予患者帮助，患者配偶和家人是患者的精神支柱，可帮助患者缓解疾病所带来的压力，树立战胜残疾的信心。

心理康复的目标不仅是针对行为、情绪的外在表现，而且分析患者现实的思维活动，找出错误的认知，加以纠正。

2.保持功能位。

注意残肢伸展位摆放，防止关节挛缩十分重要，可使用支具、石膏、皮肤牵引固定残肢于功能位。一旦出现关节挛缩，将对假肢设计、佩戴和训练带来严重影响。如：小腿截肢患者避免大腿下垫枕头，让髋、膝关节呈屈曲位，其功能位是髋膝关节伸展位。大腿截肢患者避免两腿中间摆放枕头，致髋关节外展，应取患侧在上方侧卧位，让髋关节保持内收功能位(见图6-18)。上肢截肢术后1~2d可离床活动，下肢截肢术后2~3d练习坐起。若全身情况良好，术后5~6d可扶拐离床活动。术后7~14d(组织基本愈合)早期被动运动和助力运动，改善残肢关节活动度。

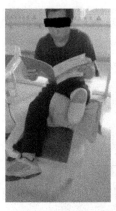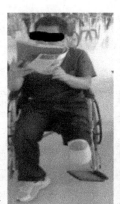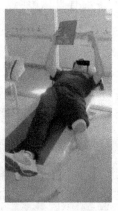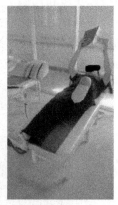

(a)不正确体位1　　(b)不正确体位2　　(c)不正确体位3　　(d)不正确体位4

图6-18　残肢不正确体位

3.术后即刻安装临时假肢。

目前这种方法在发达国家已广为应用，尤其是小腿截肢患者，可限制残端肿胀，加速残肢定形,减少幻肢痛,可早期离床,减少并发症。患者的年龄、肌力、全身状态、灵活性等因素决定何时使用假肢负重行走。

4.残肢定型。

改善残肢静脉回流,缓解肿胀及松弛的组织,避免过多的皮下脂肪沉积,正确使用弹力绷带或弹力护具是非常关键的。弹力绷带规格是大腿截肢用宽 12～15cm,小腿和上臂截肢用宽 10cm,长 2～4m 的绷带(见图 6-19)。绷带包扎采用远端紧近端松的方法,但避免出现循环障碍,缠绷带先沿残肢长轴缠绕 2～3 次,而后斜形从远端向近端缠绕成螺旋状,上臂截肢缠至胸廓,前臂截肢缠至肘关节上,大腿截肢缠至骨盆,小腿截肢缠至膝关节上。全日使用,保持每 4 小时包扎一次,夜间不解掉绷带。已佩戴假肢患者,脱掉假肢后残肢需使用弹力绷带。

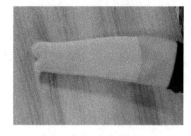

图 6-19　弹力护具定型残肢

(二)假肢安装前期

1.残肢卫生。

残端皮肤应保持清洁和干燥。注意不要擦伤皮肤,预防水泡、湿疹、真菌感染、细菌感染。

2.残肢脱敏。

目的为消除残端感觉过敏,使之能够适应外界的触摸和压力,为配用假肢接受腔作好准备。可让残端从弹性表面逐渐过渡到不同硬度和质地,反复练习,逐渐增加到耐受为止,可使用专业脱敏器械;按摩也可以用于脱敏治疗,可预防和松解粘连的瘢痕组织;残肢的弹力绷带缠绕包扎。

3.维持关节活动度和肌力。

(1)维持与改善关节活动度训练。

1)肩胛胸廓关节活动度训练:上臂截肢术后未能及时进行维持关节活动度训练,会造成肩胛胸廓关节挛缩,导致患者假肢适配训练的困难。

训练方法:患者坐位,康复医师一手固定截肢侧肩胛骨下角,另一手固定上臂残肢,让患者主动完成肩胛骨向上方移动(耸肩),向外侧移动(外展),向下移动,向脊柱方向移动(内收),如主动活动首先,康复医师则给予协助,达到正常活动范围。注意:训练时患者躯干应保持稳定,防止出现代偿动作,导致训练不充分。

2)肩关节活动度训练:患者坐位,双侧上肢外展、上举,尽量靠近头部,然后返回原位置,再从前方上举,上臂触头,返回原位置,双侧完成后伸动作,最后上肢自然下垂,做向内、外旋转运动。每日训练 2 次,5min/次。

3)髋关节活动度训练:患者俯卧位,康复医师一手置于患者臀部,另一手固定大腿残肢,利用双手向下和向上反方向用力扩大髋关节活动范围。髋关节挛缩患者还需做持续被动牵拉训练。注意避免粗暴手法,防止关节及软组织损伤;同时,注意患肢有无骨质疏松,防止出现病理性骨折。

4)膝关节活动度训练:患者俯卧位,康复医师双拇指抵膝关节近端,利用余指合力使膝关节被动伸展。患者俯卧位,在膝关节下方垫一软垫,康复医师一手固定臀部,另一手置于残肢远端向前下方施加外力,使膝关节尽量伸展,并在活动受限的角度维持外力,扩大膝关节角度。患者坐位,用宽尼龙带将患者大腿固定于治疗台上,康复医师双手固定残端,令患者用力屈曲膝关节与康复医师相对抗完成等长运动。当患者感到疲劳时令其放松,康复医师迅速做膝关节被动伸展。

(2)增强肌力训练。

1)上臂截肢的肌力训练:在不产生肢体运动情况下(等长运动),让患者分别完成屈曲、伸展、外展、内收全力肌肉收缩,3次/d,每次各方向持续3～10s,每次间隔2～3min。训练中康复医师施加阻力方向与残肢呈直角,部位和姿势相应变换。

为提高患者上肢肌肉耐力,可用滑轮、重锤、练习残肢抗阻力运动,重锤重量定为患者连续运动10次所能对抗的最大阻力,牵引力方向与肢体呈直角,速度宜缓慢,肌肉收缩到极限后维持2～3s,3次/d,每次间隔2～3min。

2)前臂截肢的肌力训练:训练方法与上臂截肢相同,还可利用弹簧、橡皮条或宽尼龙带练习(见图6-20)。

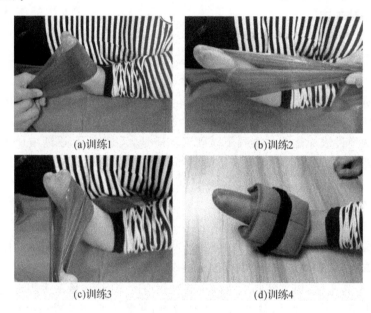

(a)训练1　　　　　　　(b)训练2

(c)训练3　　　　　　　(d)训练4

图6-20　残肢肌力训练

3)大腿截肢的肌力训练:大腿截肢容易出现髋关节屈曲外展外旋位挛缩,康复中加强伸肌和内收、内旋肌的肌力训练。

方法:患者仰卧位,训练床上放置矮凳,残肢置于矮凳上,将臀部抬起,反复训练提高臀大肌的肌力;患者坐位,断端下方置一软垫,患者双上肢上举,练习提臀离床动作;患者侧卧位,患肢在上方,残肢内侧置于矮凳上,断端支撑,反复练习骨盆上抬、离床动作,提高大腿内收肌群的肌力。

4)小腿截肢的肌力训练:小腿截肢容易出现膝关节屈曲挛缩,应增强伸肌肌力练习。

徒手抗阻运动:患者将膝关节置于训练床一端,并固定于膝关节上方,康复医师双手握紧患者残肢,让患者完成膝关节伸展运动,康复医师给予抵抗,反复进行,提高患肢伸肌肌力。

利用重锤的等长运动:患者坐位,膝关节呈伸展位,残端系牵引绳,过高滑轮绳的另一端加沙袋,其重量加至患者不能保持伸展的最大量。患者膝关节伸直位保持 6s,休息 2～3min,反复训练 3 回,每天训练一次,一周后测量患者伸展位可承受重量,调整沙袋重量后继续训练。

4.平衡训练。

(1)坐位平衡训练:大腿截肢患者常伴有坐位平衡功能下降。可让患者坐在平衡板上,双手交叉向前方平举,康复医师位于患者身后,一手扶患者肩部,另一手扶患者骨盆,双手交叉用力,使平衡板左右摇摆,提高患者坐位平衡能力。

(2)跪位平衡训练:坐位平衡反应出现后,先行膝手卧位平衡训练,患者保持膝手卧位,让身体重心向患肢移动,同时,施加外力破坏患者的身体平衡,诱发患者的调整反应能力。在平衡能力提高的基础上,可练习健侧下肢和另一侧上肢抬起的两点支撑训练。患者跪位,康复医师双手扶患者骨盆,协助患者完成重心左右移动、患者负重、身体调整反应等各项训练。

5.提高日常生活活动能力的独立性。

当假肢修理或患者不佩戴假肢时,训练患者利用健侧肢体熟练掌握日常生活技能是非常重要的,可增加患者独立性,增强其生活信心,提高其自理能力。

(三)假肢安装期

假肢安装后,需在康复医师及假肢技师的指导下进行操控假肢的训练。

1.上肢假肢训练。

上肢假肢训练包括操控和使用训练。操控训练包括穿脱假肢、各关节的运动、前臂旋转和机械手的开合等。使用训练是在操控训练基础上练习日常生活活动动作。训练患者学会拿住各种用具的方法,尽快独立生活,如拿汤勺、牙刷,穿衣服等,可采用模型或实物模拟日常生活,让患者充分利用假肢。一般假手持物练习要从大物品开始练习,如宽约 4cm 方木块,逐渐过渡到利用跳棋进行训练;待动作熟练后,加大难度,如柔软物品的抓放训练;最后练习握持光滑物品、形状复杂物品,如钢笔、玻璃杯等。

2.下肢假肢训练。

操控训练包括训练穿脱假肢,站立、平衡、行走等功能。使用训练则让患者掌握迈进后退,节律行走,上、下楼梯,过障碍等动作。

(1)站立位平衡训练:佩戴假肢后,患者立于平衡杠内,手扶双杠,反复练习重心转移,体会假肢承重的感觉和利用假肢支撑体重的控制方法。然后练习双手离开平衡杠的患肢负重、单腿平衡等。当患者能够较好地掌握平衡后,进行接抛球训练,根据患者能力,将球抛向上、下、左、右各个方向,让患者在改变体位时也能够保持身体平衡。

(2)步行训练:重心向患侧转移,控制能力等均应与穿脱假肢、步行训练同时进行,患者在进行独立步行时,往往产生不安和恐惧,这也是造成步态异常的主要原因之一。另外,由于患者过分依赖拐杖,迟迟不能独立步行。可利用康复医师双手代替拐杖,在保护患者安全的前提下,指导步行的节律和协调,同时不断调整辅助量,让患者尽快达到独立步行的水平。如患者双侧下肢步幅不等时,可在地面画脚印、横线、放置障碍物等标记,要求患者按训练计划进行,使其假肢的摆动、控制形成习惯。

3.专项职业前训练。

假肢的操控及使用训练成熟后,可根据患者日后可能从事的职业,进行专项职业前训练。

(四)常见并发症的康复

1.皮肤瘢痕和皮肤增生角化。

较大面积的瘢痕,尤其是早期瘢痕受压和摩擦后容易破溃且不易愈合,可试佩戴硅胶制作的残肢内套,使之不直接与假肢接受腔接触。

2.关节挛缩。

挛缩严重时不能佩戴假肢,预防及治疗关节挛缩在术后早期康复与维持、改善关节活动度训练中已讲述。

3.幻肢痛。

截肢后仍存有已截除肢体的幻觉,发生在幻肢的疼痛称为幻肢痛。其表现不同,如针刺样、搔痒、冰冷感、烧灼感、蚁爬感等,可伴有同侧感觉过敏、异常排汗、自主神经系统功能不稳定。极少数患者出现严重幻肢痛,虽然可通过残端神经瘤切除等手术来缓解,但多数患者仍需全面治疗。

幻肢痛属于神经因性疼痛,还有心理和记忆等多种因素共同的影响。最近的研究报道幻肢痛的发病率为2%~85%。目前幻肢痛的机制尚不清楚,治疗顽固性幻肢痛效果不佳。常用方法为①物理治疗:超声、低频脉冲电疗皮神经刺激、按摩、水疗等(见图6-21~图6-23);②药物镇痛:一般性疼痛可选择阿米替林、奋乃静,也可使用曲马多缓释片联合塞来昔布胶囊依托考昔等镇痛,较严重疼痛,可选择卡马西平、苯妥英钠、神经妥乐平等;③心理疗法:利用催眠、合理情绪疗法;④针灸治疗;⑤尽早安装假肢,比如术后即可安装临时假肢。

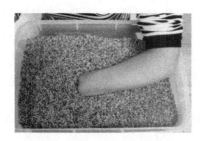

图6-21 脱敏箱残肢脱敏治疗

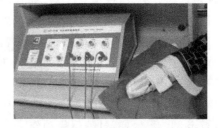

图6-22 经皮神经电刺激治疗

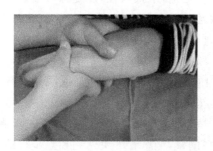
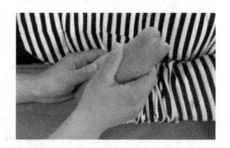

图6-23 按摩松解瘢痕及治疗幻肢痛

4.残端痛。

常见原因如下。①炎症:软组织蜂窝织炎、残端皮下滑囊炎;②皮下神经粘连、神经瘤形成;③骨端过长、骨刺形成;④残端肌肉紧张异常;⑤血管病、糖尿病截肢患者,残端血运差,缺血引发疼痛;⑥假肢适配不良。根据具体情况采用不同方法治疗,如物理治疗、药物治疗、手术治疗等。

[病例点评]

(一)诊断
左前臂远段、左手毁损伤,损伤肢体无法修复重建,急诊臂丛麻醉下行左前臂截肢术。

(二)康复评定
患者情绪低落,前臂残肢肿胀,患侧肌力下降,肘关节屈曲挛缩,肩肘关节活动受限,残端感觉过敏,幻肢痛。

(三)康复治疗
术后首先行心理干预,增强患者信心。低频脉冲电疗、按摩治疗,辅助药物镇痛,缓解肿胀,避免幻肢痛。拆线后弹力绷带缠绕包扎,肘关节伸展位固定,缓解肿胀、预防关节挛缩。保持残肢干燥、清洁。之后行肩关节活动训练、前臂截肢的肌力训练。安装假肢,并行假肢穿脱训练及假肢操控训练,同时,提高日常生活活动能力的独立性。

[知识拓展]

一、截肢的一般原则

(一)截肢平面的确定
截肢的一般原则是在去除坏死或病变的前提下,尽可能地保留残肢长度(小腿截肢除外)。

在各种截肢适应证中,对由于周围血管疾患所致的肢体缺血坏死的截肢平面最难确定,除了肢体坏死范围外,还要综合考虑其他因素。皮肤温度、颜色、营养状况,以及手术时的皮瓣出血情况,都应作为判断截肢平面伤口能否顺利愈合的依据。可扪及的最远侧动脉的搏动平面,不能单独作为决定截肢平面的因素,必须结合观察侧支循环形成的程度。检查皮温和肢体血压以确定截肢平面较为可靠。

对严重创伤肢体的截肢,以尽可能保留存活组织和残肢长度为原则,小腿截肢除外。因肿瘤而截肢的平面,视肿瘤性质而定。一般来说,截肢平面和恶性肿瘤的部位以隔开一个关节为好。

对于儿童,截肢平面的确定需要考虑到骨骼的生长,儿童截肢水平没有常规限定,较成人应采取更加保守的方法,保留关节和关节远端骨骺的截肢,比关节离断更可取。这样既可以保留骨骺以保持残肢的生长,又可防止儿童经骨截肢后骨残端的过度肥大性生长,如被迫经骨截肢则以尽可能保留肢体长度为原则,禁止试图用骨骺阻滞方法来防止儿童截肢后骨端过度生长。

(二)麻醉
可根据截肢平面的要求及患者的全身情况,选择全身麻醉、腰麻或硬膜外麻醉,以及臂丛神经阻滞麻醉。

(三)止血带

闭塞性动脉炎患者,在已确定的截肢平面以上的组织亦处在相对缺血状态,故不宜使用止血带。其他截肢术应尽可能使用止血带。对感染和恶性肿瘤的截肢手术,上止血带前用抬高肢 5min 的办法进行驱血,其他情况下则可用弹性驱血带由远端向近端缠绕肢体驱血。

(四)残端组织的处理

1.皮肤。

残端的皮肤必须有良好的血运和感觉,有适当的松紧度。皮肤缝合口两端若有狗耳朵样重叠需行修整。深筋膜的切断应随皮瓣的形状而改变,并在其和皮肤之间避免作不必要的分离。深筋膜的作用一方面是覆盖骨端,避免皮肤和骨端粘连;另一方面是帮助维护皮肤的血运。

2.神经。

神经切断后的残端不可避免地会形成神经瘤,大约有 10% 为痛性神经瘤。神经瘤的疼痛,常与神经残端的血供不佳、神经纤维种类,以及是否有瘢痕组织压迫和牵拉有关,可由压迫或叩击病灶部位引起,并有放射感。故截肢术中应将神经轻轻向远侧牵拉,用锐刀快速切断,让神经近侧残端回缩到截骨平面以上的健康组织中。较大的神经切断前可用 1% 利多卡因及 0.375% 罗哌卡因予神经外膜下局部阻滞,并尽量切除挫伤严重的神经,残留神经断端可行神经端端吻合术或神经外膜结扎术。

3.血管。

处理肢体主要血管要十分可靠。处理大血管时宜先结扎后切断近端动脉再行缝扎。未用止血带的截肢宜先结扎主要动脉,而后结扎伴行静脉。使用止血带的截肢术在处理大血管后,须放松止血带后彻底止血。

4.骨。

骨残端过分地剥离骨膜会导致环形的死骨形成。因而宜在截骨平面环形切开骨膜后将骨膜向远侧剥离,而后将骨横形锯断,骨残端不应留有锐角。

(五)引流

关闭伤口时放入引流物。根据截肢平面的高低和伤口大小,引流物可为橡胶片、半橡胶管、烟卷样物或硅胶管负压引流装置等。术后 48~72h 取出。

(六)术后处理

术后处理在康复治疗术后早期中已讲述(见 p148"康复治疗"中的"(一)术后早期")。

二、早期并发症的处理

(一)出血和血肿

由于主要血管结扎不可靠而致大出血,虽然少见但需加以警惕,出血量大者可出现休克,较大的截肢术后应常规在床头备好止血带。密切观察伤口敷料被血液污染的情况,可疑时应解开敷料,检查残端伤口。重要血管的出血应在使用止血带后急送手术室止血。因肌肉小血管止血不彻底所致的血肿,可穿刺吸除积血后作加压包扎。

(二)感染

感染的常见原因是开放伤手术中清创不彻底,对已坏死肢体或感染肢体做截肢手术。在并发糖尿病的周围血管疾患患者截肢术后易并发感染。一旦出现感染,应彻底引流,并做细菌培养和药敏,选择有效抗生素抗感染治疗,并警惕继发性出血。慢性感染可在手术彻底清创的基础上,给予持续灌洗引流。

(三)皮肤坏死

截肢水平选择不当、残端皮肤血运不佳、术中皮肤剥离广泛、皮肤缝合张力过大、血肿均可导致皮肤坏死。皮缘少量坏死经换药等保守治疗可自行愈合。较大面积的皮肤坏死,根据情况可给予游离植皮或皮瓣移植修复。皮肤和深层组织的严重坏死表示残端血供不足,应迅速做近端平面的再截肢术。

(四)溃疡和窦道

感染、异物、皮肤坏死等因素导致溃疡和窦道形成,根据病因治疗,可行刮除术、换药治疗、手术清创、放置引流管持续灌洗等。皮肤缺损予游离植皮或皮瓣移植修复。

三、假肢的构成与分类

(一)假肢的构成

1.上肢假肢的构成。

上肢假肢主要由接受腔、支持部、铰链(肩、肘、手)、手部、控制锁系统、肩带等构成。

2.下肢假肢的构成。

下肢假肢主要由接受腔、支持部、铰链(髋、膝、足)、足部、悬吊装置等构成。

(二)假肢的分类

1.按截肢部位分类。

(1)上肢假肢(见图 6-24):包括肩关节离断假肢、上臂假肢、肘关节离断假肢、前臂假肢、腕关节离断假肢、掌骨截肢假肢和假手指。

②下肢假肢(见图 6-25):髋离断大腿假肢、大腿假肢、膝离断假肢、赛姆假肢、短肢假半脚、假半脚、假足趾。

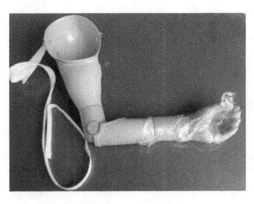

图 6-24 上肢假肢

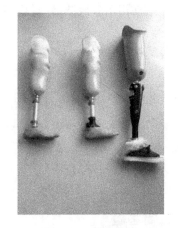

图 6-25 下肢假肢

2.按构造分类。

按构造可将假肢分为壳构造式假肢(又称外骨骼式假肢)和骨骼式假肢(或称内骨骼式假肢)。

3.按安装时间分类。

(1)临时假肢:截肢术后即装假肢,以训练为目的。

(2)正式假肢:带接受腔、传导系统、完整的、供长期和正式使用的假肢。

4.按功能分类。

(1)上肢。①装饰用上肢假肢。②作业用上肢假肢:在中国称工具手。③功能性上肢假肢:体内能源假肢,也称机械手;外部能源假肢,又称肌电手。前臂肌电假肢如图6-26和图6-27所示。

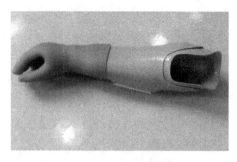

图6-26　前臂肌电假肢

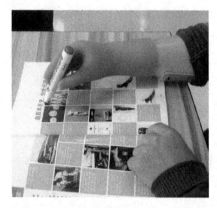
(a)效果1

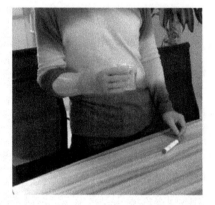
(b)效果2

图6-27　肌电假肢使用效果

(2)下肢。①作业用下肢假肢:适合重体力劳动。②日常用下肢假肢:日常生活中使用的功能和外观兼顾的下肢假肢,包括假半脚、赛姆假肢、小腿假肢、大腿假肢、膝部假肢、髋部假肢。③运动用下肢假肢:针对残疾运动员设计,近二十年才兴起。

[练习题]

一、选择题

1.弹力绷带包扎改善残肢静脉回流、缓解肿胀,多长时间更换一次?(　　)。

A.4h　　　　　　B.10h　　　　　　C.3d　　　　　　D.7d　　　　　　E.30min

2.大腿截肢最佳部位为(　　)。

A.膝上5cm　　　B.膝上10cm　　　C.膝上15cm　　　D.膝上20cm　　　E.大腿近端

二、简答题

1.截肢术后康复评定内容有哪些?

2.请简述截肢术后并发症的康复治疗。

3.请简述膝关节活动度的训练方法。

（孙涛　魏鹏）

项目七　关节置换术后的康复

任务一　全髋关节置换的康复

[学习目标]

一、知识要求

1. 了解人工关节置换的概况。
2. 熟悉全髋置换的手术过程。
3. 掌握全髋置换的术前康复原则。
4. 掌握全髋置换的术后康复程序。
5. 给患者必要的出院康复指导。

二、技能目标

1. 能对全髋置换作出正确的康复评定。
2. 能对全髋置换的预后作出判断。
3. 能对全髋置换进行正确的康复治疗。
4. 能对全髋置换作出康复指导。

[工作任务]

患者,李某,男性,80 岁,因右股骨颈骨折全髋置换术后。
要求:
1. 对该患者进行康复评估;
2. 提出康复治疗方案。

[背景知识]

一、概况

人工关节是由生物材料制成的人工假体。20世纪40年代,随着生物材料学和生物力学的进展,人工关节的研制和应用得到迅速发展。1960年英国医生Charnley大力推广黏固剂固定人工关节,使得人工关节技术得以完善。

现代人工关节材料主要是钴铬钼合金、钛合金、超高分子聚乙烯、三氧化二铝陶瓷等。假体通过黏合或生物固定的方法与人体骨组织结合。黏合使用黏固剂固定人工关节,黏固剂的作用就像水泥一样,因此称为"骨水泥"。生物固定是在人工关节表面通过特殊处理形成极小的微孔,3月左右时间,人体骨组织会长入微孔达到固定人工关节的目的。

人工髋关节包括股骨柄、股骨头、髋臼和聚乙烯衬。股骨柄、股骨头和髋臼是钴铬钼合金,股骨头也可以由陶瓷制成。衬是超高分子聚乙烯。只有股骨柄和股骨头的假体叫作人工股骨头或半髋假体。髋关节假体使用"骨水泥"或生物固定。

二、手术适应证

手术适应证包括类风湿性关节炎、青少年类风湿病、化脓性关节炎、强直性脊柱炎影响髋关节、骨折后及自发性缺血性坏死、骨肿瘤、退化性关节疾病、骨性关节炎、髋关节发育不良、髋关节重建失败、髋臼及近端股骨骨折或脱位、髋关节融合或假关节、创伤后关节炎、Gaucher病、病理性血红蛋白、血友病、遗传性疾病、陈旧性髋化脓性关节炎、关节截骨术失败、股骨头软骨脱位、髋关节周围肿瘤、陈旧性髋关节结核,以及非手术治疗失效或先前手术失败者。

如果患者55岁以上,关节疼痛、畸形、不稳定药物等其他治疗无效时,可考虑人工髋关节置换。接受髋关节置换最常见的患者是老年性骨关节病和股骨颈骨折,小于55岁的类风湿关节炎、髋关节肿瘤患者也可接受髋关节置换。

三、手术禁忌证

1.绝对禁忌证。

活动性感染、系统性的感染或败血症、神经病理性关节炎、因恶性肿瘤而不允许对假体进行充分的固定等。

2.相对禁忌证。

局部感染,特别是膀胱、皮肤、胸部或其他局部区域,髋外展肌缺失或肌力相对不足,进行性的神经性缺陷,迅速破坏骨质的疾病进程等。

[工作过程]

一、术前康复

1.手术前的功能评估。

手术前的功能评估包括疼痛、膝关节活动度、肌力、平衡、步行状态、下肢长度、外展及内收受限情况、步态特征、辅助设备的使用、全身功能状况、对功能障碍的认知程度。教授术后髋关节相关的练习,给予相关的指导手册;教授如何使用助行器步行(步行架)。

2.术前指导及注意事项

包括避免术后髋关节脱位的注意事项。

转移指导。例如①进出床、床与椅之间的转移、浴室内的转移、家中使用浴缸椅时的浴缸转移;②座椅:避免低座椅,左下时眼望天花板以减少躯干弯曲;③坐位:避免交叉双腿;④离开座椅:先移向座椅边,然后站起身。同时指导如何使用步行器练习步行,并演示术后第一天将要进行的练习。为了防止可能出现的脱位,坐位下避免做跷二郎腿动作。

3.手术前的常规检查。

患者住院后需要做血、尿化验,胸肺X线,心电图,髋关节X线检查,以确定有无手术禁忌证。如患有其他内科疾病如糖尿病、高血压,应评估药物是否影响手术,术前稳定血糖、血压。手术前一天,需要验血型,手术签字,麻醉签字,晚间需要灌肠、禁食、禁水。如夜间不能入睡,可服用安定片。

二、手术步骤

1.体位。

以选择不同切口而定。用后外侧切口时,患者侧卧,患侧在上。外侧或前外侧切口,患者平卧,患侧臀部垫高。

2.切口与显露。

切口选择应依据髋关节畸形、软组织挛缩情况、术者的经验和习惯而定。选择原则应能便于软组织松解、关节充分显露和假体置入。临床多用后外侧、前外侧切口和显露途径。本书以前外侧切口为例叙述。

3.切除关节囊,脱位髋关节。

显露髋关节囊后,分离关节囊外的粘连,充分显露其前方、上方及下方,上至髋臼周边,下至大转子基底,切除关节囊及滑膜。将髋关节外旋、内收,使股骨头脱位,切除髋后方残留的关节囊和滑膜。如髋关节强直,应先凿断股骨颈,然后用髋臼凿取出股骨头。脱位后应结合术前畸形仔细检查软组织挛缩情况,并予松解,直至髋的各方向活动无阻碍为止。

4.切除股骨头,修整股骨颈,扩大髓腔。

见人工股骨头置换术。用干纱布塞紧髓腔止血,暂勿置入假体,以免影响髋臼的处理。

5.清理髋臼。

在髋关节周围软组织中有坐骨神经、股动脉、静脉和股神经,为避免损伤,应用带尖或带齿拉钩,尖齿勾在髋臼缘外的骨上后,向外倾斜即可拉开周围软组织,这样可避免滑脱,并可显露髋臼。切除关节盂唇、圆韧带、所有臼内软组织及软骨面。如果骨质很硬,可用圆凿切除一层软骨下骨;如髋臼缘有过多骨赘,应予适当切除;如头臼融合,应先用平凿在头臼间的刻痕,再用髋臼凿将头部凿除,形成一个假臼。用与人工髋臼大小适合的髋臼锉加深、加大髋臼,直至能完全容纳人工髋臼后,再适当扩大,因人工髋臼缘最多不能超出原臼缘0.5cm,还必须留出充填骨水泥的空间。用髋臼锉时应注意方向,即外倾40°~50°,闪倾10°~15°,以便人工髋臼的安置。同时,注意髋臼外缘顶部的骨质不能去除太多,以保持术后人工髋臼的稳定;臼的内壁较薄,锉时注意不要穿透,对骨质疏松患者尤需注意。在髂、耻、坐骨上各刮一个直径0.8cm、深1cm的骨孔,填入骨水泥后可以强化骨水泥的黏固强度。最后,用生理盐水冲洗,清除所有血液、凝块和骨屑,用干纱布压迫、彻底止血,必要时可用电凝、过氧化氢或止血纤维止血,然后保持干纱布压迫直至应用骨水泥充填。

6.安放人工髋臼。

术者换手套,待助手混合骨水泥到不粘手套时,即用手指将骨水泥均匀充填到干燥的髋臼内,3个强化孔也必须注意充满,然后把人工髋臼压放在髋臼床的黏固剂上,一般多将臼帽先下斜贴紧臼的后下缘,之后迅速用髋臼调位加压器向前上方挤压使之与臼床紧密均匀贴附,并利用调位器的二臂,根据体位调整和保持人工髋臼于外倾45°和前倾10°~15°位;同时,将人工髋臼周围溢出的黏固剂刮除,但不能损坏骨与臼帽间的骨水泥。维持加压直至黏固剂固化后,才可去掉调位加压器。如在骨水泥开始硬化后,移动臼帽的位置,势必将骨水泥从骨或臼帽上拉开而松脱,必须避免。如果发现臼帽安放位置不当,则应果断地在骨水泥尚未完全固化前取出帽与骨水泥,重新安放。冲洗干净后,再重复上述步骤,用加压器挤压人工髋臼。如有血色液体自骨水泥与骨或臼帽间溢出,说明固定不会好,也应取出重新安放。如果固定牢靠,即可检查并清除骨赘、多余骨水泥及散在软组织中的骨片等。

7.缝合。

用1∶1000新洁尔灭液冲洗、浸泡5min后,用生理盐水冲洗伤口。彻底止血后,在人工关节附近放入负压吸引管,经切口外皮肤上另戳一小切口中引出皮外,然后分层缝合伤口,加压包扎。

三、术后康复

1.术后评定。

分别在术后1~2d,术后1周、2周以及术后1个月、3个月和6个月进行评定。内容包括:切口愈合情况,关节肿胀情况,疼痛情况,下肢肌力、活动及转移能力、步行功能,下肢功能性活动能力,X线片检查确定手术后髋关节正确对线情况,特别是了解是否存在骨折疏松,以及患者的心、肺功能。

2.康复目标。

康复主要为:①术后患腿无痛的关节活动范围;②独立步行;③ADL独立。

四、髋关节康复治疗原则

1.制动。

术后当患者仰卧于床上时,必须将术腿维持在轻度外展和旋转的中立位。可用枕头来保持此位置,也可用大腿和小腿套将术腿悬吊在一个平衡位。

2.早期保护性练习。

术后第1～6周之内,康复的重点是预防和患者教育。选择的练习或活动应于术后第1天开始,每天2次,直至患者出院。以下的练习应于术后开始,并持续3～4周。

(1)预防血管和肺部并发症。活动踝关节,以预防静脉血栓形成;深呼吸练习和支气管清洁,以预防术后肺炎或肺不张;持续进行这两项练习直至病情稳定。

(2)防止术后置换的髋关节半脱位或脱位。关节不稳的危险性最高期是术后第4～6周,因为此时髋关节周围的软组织尚未完全愈合。后外侧手术入路具有较高的脱位或半脱位的发生率,但外侧和前外侧入路也有可能性。因此,应做到以下两点:①告诉患者及其陪护应限制进行的活动和体位、安全的床上活动和转移,日常生活活动当中应注意的事项,以及正确坐姿;②观察患者是否有出现脱位的迹象或症状,如先前未出现的术腿的缩短。

(3)出院前达到功能性活动独立:①床上活动和转移与负重和需要限制的动作结合起来;②手术愈合后可立即开始使用助行器步行(通常是步行架)。

(4)保持上肢和健腿的肌力和肌耐力的功能性水平:①以功能性活动的模式进行主动抗阻练习;②对转移和使用助行器步行中将要用到的目标肌群进行锻炼。

(5)预防术腿肌肉组织的反射性抑制和萎缩:亚极量的股四头肌、伸髋肌和髋外展肌的等长收缩练习,只要引发出肌肉收缩即可。如果进行了大转子切除,术后早期阶段避免即使示低强度的髋外展等长收缩练习。

(6)获得术腿主动活动和控制能力:①卧床时在保护范围内做髋关节的主动助力练习;②坐位下做主动屈伸膝练习,强调终末端的伸展;③由助力进展到主动屈髋、膝(足跟滑行),去除重力的髋外展练习,根据手术入路进行由外旋至内旋中立位的练习,这些练习均在卧位下进行;④站立时手扶台面以维持平衡,屈或伸膝时进行髋关节的主动练习;⑤在术腿上施加许可的重量,进行髋屈、伸和外展的闭关链练习。

(7)防止术髋的屈曲挛缩:①避免在术腿的膝下垫枕头;②仰卧位下,健侧下肢取Thomas试验的位置牵拉术腿伸直至中立位:当术腿放松或是当术腿进行伸髋肌收缩时健腿屈髋屈膝尽量靠近胸部;③如果允许翻向俯卧位时,可定期采取俯卧位对屈髋肌进行长时间牵拉。

3.中期和后期的保护性练习。

此期间是指术后6～12周期间所进行的练习。适用于继续住院以及在家中所进行的练习。术后软组织和骨的充分愈合将会持续1年。在康复的中期及后期,重点在于重建达到功能性活动水平所需的力量、肌肉和心血管耐力以及关节活动度。日常生活活动中的术后注意事项至少应持续12周或更长的时间。患者教育要贯穿整个期间,以使患者重返预期的家庭、工作和休闲中的活动。

(1)重建术腿或任何受牵连部位的肌力和肌耐力:①在许可的范围内继续进行主动开放链和闭合链的关节活动度训练;②可以无支撑站立时进行双侧的闭合链练习,如利用轻级别弹力带或是双手持轻重物的抗阻半蹲;③术腿可在全负重时进行单侧的闭合链练习,如前后踏步;④强调增加锻炼的重复次数而非阻力,以改善肌肉耐力。

(2)改善心肺耐力:启动非冲击性的有氧健身计划,如功率自行车、游泳或水中有氧运动。

(3)重建术髋的功能性关节活动范围:①在安全的范围内改善出现的挛缩;②继续采用体位的方式牵引,以减轻屈髋挛缩,如之前讲述的俯卧和Thomas试验位置;③将关节活动度的训练与功能性的活动相结合;④大多数患者在术后6周时屈髋应能达到110°～120°,复合的屈髋、外展、外旋达 160°，以便于穿鞋袜。

（4）步行时逐级改善负重、平衡和矫正步态偏差：①开始或继续在健侧使用手杖，如果用骨水泥固定，可在术后 3 周开始，如果非骨水泥固定或进行了大转子切除可在术后 6～12 周开始；②使用手杖步行时，可在不平且较软的地面上行走以改善平衡；③步行时强调正确的姿势：躯干直立、垂直对线、等步长、双腿保持一个中立对称姿势；④持续使用手杖直至负重受限消除，或是臀中肌肌力不足时、长时间步行时也应使用手杖以减轻肌肉疲劳。

（5）准备使患者重返功能性活动的充分水平：①将力量和耐力练习整合到功能性活动中，但要避免施加高负荷。当负重限制终止后可利用功能性活动来加强髋、膝肌力，如上、下楼梯等；②将低强调步行计划的时间和距离延长；③通过患者教育来强化选择性活动的重要性，以减小施加于人工髋关节上的受力。

五、术后效果

全髋置换术后的一个显著的并发症是数年之后在骨水泥与骨的界面之间发生无菌性（生物力学）的假体松弛，从而逐渐导致髋关节的反复疼痛和失稳，这种现象常发生于年轻且体力活动活跃的患者。

多项研究表明，髋臼和股骨假体在体内所发挥的作用可持续 15～20 年，术后大约 1 年之后，患者可以获得其期望达到的功能改善水平的 90%，随后的 1～2 年内随力量的不断增强，功能的改善可达到一个高峰。为了延长假体的使用寿命，年龄在 50～60 岁以下的患者应该避免参与高强度的体育与休闲活动。如果患者从事的是重体力工作，应进行职能再训练，或者根据建议调整与工作有关的活动。

［病例点评］

（一）诊断
该病例有明确右侧股骨颈骨折病史，已行右侧全髋关节置换手术。

（二）康复评定
主要评定患者精神状态、全身情况、术后伤口愈合情况、髋关节活动度及肌肉萎缩情况，有无骨质疏松及长期卧床导致的并发症存在。

（三）康复治疗
按照髋关节置换术后康复程序予以早期的康复指导，并进行主被动关节活动、下肢肌力练习、辅助及支具下行走及独立行走练习。

［知识拓展］

一、髋关节术后推荐康复程序

（一）术后第一阶段：急性治疗期（第 1～4 天）
1. 目标：
（1）独立的转移训练及安全地上、下床/座椅/马桶；

(2)使用手杖或腋杖在平地及台阶上独立走动；

(3)独立进行家庭训练计划；

(4)了解有关知识，并遵守全髋关节置换术的注意事项；

(5)独立进行基本的日常生活活动。

2.注意事项：

(1)避免髋关节屈曲超过90°，内收超过中线，内旋超过中立位（后外侧入路）；

(2)避免手术侧卧位；

(3)避免将垫枕置于膝下以防止髋关节屈曲性挛缩；

(4)仰卧位时应使用外展垫枕；

(5)如果同时行截骨术，应减轻负重至20%～30%。

3.治疗措施：

(1)指导患者进行肌力训练，包括股四头肌及臀肌的等长收缩，踝泵，仰卧位髋关节屈曲至45°，坐位伸膝及屈髋（小于90°）练习，站立位髋关节后伸、外展及膝关节屈曲练习；

(2)在辅助装置协助下渐进性走动——从助行器到手杖或腋杖；

(3)利用辅助装置强化下肢对称性负重及交替步态；

(4)非交替性台阶练习；

(5)复习并指导髋部注意事项；

(6)日常生活活动指导，评估辅助装置的需要情况；

(7)冷冻疗法。

4.晋级标准：

当患者能够实现对称性负重及非防痛步态时，则可从助行器过渡到手杖及腋杖。

(二)术后第二阶段：早期柔韧性及肌力强化训练（第2～8周）

此阶段应持续至手术医师认为可解除一切注意事项，并应根据患者术前可耐受范围内负重情况及离床走动情况开展训练。

1.目标：

(1)最大限度降低疼痛；

(2)无辅助装置下使步态正常化；

(3)髋关节后伸0°～15°；

(4)控制水肿；

(5)独立进行日常生活活动。

2.注意事项：

(1)避免髋关节屈曲超过90°，内收超过中线，内旋超过中立位（后外侧入路）；

(2)避免高温；

(3)避免一次性长时间坐位（超过1h）；

(4)避免疼痛下进行治疗性训练及功能性活动；

(5)避免双腿交替性爬楼梯，直至上下台阶练习均已顺利完成。

3.治疗措施：

(1)继续开展后期家庭训练计划；

(2)冰敷；

(3)俯卧位训练；

(4)短曲柄测力机(90mm)练习；

(5)步态训练；

(6)反向活动平板训练；

(7)髋部近端肌力强化训练；

(8)闭链动力性训练：腿部下压练习/离心腿下压练习；

(9)前向上台阶练习(从 10cm、15cm 到 20cm)；

(10)本体感觉/平衡训练：双侧动态活动练习及单侧静态站立练习；

(11)日常生活活动训练；

(12)水池疗法；

(13)基线测定：功能范围测试、定时起立行走测试、单腿站立时间。

4. 晋级标准：

(1)经过术后 8 周随访,手术医师认为可解除髋部注意事项；

(2)水肿及疼痛均已得到控制；

(3)髋关节后伸 0°～15°；

(4)无辅助装置下正常步态型；

(5)可登上 10cm 高的台阶；

(6)独立进行日常生活活动。

(三)术后第三阶段：进一步强化肌力及恢复功能(第 8～14 周)

1. 目标：

(1)交替性上下台阶；

(2)能够独立地完成下身穿戴,包括穿脱鞋袜；

(3)功能范围、定时起立行走时间、单腿站立时间,所有这些测试结果均应在相应年龄组正常值范围内；

(4)恢复特殊的功能性活动。

2. 注意事项：

(1)避免疼痛下进行治疗性训练及功能性活动；

(2)监控患者活动量。

3. 治疗措施：

(1)静态脚踏车练习(170mm)；

(2)活动平板练习；

(3)下肢牵拉练习；

(4)闭链动力性训练；

(5)继续前向上台阶练习；

(6)开始前向下台阶练习；

(7)下肢渐进性抗阻训练；

(8)对侧髋部练习；

(9)进一步的本体感觉及平衡训练；

(10)近髋部渐进性抗阻训练机；

(11)水池疗法；

(12)重新评定功能范围、定时起立行走时间及单腿站立时间；

(13)特需活动训练。

4.出院标准：

(1)双腿交替性爬楼梯；

(2)独立穿脱鞋袜；

(3)功能范围、定时起立行走时间及单腿站立时间均在相应的年龄组正常范围内；

(4)患者恢复体育活动或更高级的功能性活动。

[练习题]

一、选择题

1.全髋关节置换术后并发症包括(　　　)。

A.假体松动　　　　　B.假体下沉　　　　　C.脂肪栓塞　　　　　D.肌萎缩

2.全髋关节置换手术后康复评定时间为(　　　)。

A.1周　　　　　　　B.2周　　　　　　　C.1个月　　　　　　D.3个月

3.全髋关节置换手术后最易发生的脱位是(　　　)。

A.前脱位　　　　　　B.后脱位　　　　　　C.侧方脱位　　　　　D.前后脱位

二、问答题

1.全髋关节置换术前及术后康复评定包括哪些内容？

2.全髋关节置换术后有哪些并发症？如何预防？

3.如何防止全髋关节置换术后发生关节脱位？

（郭　　旭）

任务二　全膝关节置换的康复

[学习目标]

一、知识要求

1.了解全膝关节置换的概况。

1.熟悉全膝置换的术前评估及康复指导。

2.掌握全膝置换的康复原则。

4.掌握全膝置换的术后康复程序。

5.给患者必要的出院康复指导。

二、技能目标

1.能对全膝置换作出正确的康复评定。

2.能对全膝置换的预后作出判断。

1.能对全膝置换进行正确的康复治疗。

2.能对全膝置换患者作出康复指导。

[工作任务]

患者,张某,男性,65岁,因左侧膝关节骨性关节炎全膝置换术后。

要求:

1.对该患者进行康复评估;

2.提出康复治疗方案。

[背景知识]

一、概述

(一)手术适应证

适应证包括:功能受损而导致的膝关节疼痛;影像学证据表明存在严重的关节炎;负重或活动时因严重的膝关节疼痛而影响功能性活动;继发于进行性关节炎而有广泛的关节软骨破坏;活动受限或粗大失稳;膝关节显著畸形,如先天性内、外翻;非手术治疗失效或先前手术失败。

(二)手术禁忌证

1.绝对禁忌证:包括新近或反复的膝关节感染;败血症或系统性感染;痛性膝关节实体融合(痛性愈合型的膝关节融合通常是由于反射性交感神经营养不良导致,而手术对此无帮助)。

2.相对禁忌证:包括严重的骨质疏松、较重的健康状况不良、无痛的功能良好的关节强直。

[工作过程]

一、术前康复

1.术前评定。

主要评定疼痛、关节活动度、肌力、平衡、步行状态、下肢长度、步态特征、辅助设备的使用、全身功能状况、对功能障碍的认知程度。X线片检查了解膝关节的对线、对位,有无关节内外翻畸形等。

2.活动练习。

活动练习主要包括体位转移;床与椅之间的转移;浴室内的转移;家中使用浴缸椅时的浴缸转移;教授术后膝关节相关的练习,给予相关的指导手册;教授如何使用拐杖或助行器步行(步行架)。

3.注意事项。

告诉患者全膝关节转换术后的注意事项,为了防止可能出现的脱位,当使用了后方稳定性的假肢时(十字韧带缺失),坐位下避免做腘绳肌的练习.

二、术后康复

(一)术后评定

分别在术后 1~2d,术后 1 周、2 周以及术后 1 个月、3 个月和 6 个月进行评定。内容包括:切口愈合情况,关节肿胀情况,疼痛情况,下肢肌力、活动及转移能力、步行功能,下肢功能性活动能力,X 线片检查确定手术后膝关节正确对线情况,特别是了解是否存在胫骨平台后倾及骨质疏松存在以及患者心、肺功能。

(二)康复目标

康复目标为:预防长期卧床的并发症,例如静脉血栓、肺部感染、尿路感染、压疮等;改善及恢复关节活动范围;在助行器帮助下的独立步行。

(三)制动和早期活动

术后当患者仰卧于床上时,膝后加夹板,辅料加压包扎固定 1~2d。夹板夜间使用,维持12 周,白天训练时可取下。非骨水泥固定的患者 12 周之前步行时都应该佩戴膝关节后夹板。术后几个小时即可以开始使用膝关节持续被动活动器(continuous passive motion,CPM),可持续使用 7d。为了不影响切口的愈合,术后头 3d 建议 CPM 的使用速率保持在每分钟循环一个周期,最大屈膝角度不超过 40°。

(四)负重

允许负重的程度取决于所选假体的类型和采取的固定方式。

1.生物学固定。

术后 6 周之内负重的方式限制在触地的水平,随着康复的进展逐步增加负重的程度。术后 12 周之前不能全负重,需要用步行器助行。

2.骨水泥固定。

术后允许可耐受的负重,6 周后可逐步过渡到全负重。患者在康复的中度保护期和最小保护期内应该坚持使用拐杖和手杖,术后开始步行的头几天之内,患者还需要穿戴外固定器。

(五)早期保护性练习

术后第 1~2 周的康复目的是重建关节活动度(术后第 1~2 周屈膝达 90°和充分伸膝)和预防术后并发症。术后第一天使用 CPM 机,有利于缓解术后疼痛,促进伤口愈合,降低深静脉血栓的发生,可使患者在术后早期阶段较快恢复屈膝,并可减少住院天数。

1.肌肉力量训练。

预防髋、膝周围肌肉组织的反射性抑制和肌力丧失。通过训练使肌肉获得 3/5~4/5 的肌力。

（1）进行股四头肌、腘绳肌和髋内收肌的等长收缩练习，也可以结合神经肌肉电刺激。

（2）利用神经肌肉抑制技术，如原动肌收缩技术以降低肌肉的保护性收缩，特别是对股四头肌，以增加膝关节屈曲。

（3）在仰卧、俯卧、侧卧位下由助力进展到主动的直腿抬高练习。恢复膝关节的关节活动度和控制能力。

2.关节活动练习。

具体方法如下：

（1）术后立即开始踝关节的练习，以促进循环，减轻术后水肿和疼痛。

（2）在患者耐受的范围内进行主动助力和主动的关节活动度练习。

（3）在仰卧位和坐位下练习跟骨滑行以增加屈曲。

（4）轻柔地使用髌骨上下滑动技术。

（5）仰卧位下利用重力辅助来伸展膝关节，可定期在踝关节下放置毛巾卷使膝关节架空。术后早期避免在膝下垫枕头以避免导致屈膝挛缩。

3.进行深呼吸练习以预防肺部并发症。

(六)中期保护性练习

术后第3～6周。此期康复的目的是使膝关节屈曲接近110°，主动伸膝到0°，并逐渐恢复下肢肌力，并增加心肺和肌肉能力，以使患者获得重返充分的功能活动所需的力量和耐力。

1.增加肌力和肌肉耐力。

（1）股四头肌和腘绳肌的多角度等长收缩和低强度的动态抗阻练习，充分的股四头肌肌力对负重时的活动过程中膝关节的稳定性最重要。

（2）各种体位下进行抗阻直腿抬高练习，也可以进行对角模式的抗阻练习以增加髋关节周围肌力，重点强调髋伸肌和外展肌。

（3）允许负重时进行闭合链的练习，包括稳定性练习、背靠墙滑行练习、半蹲练习、单腿上矮凳练习，以改善膝关节的稳定性和功能性控制能力。

（4）站立位低强度的抗阻外展练习以改善骨盆的稳定性。

（5）低强度的使用弹力带进行渐进式抗阻练习。

2.增加关节活动范围练习。

（1）如果活动受限持续存在，采用轻柔的自我牵拉练习（低强调、持续长时间的牵拉）。在站立和步行活动时需要增加髋屈肌、腘绳肌、腓肠肌的柔韧性。

（2）进行固定自行车练习时，开始时应尽可能地升高座位，以后为了增加屈膝可逐渐降低座位高度。

(七)后期保护性练习

术后第6～12周。此期康复的重点在于增加心肺和肌肉能力，以使患者获得重返充分的功能活动所需的力量和耐力。

1.改善本体感觉和平衡能力。

可采取泡沫塑料、各种平衡板站立，跨越障碍物，单腿平衡站立，上、下斜坡，侧步走，以改善在各种不同方向和地面上的活动能力。

2.利用非冲击性的活动来改善心肺功能和肌肉耐力。

如功率自行车和水中练习等。使用所需的助行器逐步进行步行和爬楼梯的活动。

(八)平衡能力训练

改善本体感觉和平衡能力。可采取泡沫塑料、各种平衡板站立,跨越障碍物,单腿平衡站立,上、下斜坡,侧步走,以改善在各种不同方向和地面上的活动能力;利用非冲击性的活动来改善心肺功能和肌肉耐力,如功率自行车、水中练习等,使用所需的助行器逐步进行步行和爬楼梯的活动。

(九)术后康复效果

对多数患者而言,术后可能要经过 12～24 个月的练习才能使膝关节达到充分的功能性活动范围(充分主动伸展,屈曲至少达到 90°)。某些术前就已经存在关节活动受限的患者,术后即使经过强化的康复训练,关节活动的改善仍不十分明显。术后一般至少要经过 3 个月的练习才能使股四头肌和腘绳肌的肌力恢复到术前水平。术后股四头肌肌力低下的时间一般要长于腘绳肌低下的时间。术后随着患者功能活动水平的不断提高,力量和耐力的进一步增强需要大约一年的时间。

[病例点评]

(一)诊断

该病例有明确左侧膝关节骨性关节炎病史,已行左侧全膝关节置换手术。

(二)康复评定

患者精神状态、全身情况、术后伤口愈合情况、膝关节活动度及肌肉萎缩情况,有无骨质疏松及长期卧床导致的并发症存在。

(三)康复治疗

该患者手术后需严格按照膝关节置换术后康复程序予以早期的康复指导,进行主被动关节活动、股四头肌功能练习、辅助及支具下行走及独立行走练习。

[知识拓展]

一、膝关节置换术后推荐康复程序

(一)术后第一阶段:急性治疗期(第1～4天)

1.目标:

(1)无辅助转移;

(2)无辅助利用适当器械在平地行走或上下台阶;

(3)能够独立进行家庭练习方案;

(4)AROM:主动屈曲≥80°(坐位),伸直≤10°(仰卧位)。

2.注意事项:

(1)避免长时间坐、站立、行走;

(2)行走和 ROM 练习时严重疼痛。

3.治疗措施：

(1)CPM——屈膝开始达到60°并逐渐增加；

(2)转移训练；

(3)利用适当工具辅助在能够忍受疼痛的范围内负重进行步态训练；

(4)日常生活活动能力(ADL)训练；

(5)冷敷；

(6)抬高患肢防止水肿；

(7)力量练习：股四头肌、臀肌和腘绳肌等长收缩练习，主动伸膝，坐位曲髋；

(8)ROM练习：坐位进行膝关节主动屈伸练习(AROM)、踝下垫毛巾卷被动伸膝、上楼梯。

4.晋级标准：

(1)当住院患者在术后5d内完成第一期所有目标时可出院回家；

(2)当患者能协调迈步、双腿负重时，可以将带滚轮的助行器换成手杖行走；

(3)当AROM连续2d超过90°可停止CPM。

(二)术后第二阶段：(第2～8周)

1.目标。

(1)ROM：主动辅助屈膝≥105°；

(2)主动辅助伸膝＝0°；

(3)尽量减轻术后水肿；

(4)迈上10cm高的台阶；

(5)独立进行家庭练习方案；

(6)有/无辅助工具下恢复正常步态；

(7)独立进行ADL。

2.注意事项：

(1)如果存在步态倾斜则避免无辅助行走；

(2)避免长时间坐和行走；

(3)避免在治疗性练习和功能活动时疼痛；

(4)在患肢恢复足够肌力或良好控制时方可爬楼梯时两腿交替。

3.治疗措施：

(1)利用毛巾卷或俯卧悬腿进行被动伸膝；

(2)主动屈伸膝；

(3)AROM屈膝：人工、足跟滑板、靠墙滑板；

(4)ROM>90°时用短曲柄测力机(90mm)练习；

(5)ROM>110°时用脚踏车或测力机(170mm)练习；

(6)采用冷敷/抬高患肢/其他方式消肿；

(7)髌骨移动(只要拆除门形钉、缝线后以及切口稳定)；

(8)电刺激或生物电反馈用于股四头肌训练；

(9)向前上台阶，台阶高度逐渐增加(5cm增至10cm)；

(10)近侧据抗练习：多功能髋部训练机；

(11)平衡/本体感觉训练:单腿静态站立,双腿动态活动;

(12)确定功能测验的基线值:TUG以及条件许可时所达到的功能;

(13)利用辅助工具进行 butai 训练:侧重主动屈伸膝,足跟蹬地,两腿交替行走和对称负重;

(14)洗手间内外进行 ADL 训练,上、下车。

4.晋级标准:

(1)屈曲>105°;

(2)无股四头肌松弛;

(3)有/无辅助工具下步态正常;

(4)可迈上 10cm 台阶。

(三)术后第三阶段:(第9~16周)

1.目标。

(1)ROM:主动辅助屈膝≥115°;

(2)起立时双腿负重对称和相等;

(3)独立进行 ADL,包括系鞋带和穿袜子;

(4)上下楼梯练习:上行楼梯台阶高 15~20cm,下行楼梯台阶高 10~15cm;

(5)股四头肌/腘绳肌力量、控制和柔韧性达到最大足以满足较高水平 ADL 活动需要;

(6)功能测验评分:TUG<15s,功能距离 25cm。

2.注意事项:

(1)如果存在步态倾斜或疼痛则避免上下楼梯练习;

(2)得到 MD 许可方可进行跑、跳和多轴运动。

3.治疗措施:

(1)髌骨移动/滑动;

(2)循环测功机(170mm)练习;

(3)股四头肌牵拉练习;

(4)腘绳肌牵拉练习;

(5)蹬腿/离心蹬腿/单侧蹬腿练习;

(6)向前上楼梯 15~20cm;

(7)向前下楼梯 10~15cm;

(8)马步/贴墙壁蹲起;

(9)身体前倾逆行踏车;

(10)功能性马步;

(11)平衡/本体感觉训练:双腿和单腿动态活动。

4.出院标准:

(1)患者达到全部目标和功能结果;

(2)功能测验结果在该年龄段的正常范围内;

(3)向前可逐级迈上 15~20cm 高台阶/向前可逐渐走下 10~15cm 高台阶。

[练习题]

一、选择题

1. 全膝关节置换术后并发症包括（　　　）。
A. 假体松动 　　　　　　B. 深静脉血栓 　　　　　C. 骨质疏松 　　　　　D. 肌萎缩
2. 全膝关节置换手术后康复评定时间为（　　　）。
A. 1 周 　　　　　　　　B. 2 周 　　　　　　　　C. 1 个月 　　　　　　D. 3 个月
3. 全膝关节置换手术后最易发生的脱位是（　　　）。
A. 前脱位 　　　　　　　B. 后脱位 　　　　　　　C. 侧方脱位 　　　　　D. 前后脱位

二、问答题

1. 全膝关节置换术前及术后康复评定包括哪些内容？
2. 全膝关节置换术后有哪些并发症？如何预防？
3. 如何防止全膝关节置换术后发生关节脱位？

（郭　旭）

项目八　运动创伤的康复

任务一　膝关节前交叉韧带损伤的康复

[学习目标]

一、知识要求

1.熟悉前交叉韧带损伤的临床表现与诊断。
2.了解前交叉韧带损伤的临床处理。
3.掌握前交叉韧带损伤的康复评定方法。
4.掌握前交叉韧带损伤的康复治疗方法。

二、技能目标

1.能对前交叉韧带损伤作出正确的康复评定。
2.能对前交叉韧带损伤的预后作出判断。
3.能对前交叉韧带损伤进行正确的康复治疗。
4.能对前交叉韧带损伤作出术前、术后康复指导。

[工作任务]

患者男,28岁,因"摔倒致右膝肿痛,活动受限 1h"收入院。患者 1h 前,跑步时不慎摔倒,当即感右膝关节内有撕裂声,继而产生疼痛,肿胀,不能活动和步行,遂被朋友送往医院。入院后查体:右膝关节肿胀明显,局部压痛阳性,活动受限,前抽屉试验阳性,Lachman 试验阳性,行右膝关节 X 线正侧位片,未见骨折征象。右膝 MRI 检查提示(见图 8-1),右膝关节前交叉韧带断裂。入院一周后在腰麻下行"关节镜下自体腘绳肌肌腱重建 ACL 术"。

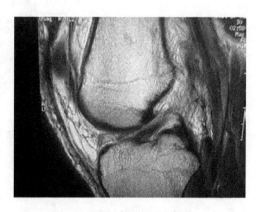

图 8-1　MRI 提示 ACL 损伤

一、术前康复介入

入院后膝关节肿胀明显,局部压痛阳性,膝关节活动度由于肿痛活动受限,肌力无明显减退。给予患者佩戴膝关节铰链式支具将右膝关节固定在0°位,患肢抬高,以利于消除肿胀。对患者进行康复宣教,指导患者术前进行功能锻炼,改善关节活动度,增强肌肉力量。教会患者如何穿戴支具,教会患者使用拐杖。术前在足跟后垫毛巾卷使膝关节被动过伸,做踝泵运动、股四头肌等长收缩、近端髋关节渐进式肌力训练。

二、术后康复

患者为青年男性,喜爱体育运动,希望通过手术和积极的术后康复,最大化的恢复功能。针对这一要求,大体上按照康复程序来进行功能锻炼;根据患者的具体情况有针对性设计个体化康复方案和训练手段,以期日后能恢复日常活动能力,重返工作岗位,参加体育运动。

[背景知识]

一、概述

前交叉韧带(anterior cruciate ligament,ACL)是膝关节重要的静力稳定结构,起自胫骨髁间隆起的前方内侧,与外侧半月板的前角附着,斜向后上方外侧,纤维呈扇形附着于股骨外侧髁的内侧。ACL的主要功能是构成股胫之间的内在铰链,并限制胫骨向前过度位移及小腿的外翻和内旋。膝关节的软组织如图8-2所示。

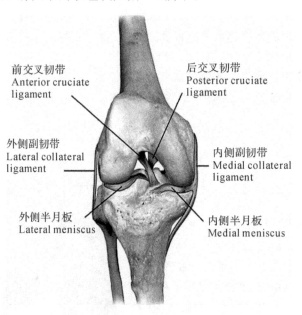

图 8-2　膝关节的软组织

前交叉韧带损伤大多数发生在运动时,尤其是方向快速变化和跳跃时,多见于足球、篮球、滑雪、曲棍球等运动中,可单独损伤,常与膝关节其他静力结构(如侧副韧带、关节囊韧带或后交叉韧带以及半月板)同时发生损伤。ACL损伤可以分为部分撕裂和完全断裂(见图8-3和图8-4)。

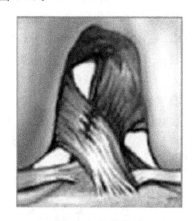 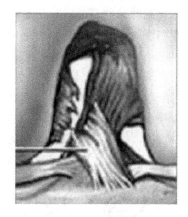

图 8-3 部分撕裂 图 8-4 完全断裂

ACL损伤机制包括接触型和非接触型:非接触型约占78%,主要是患者试图改变膝关节的方向所致;接触型ACL损伤多合并膝关节其他韧带的损伤。ACL损伤的具体机制可以归纳为4点:①膝关节受力外翻外旋;②膝关节受力内翻内旋;③胫骨受力内旋时膝关节处于伸直位可造成ACL在股骨内髁前方撞击并造成韧带撕裂;④身体向前移动的过程中向后摔倒,用力收缩股四头肌保护性直立,相对于股骨向前推胫骨,可造成单纯的ACL损伤(见图8-5)。

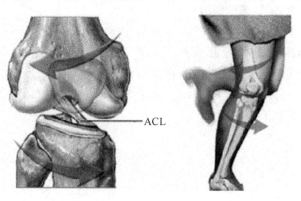

ACL

图 8-5 损伤图示

二、临床特点

(一)临床表现及诊断

临床上ACL损伤包括:ACL的急性损伤和慢性ACL功能失衡。前交叉韧带急性损伤,患者有急性膝关节受伤史,损伤时可感关节内有组织撕裂感或撕裂声,继而产生疼痛、肿胀,不能活动和步行,主要表现为关节大量积血、关节活动受限和关节触痛。慢性ACL功能失衡,主要临床表现为患膝肌肉萎缩、骨关节炎和关节功能减退。目前经典的手法检查方法有3种,以下任意一项阳性均可诊断。①前抽屉试验(anterior drawer test, ADT):仰卧位,屈髋45°,屈膝90°,检查者以一肘部或臀部压住足背以固定之,两手握住小腿上端向前拉,正常情况下,前后移动在5mm左右(需与健侧对比并参考手、腕部韧带松紧程度);向前活动度加大为阳性,超过5mm表明前交叉韧带损伤(见图8-6)。②Lachman 试验:仰卧位,膝屈曲15°左右,足置于床上,检查者一手抓住患者股骨下端,另一手抓住胫骨上端方向,当肌肉放松时,检查者将胫骨向前、后推拉,注意移动的程度,超过了5mm为阳性,此法检出的阳性率较上法高,有利于判断 ACL 的前内束或后外束损伤(见图8-7)。③轴移试验(pivot shift test PST):仰卧位,检查者双手握住小腿上部,保持膝关节在旋转中立位,屈膝20°,嘱患者放松肌肉;前交叉断裂时,股骨即移向后方,此时给以轴向加压及外翻应力,连续作屈伸动作时,膝关节近伸直位时出现半脱位,屈膝时复位即为轴移试验阳性(见图8-8)。X线摄片、CT在诊断 ACL 损伤具有一定的价值,特别是 MRI 在 ACL 损伤诊断中的正确率可达到98%~100%,MRI 检查可以显示前交叉韧带是否有断裂,还可显示断裂的部位和断裂的类型,对诊断具有重要意义,必要时可做膝关节镜以明确诊断。

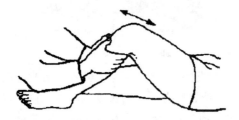

图8-6　前抽屉试验

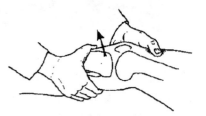

图8-7　Lachman 试验

(二)临床治疗

目前小于50%的 ACL 部分断裂可行保守治疗,内翻伸直位管型石膏固定4~6周,辅以药物和理疗等,强调下肢的功能锻炼,以防止股四头肌等肌肉的萎缩;超过50%的 ACL 部分断裂的主张在关节镜下做韧带缝合术,再用石膏固定3~4周;完全断裂的不满2周的应手术重建。

[工作过程]

一、康复评定

(一)KT-1000 前交叉韧带强度的评定

分别于膝关节屈曲90°及30°时用15、20、30lb的拉力测量双侧前交叉韧带的强度,当手提拉柄造成胫骨上端向前移位时,可在指示器上读出前移的数据,与健侧对比,若胫骨移位差值大于3mm为前交叉韧带松弛(见图8-9)。

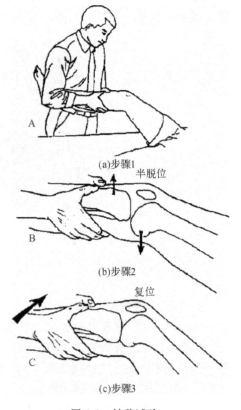

(a)步骤1
半脱位

(b)步骤2
复位

(c)步骤3

图 8-8　轴移试验

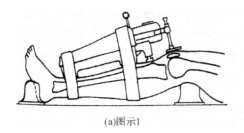
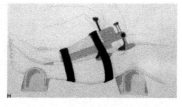

(a)图示1　　　　　　　　　　　　　(b)图示2

图 8-9　KT-1000 前交叉韧带测量器

(二)肢体围度测量

测量髌骨上缘 10cm 处的大腿周径作为大腿围度,小腿围度以测量髌骨下缘 10cm 处的小腿周径作为小腿围度,可发现有无肌肉萎缩,并与健侧相比较。

(三)肌力评定

可采用徒手肌力检查法(manual muscle testing,MMT)来测定患肢肌肉力量,也可采用特殊器械进行肌群的肌力评定,如等速肌力测试/等速肌力的腘绳肌/股四头肌(H/Q)比值,对于判定肌力的恢复有重要意义,以 H/Q 比值＞85％作为恢复运动的标准之一。

(四)关节活动度的测定

用于评价伤后膝关节活动障碍的程度以及康复治疗对膝关节活动度的改善程度。

(五)疼痛评定

通常采用 VAS 法评定疼痛的程度。

(六)前交叉韧带重建(Noyes 评分)(见表 8-1)

为评价交叉韧带重建的治疗效果,Noyes 及其同事于 1983 年提出并于 1989 年重新修订了膝关节评分系统。Noyes 评分系统分为 4 个部分:症状等级量表、运动能力等级量表、功能评价和最终等级量表。

表 8-1　前交叉韧带重建后功能评价量表

日常生活能力	评分	运动	评分
行走		直向跑步	
正常,不受限	40	完全竞赛	100
部分受限	30	部分受限,需保护	80
只能走 3~4 个街区	20	半速跑,明显受限	60
不到 1 个街区,手杖,扶拐杖	0	不能做	40
爬楼		跳跃,用患肢着地	
正常,不受限	40	完全竞赛	100
部分受限	30	部分受限,需保护	80
只能爬 11~30 级楼梯	20	明显受限,半速	60
只能爬 1~10 级楼梯	0	不能做	40
蹲/跪		激烈扭动/抢断/旋转	
正常,不受限	40	完全竞赛	100
部分受限	30	部分受限,需保护	80
只能 6~10	20	明显受限,半速	60
只能 0~5	0	不能做	40

（七）HHS（hospital for special surgery）膝关节评分标准（见表 8-2）

该标准由美国特种外科医院的 Insall 和 Ranawat 等于 1976 年提出，采用百分制，分 7 项进行考评，其中 6 项为得分项目，包括疼痛 30 分、功能活动 22 分、关节活动度 18 分、肌力 10 分、无畸形 10 分、无不稳定 10 分。另外一项为减分项目，包括使用拐杖、有内外翻畸形或有伸直受限时要减分。

表 8-2　HHS 膝关节评分标准

	评分		评分
疼痛（30 分）		肌力（10 分）	
任何时候均无疼痛	30	优:完全对抗阻力	10
行走时无疼痛	15	良:部分对抗阻力	8
行走时轻微疼痛	10	可:能带动关节活动	4
行走时中度疼痛	5	差:不能带动关节活动	0
行走时重度疼痛	0	固定畸形（10 分）	
休息时无疼痛	15	无畸形	10
休息时轻微疼痛	10	$<5°$	8
休息时中度疼痛	5	$5°\sim10°$	5
休息时重度疼痛	0	$>10°$	0
功能（22 分）		不稳定（10 分）	
行走、站立无限制	12	无	10
行走距离 5～10 个街区和间断站立（<30min）	10	轻度:$0°\sim5°$	8
行走距离 1～5 个街区和站立（>30min）	8	中度:$5°\sim15°$	5
行走距离少于 1 个街区	4	重度:$>15°$	0
不能行走	0	减分	
能上楼梯	5	单手杖	−1
能上楼梯但需支具	2	单拐	−2
能自由移动	5	双拐	−3
能移动但需支具	2	伸直滞缺 5°	−2
活动范围（18 分）		伸直滞缺 10°	−3
每活动 8°得 1 分		伸直滞缺 15°	−5
最多 18 分		每内翻 5°	−1
		每外翻 5°	−1

注:优>85 分;良 70～84 分;中 60～69 分;差<59 分。

二、康复治疗

(一)术前康复

康复目的:康复教育、最大化力量和功能和辅助器具的准备。

1.康复教育。

为患者术后的功能锻炼作好准备,加快康复进程,预防功能障碍。

2.最大化力量和功能。

术前康复计划包括足跟后垫毛巾卷使膝关节被动过伸、股四头肌等长肌力训练、直腿抬高(SLR)练习(可调式膝部铰链支具固定于0°)、膝关节主动屈伸练习(90°～0°)、教会患者自我松动髌股关节。

3.辅助器具的准备。

为患者定制术后可调式膝部铰链支具,教会其如何穿卸;鼓励患者在睡眠、行走、仰卧位SLR练习时戴上支具,直到术后医生和治疗师允许其不戴为止;为患者定制拐杖,教会其如何使用。

(二)术后第1阶段(术后0～2周)

康复目的:减轻疼痛及关节肿胀、强调膝关节完全被动伸直、早期进行肌力训练、关节活动度训练(0°～90°)和早期渐进式负重。

1.手术当天。

麻醉消退后,主动活动足趾、踝关节;如疼痛不明显,可进行股四头肌等长收缩;膝关节支具锁定在0°位将患肢抬高,有利于消除肿胀。

2.术后第1天。

①踝泵运动:踝关节用力做缓慢、全范围的背伸和跖屈运动,促进下肢血液循环和淋巴回流,预防深静脉血栓;②加压冰敷:加压冰敷20～30min,有助于控制渗出、消除肿胀、缓解疼痛,更快恢复肌肉功能;③等长肌力训练:股四头肌和腘绳肌等长练习,如果很难引出股四头肌收缩,可以应用生物反馈或神经肌肉电刺激,促进股四头肌的再训练;渐进式负重:术后24h内支具固定于0°位扶双拐渐进式负重。

3.术后第2天。

继续上述治疗和练习;仰卧位时足跟部垫高,使重力以低负荷牵伸患膝。髌骨松动,有助于恢复髌股关节正常活动度;支具固定在0°位的仰卧位直腿抬高练习,侧卧位侧抬腿和俯卧位后抬腿练习。

4.术后第3天。

开始关节活动度训练,指导患者每日数次主动屈曲,辅助下伸直练习,也可采用持续被动活动器(CPM)练习;进行负重和重心转移训练,患膝支具固定在0°位,双足左右分开,在无痛或微痛范围内左右交替移动重心。

5.术后第4天。

加强负重和平衡训练,重心左右移动,当患肢可以负重50%就可以采用平衡仪进行平衡训练;做0°～60°关节活动度训练。

6.术后第5天。

开始使用单拐,膝关节支具固定0°位行走;加强患者自主屈伸练习,屈曲练习至70°～

80°,避免伸膝最后阶段(40°～0°)的开链运动(open kinetic chain,OKC)。

7.术后1～2周。

主动屈曲膝关节至90°,膝关节完全被动伸直,患肢可以完全负重,髌腱重建前交叉韧带患者,开始俯卧位"勾腿练习";股薄肌、半腱肌重建前交叉韧带患者,术后4～6周开始立位"勾腿练习"。

(三)术后第2阶段(2～4周)

康复目的:加强关节活动度及肌力训练、强化平衡训练、提高关节的控制能力和稳定性、逐步改善步态。

1.术后第2周。

被动屈曲至90°～100°,伸膝角度基本与健侧相同;强化肌力训练;加强平衡训练,如术侧能单足站立1min,可脱拐在室内行走。

2.术后第3周。

被动屈曲至100°～110°;加强主动屈伸练习,强化肌力训练,随着股四头肌力量的提高,将膝关节支具调整到0～70°,以满足平地步行时所需的关节活动度;髌腱重建者,开始立位"勾腿练习"。

3.术后第4周。

被动屈曲达120°;将膝关节支具调整到0°～110°范围主动屈伸练习;静蹲,背靠墙在无痛范围内做蹲起运动;恢复正常的步态;上台阶练习,台阶的高度逐步由10cm增加到15cm、20cm。

(四)术后第3阶段(术后5周～3个月)

康复目的:恢复正常的关节活动度、增强下肢肌力和灵活性、本体感觉训练、恢复日常生活活动能力。

1.术后6周。

被动屈曲达130°,功率自行车练习,无负荷至轻负荷。

2.术后8～10周。

被动屈曲角度逐渐至健侧相同,"坐位抱膝"与健侧完全相同。强化肌力,使用弹力带进行股四头肌、腘绳肌等肌力训练。

3.术后10周～3个月。

继续本体感觉的训练,逐步进行干扰下的本体感觉训练。继续渐进式静蹲练习;开始蹬踏训练,逐步增加难度;开始在跑台上倒走练习,逐步增加倾斜的角度,以增强股四头肌的肌力;开始向前下台阶练习,台阶的高度逐步由10cm增加到15cm、20cm。

(五)术后第4阶段(术后4～6个月)

康复目的:强化肌力及关节稳定训练,本体感觉训练,全面恢复日常生活各项活动,并逐步开始体育运动。

1.患肢可从高20cm的台阶上无痛且控制良好的迈下时,则可以开始在跑台上慢跑,先开始倒退跑,然后再进行前进跑。

2.等速肌力训练,从快速到中速,以设计闭链运动为优先。

3.开始跳跃训练,逐步开始跳箱跳上、跳下练习。

4. 开始侧向跨跳练习。

5. 运动员开始基本动作的专项练习。

(六)术后第 5 阶段(术后 7 个月~1 年)

强化肌力及跑跳运动的协调性和灵活性,全面恢复体育运动,与运动员的教练配合逐步恢复专项训练。

[病例点评]

1. 患者男,28 岁,因"摔倒致右膝关节肿痛、活动受限 1h"以"右膝关节前交叉断裂"收入院。根据体格检查结合 MRI 诊断明确,入院 1 周后在腰麻下行"关节镜下自体腘绳肌肌腱重建 ACL 术"。

2. 术前的康复宣教有助于患者建立信心,术前的功能锻炼有助于患者保持最大化力量和功能,为患者术后的功能锻炼做好准备,加快康复进程,预防功能障碍。术前康复介入,有助于提高患者术后功能锻炼的自觉性和积极性,对功能的恢复有重要意义。

3. ACL 重建术后康复医师/治疗师要和手术医师沟通交流,并根据康复评定的结果,制定可行的康复治疗方案,并满足患者的个体化需求制定有针对性康复程序。

[知识拓展]

一、前交叉韧带断裂的类型

膝关节前交叉韧带断裂的部位可分为下起点(自胫骨附着区撕脱,往往带有较大的骨块)、上止点(自股骨髁附着区撕脱,未见有骨块被撕脱者)或中段(自体部断裂多参差不齐),以下起点和中段为多见(见图 8-10)。

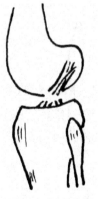 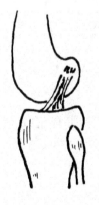 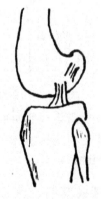

(a)ACL下起点断裂　　　(b)ACL上止点断裂　　　(c)ACL中段断裂

图 8-10　ACL 断裂的类型

二、前交叉韧带损伤的临床治疗

(一)新鲜 ACL 损伤的治疗

1.保守治疗。

对于前交叉韧带部分损伤的患者可采用保守治疗。先行关节穿刺,将关节内的积血抽出,然后用长腿管型石膏将膝关节固定于 20°屈曲位。4～6 周后拆除石膏行功能锻炼。无论是在石膏固定期还是石膏拆除后要注意和强调股四头肌的肌力训练。

2.手术治疗。

对前交叉完全性断裂,且年龄小于 40 岁的患者,应尽量进行手术治疗,重建前交叉韧带,避免膝关节的不稳定进一步发展。对于韧带止点撕脱骨折,可将骨折块在原附着点用螺丝或钢丝固定。韧带实质部断裂时,则行交叉韧带重建手术,早期开始功能锻炼。

3.陈旧性交叉韧带断裂的处理。

须行前交叉韧带重建手术,术后通过积极而有计划的功能锻炼,恢复关节的稳定性。如陈旧性前交叉韧带断裂,股四头肌肌力恢复的好,症状不明显者则不作处理。

4.关节镜下膝关节前交叉韧带重建术。

近二十年来,关节镜下前交叉韧带重建术已经被证明是治疗前交叉韧带断裂或缺如致使膝关节不稳的有效手段之一。用髌韧带重建 ACL 和用髂胫束重建 ACL 分别如图 8-11和图 8-12 所示。

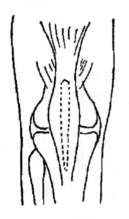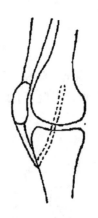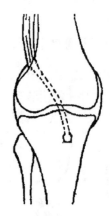

图 8-11　用髌韧带重建 ACL　　　　图 8-12　用髂胫束重建 ACL

前交叉韧带重建的四种主要移植韧带有:①自体骨—髌韧带—骨(BPTB);②自体四股股薄肌—半腱肌腱;③异体骨—髌韧带—骨;④人工韧带。前两种移植物使用者较多,均可获得良好的临床疗效。

三、膝关节前交叉韧带(MRI)

正常 ACL 与损伤的 ACL 分别如图 8-13 和图 8-14 所示。

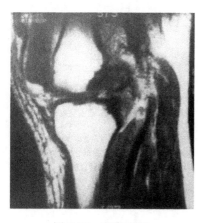

图 8-13　正常 ACL

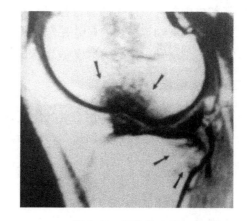

图 8-14　损伤的 ACL

[练习题]

一、选择题

1. 正常膝关节屈曲活动度是（　　）。
A. 0°～100°　　　　B. 0°～115°　　　　C. 0°～120°　　　　D. 0°～135°　　　　E. 0°～150°

2. 在前交叉韧带损伤体格检查中，以下哪一项试验阳性体征没有实际意义？（　　）。
A. 前抽屉试验　　　　B. 轴移试验　　　　　　C. Lachman 试验　　　　D. 侧方加压试验

3. ACL 重建术后 3 个月，以患肢无痛且控制良好的迈下多高的台阶作为晋级慢跑的标准？（　　）。
A. 10cm　　　　　　B. 15cm　　　　　　C. 20cm　　　　　　D. 30cm

二、简答题

1. 前交叉韧带损伤的经典体格检查手法有哪几种？
2. 前交叉韧带损伤常用的评定方法有哪几种？

（方玉飞）

任务二　膝关节内侧副韧带损伤的康复

[学习目标]

一、知识要求

1. 熟悉内侧副韧带损伤的临床表现与诊断。

2.了解内侧副韧带损伤的临床处理。

3.掌握内侧副韧带损伤的康复评定方法。

4.掌握内侧副韧带损伤的康复治疗方法。

二、技能目标

1.能对内侧副韧带损伤作出正确的康复评定。

2.能对内侧副韧带损伤的预后作出判断。

3.能对内侧副韧带损伤进行正确的康复治疗。

4.能对内侧副韧带损伤作出正确的康复指导。

[工作任务]

患者女,46岁,因"摔伤后致右膝内侧肿痛2h"收住入院。患者2h前,不慎摔倒,当即感觉右膝内侧疼痛剧烈,随即膝关节出现肿胀,不能行走,遂被家人送往医院。入院后查体:右膝关节肿胀明显,内侧压痛阳性,活动受限,侧方挤压试验阳性。行右膝关节X线正侧位片,未见骨折征象,外翻应力X线片显示内侧间隙增宽。右膝MRI检查提示,右膝关节内侧半月板完全断裂。入院3d后在腰麻下行"右膝内侧副韧带缝合术"。术后膝关节屈曲20°,于内收内旋位用管型石膏固定4周。

要求:

1.对患者进行功能评定;

2.制订康复治疗计划。

[背景知识]

一、概述

膝关节内侧副韧带(medial collateral ligament,MCL),也称胫侧副韧带,分深、浅两层:深层系关节囊韧带,与关节囊紧密相连,可分为前、中、后三部,后1/3部又称为后斜韧带;浅层扁而宽、较坚韧,起自股骨内上髁,向下附着于胫骨内侧髁及相邻骨体,与关节囊和内侧半月板紧密结合(见图8-15)。内侧副韧带的作用是稳定膝关节、限制膝关节的外翻及外旋。当膝关节完全伸直时所有韧带紧张,可限制膝关节外翻和胫骨的旋转(见图8-16)。当膝关节屈曲时,前直束紧张,其余松弛。当膝关节半屈位时,大部分韧带松弛,关节不稳,易发生联合损伤(见图8-17)。

内侧副韧带损伤机制。膝关节内侧副韧带损伤常见于体育运动和交通创伤中,是韧带损伤中最常见的类型。多为膝外翻暴力所致。当膝关节外侧受到直接暴力,使膝关节猛烈外翻,便会撕断内侧副韧带。当膝关节半屈曲时,小腿突然外展、外旋也会使内侧副韧带断裂。内侧副韧带损伤多见于运动损伤,如篮球半屈位变向过人、足球中两人对脚争球、高山滑雪中的障碍阻挡、生活中不慎摔跤等。

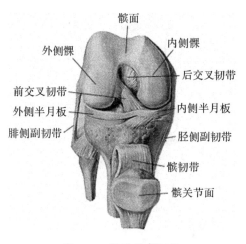

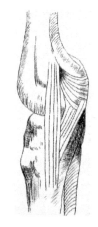

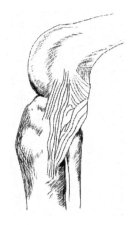

图 8-15　膝关节软组织　　图 8-16　伸直时紧张　　图 8-17　半屈时松弛

二、临床特点

(一)临床表现及诊断

有明确的外伤史,以下肢旋转及外翻应力为多见,受伤时膝关节内侧常剧烈疼痛,继而膝关节肿胀及活动受限,致使膝关节保持在轻度屈曲的强迫体位,膝关节侧副韧带的断裂处有明显的压痛点,有时还会摸到蜷缩的韧带断端。

1.体格检查。

侧方挤压试验阳性,仰卧位,先将膝关节置于 0°位,然后再置于屈膝 30°位,当膝关节承受外翻应力时,即膝内侧疼痛、有松动感,关节间隙增大。

2.膝关节松动试验。

将痛点局麻后,再次行侧方挤压试验,如膝关节外翻超过健侧 10°以上时,则表示该韧带完全断裂,反之属于不完全性断裂。

3.X 线拍片。

膝关节正、侧位片排除骨折;膝关节外侧间隙加压摄片,主要观察内侧关节间隙是否增宽,以确定有无内侧副韧带断裂。MRI 检查,有助于排除半月板、交叉韧带损伤,明确损伤的部位和程度(见图 8-18)。

(二)临床治疗

损伤早期治疗主要应用弹力绷带压迫包扎,局部冰敷并抬高患肢,防止创伤部位继续出血,消除肿胀。内侧副韧带扭伤或部分性断裂(深层)可以保守治疗,用长腿管型石膏固定 4~6 周。完全断裂者应及早修补,术后将膝关节屈曲 20°,于内收内旋位用管型石膏固定 4 周左右。

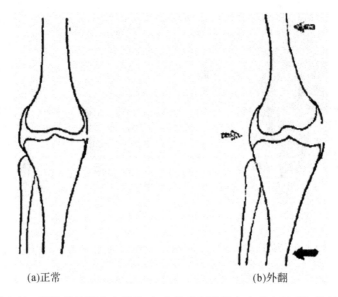

(a)正常　　　　　　　　　　　(b)外翻

图 8-18　膝关节外翻应力摄片,如有关节间隙增宽表明内侧副韧带断裂

［工作过程］

一、康复评定

(一)肢体围度测量

测量髌骨上缘 10cm 处的大腿周径作为大腿围度,测量髌骨下缘 10cm 处的小腿周径作为小腿围度,由此可发现有无肌肉萎缩,并与健侧相比较。

(二)肌力评定

可采用徒手肌力检查法(MMT)来测定患肢肌肉力量,也可采用特殊器械进行肌群的肌力评定,如等速肌力测试。等速肌力的腘绳肌/股四头肌(H/Q)比值,对于判定肌力的恢复有重要意义。

(三)关节活动度的测定

关节活动度的测定用于评价伤后膝关节活动障碍的程度以及康复治疗对膝关节活动度的改善程度。

(四)疼痛评定

通常采用 VAS 法评定疼痛的程度。

(五)HHS 膝关节评分标准(见前交叉韧带章节)

HHS 膝关节评分标准见表 8-1。

(六)JOA 膝关节韧带损伤治疗效果判定标准

JOA 膝关节韧带损伤治疗效果判定标准见表 8-2。

表 8-2　JOA 膝关节韧带损伤治疗效果判定标准

指　标	评分（100 分满分）	
	左	右
打软腿		
无	9	9
偶尔	5	5
时常	0	0
下坡或下楼梯		
不安感		
无	20	20
时常	8	8
经常	0	0
难易		
无不自由	14	14
稍微困难	7	7
不可能	0	0
扭身		
无不自由	9	9
稍微困难	3	3
不可能	0	0
正坐位动作		
无不自由	14	14
稍微困难	7	7
困难～不可能	0	0
抽屉试验		
阴性	10	10
轻微	5	5
显著	0	0
重力试验		
阴性	10	10
轻微	5	5
显著	0	0
内外翻试验		
阴性	14	14
轻微	9	9
显著	0	0

二、康复治疗

(一)术后第 1 阶段(术后 0～4 周):石膏固定期

康复目的:减轻疼痛,肿胀;早期肌力训练,防止肌肉萎缩。

手术当天开始活动足趾。术后第 1 天开始踝泵运动及股四头肌、腘绳肌等长肌力训练。术后第 2 天扶拐下地,进行直腿抬高训练、外侧抬腿练习及后抬腿练习。

(二)术后第 2 阶段(4～8 周)

康复目的:加强关节活动度练习,增强肌力训练,进行步态训练。

(1)术后 4 周:开始膝关节伸展训练,使膝关节逐步完全伸直;开始主动辅助屈曲练习,屈曲练习在 0°～60°范围,如无痛逐步屈曲膝关节至 90°,四周内恢复膝关节全范围活动度。开始负重和重心转移训练,当患侧可以承重 50%的体重时,可以在平衡仪上进行平衡功能的训练。

(2)术后 5 周:开始主动屈伸膝关节;开始步态训练,调整膝关节支具 0°～70°以满足步行所需的活动,使用单拐(扶于健侧)行走;开始仰卧位"勾腿练习"。

(3)术后 6 周:开始脱拐步行,将支具调整至 0°～110°范围屈伸练习;开始立位"勾腿练习";开始靠墙静蹲练习和靠墙蹲起练习。

(4)术后 7 周:被动膝关节屈曲 135°,开始患侧单腿蹲起练习。

(5)术后 8 周:患者膝关节主动屈伸角度与健侧相同,恢复正常的步态。

(三)术后 3 阶段(8 周～3 个月)

康复目的:增强膝关节的稳定性,恢复日常生活活动能力。

开始蹬踏训练,逐步增加难度,由双腿蹬踏逐步过渡到患腿蹬踏训练;开始上台阶和前向下台阶训练,逐步增加台阶的高度(10cm、15cm、20cm)。开始跳箱、跳绳,做跳下练习;开始侧向跨跳练习;开始游泳、跳绳、慢跑等运动;运动员开始基本动作练习。

(四)术后第 4 阶段(3 个月后)

开始全面运动或专项训练,恢复体育竞技能力。

[病例点评]

(一)诊断

右膝内侧副韧带损伤。根据查体,右膝外翻应力 X 片和 MRI,诊断明确。

(二)康复评定

术后第 1 天,右膝石膏固定中,采用 VAS 疼痛评分。4 周后拆除石膏,双下肢的肌围度进行测量和比较,对右下肢肌力进行评定,对右膝关节活动度测定。术后 6～8 周开始进行"HSS 膝关节评分标准"进行术后功能的评价。每隔 2 周进行一次全面的功能评定,判断术后功能恢复的效果,以便及时调整方案。

(三)康复治疗

术后即开始围手术期康复,指导患者进行功能锻炼,减轻疼痛,消除肿胀,预防各种并发症。术后 2 周拆线,指导患者出院后继续行正确的功能锻炼,定期到康复门诊复诊,检查功能恢复情况,及时调整运动处方。术后 4 周拆除石膏,根据康复评定的结果,制定康复治疗的方案,继续进行康复训练。

[知识拓展]

一、内侧副韧带的损伤程度和断裂部位的不同形式

（一）内侧副韧带损伤的分类

内侧副韧带损伤可分为挫伤、部分撕裂和完全撕裂。其部位可发生在近端、远端及斜束附着点处。韧带部分断裂可能是一个部位，也可同时出现多处；韧带完全断裂可发生在深、浅各部。

（二）内侧副韧带断裂部位的不同形式

内侧副韧带断裂部位的不同形式如图 8-19 所示。

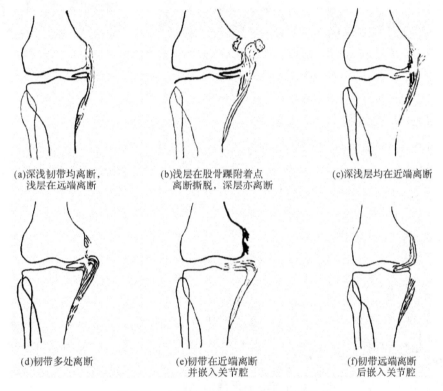

(a)深浅韧带均离断，　　　(b)浅层在股骨髁附着点　　　(c)深浅层均在近端离断
　浅层在远端离断　　　　　　离断撕脱，深层亦离断

(d)韧带多处离断　　　(e)韧带在近端离断　　　(f)韧带远端离断
　　　　　　　　　　　 并嵌入关节腔　　　　　 后嵌入关节腔

图 8-19　内侧副韧带断裂部位的不同形式

二、内侧副韧带损伤的分级

（一）外翻应力下内侧关节间隙张开的分级

外翻应力下内侧关节间隙张开的分级如下。

0°/正常：0～2mm

Ⅰ度：3～5mm

Ⅱ度：10mm

Ⅲ度：＞10mm

（二）内侧副韧带损伤的 MRI 分级

内侧副韧带损伤的 MRI 分级（见图 8-20）如下。

Ⅰ度：MCL 纤维的轻度撕裂

Ⅱ度：浅层 MCL 的完全撕裂

Ⅲ度：浅层和深层 MCL 完全断裂

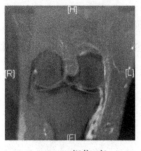 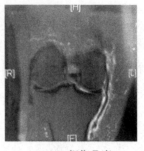 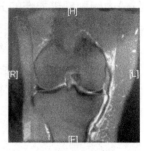

(a)MCL损伤Ⅰ度　　　　　　　(b)MCL损伤Ⅱ度　　　　　　　(c)MCL损伤Ⅲ度

图 8-20　内侧副韧带损伤的 MRI 分级

三、膝关节三联征

膝关节三联征指内侧副韧带和前交叉韧带同时断裂，并伴有内侧半月板损伤，又称之为 O'Donoghe 三联征。此种复合性损伤，一般先引起内侧副韧带断裂，接着前交叉韧带张应力升高而受损，内侧半月板也随之受损。

［练习题］

一、选择题

1. 以下哪一项检查对针对膝关节内侧副韧带损伤没有意义？（　　　）。

A. 侧方挤压试验阳性　　　　B. 膝关节外侧间隙加压摄片　　　　C. 膝关节 MRI

D. 碾磨试验　　　　　　　　E. CT 检查

2. 对于膝关节内侧副韧带损伤描述不正确的是（　　　）。

A. MCL 损伤可分为挫伤、部分撕裂、完全撕裂

B. MCL 损伤多为膝外翻暴力所致

C. 侧方挤压试验阳性

D. MCL 部分性断裂可以保守治疗，用长腿管型石膏固定 4～6 周

E. MCL 完全断裂者应及早修补，术后将膝关节伸直位石膏固定

二、简答题

什么是膝关节三联征？

（方玉飞）

任务三 踝关节侧副韧带损伤的康复

［学习目标］

一、知识要求

1. 熟悉踝关节侧副韧带损伤的临床表现与诊断。
2. 了解踝关节侧副韧带损伤的临床处理。
3. 掌握踝关节侧副韧带损伤的康复评定方法。
4. 掌握踝关节侧副韧带损伤的康复治疗方法。

二、技能目标

1. 能对踝关节侧副韧带损伤作出正确的康复评定。
2. 能对踝关节侧副韧带损伤的预后作出判断。
3. 能对踝关节侧副韧带损伤进行正确的康复治疗。
4. 能对踝关节侧副韧带损伤作出正确的康复指导。

［工作任务］

患者女,48岁,2d前下楼梯时不慎扭伤左踝关节,当即感外踝疼痛、肿胀,足踝活动受限,不能行走,自行在家冰敷使用伤膏后,未见明显好转,仍觉外踝部疼痛,遂来门诊。体格体检,外踝下部压痛阳性,肿胀中度明显,活动部分受限,左踝关节轻度松动和不稳。X线检查,外踝未见骨折;内翻应力正位片显示距骨倾斜<15°。门诊诊断"左踝侧副韧带损伤(Ⅱ度)"。给予踝关节背屈90°位,外翻位用靴形石膏固定4～6周。

要求:
1. 对此病例进行康复评定;
2. 提出康复治疗计划以指导患者正确的功能锻炼。

［背景知识］

一、概述

踝关节韧带是维持踝关节稳定的重要结构,踝关节内侧有内侧副韧带(或称三角韧带),是踝关节最坚韧的韧带,起自内踝尖,向下呈扇形展开,止于足舟骨、距骨和跟骨,主要功能是防止踝关节外翻。外侧有腓骨长短肌肌腱和外侧副韧带。外侧副韧带是踝关节最薄弱的韧带,可分为距腓前韧带、跟腓韧带和距腓后韧带,三条韧带均起自外踝,分别向前、向下和向后内止于距骨和跟骨(见图8-21)。

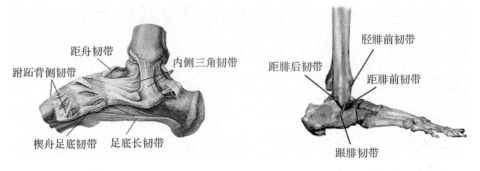

图8-21 踝关节软组织

踝关节侧副韧带损伤是最为常见的软组织损伤之一,以外侧副韧带损伤最为多见。如果处理不当会造成踝关节不稳,可反复扭伤,反复疼痛,后期由于关节面受力的不均,出现骨关节炎,严重影响行走功能。

踝关节侧副韧带损伤机制:踝关节内踝较外踝短,内侧副韧带较外侧副韧带坚韧,较少发生断裂,少数患者可在外翻外旋暴力下发生内侧副韧带的损伤。外侧副韧带较内侧薄弱,足内翻肌群较外翻肌群力量强,因此,当踝关节快速运动时,如果足部来不及协调位置,易造成内翻、内旋、跖屈位着地,使外侧副韧带遭受超过生理限度的强大张力,发生损伤。

二、临床特点

踝关节侧副韧带损伤分为三度:Ⅰ度损伤为轻度扭伤,侧副韧带仅有挫伤而无撕裂,轻度肿胀,无或仅有轻度功能障碍,无关节不稳;Ⅱ度损伤为中度扭伤,侧副韧带有部分撕裂,中度肿胀,丧失部分关节功能,轻度关节不稳;Ⅲ度损伤为重度扭伤,侧副韧带完全撕裂,严重肿胀,患肢不能负重,关节不稳。

踝关节急性扭伤后会出现局部疼痛、肿胀,皮下瘀斑,有韧带断裂者受伤时有韧带撕裂感,伤后踝关节不稳,伤处压痛明显。

(一)外侧副韧带的损伤的临床表现

1.Ⅰ度韧带损伤。

主要表现为外踝肿胀、疼痛,X线片示内翻应力正位片距骨倾斜<15°。

2.Ⅱ、Ⅲ度韧带损伤。

除了有外踝肿胀、疼痛外,还会出现关节不稳的现象,可以通过前抽屉试验鉴别。方法:患者坐位足自然下垂,一手托住足跟向前用力,另一手按压小腿下段,与健侧比较,出现松动或活动度加大为阳性,若前移超过5mm表示距腓前韧带撕裂。距骨倾斜试验:患者坐位,踝关节自然跖屈10°~20°,检查者一手稳定胫骨下端内侧(内踝区),另一只手于后足应用内翻压力使踝关节内翻,出现内翻较健侧明显加大则为阳性。若移动超过5mm,提示距腓前韧带和跟腓韧带撕裂。X线片:内翻应力正位片显示距骨倾斜>15°则表示外侧副韧带撕裂。MRI检查可以判断韧带损伤的部位和程度。

(二)内侧副韧带损伤的临床表现及治疗

1.临床表现。

内侧副韧带损伤时内踝局部出现肿胀,压痛明显,前抽屉试验阳性提示踝关节不稳。X线拍片应包括正、侧及斜位片,以排除内踝、外踝、后踝骨折,若外翻应力正位片,显示距骨倾斜角度<10°,但有踝关节内侧间隙增宽,考虑为内侧副韧带不完全断裂,单纯应力位片显示有距骨倾斜角度>10°,为内侧副韧带完全断裂。

2.临床治疗。

急性扭伤后,应用弹力绷带加压包扎,冰敷,患肢抬高,以减少局部出血及肿胀程度。48h后可局部理疗,促进组织愈合。

(1)外侧副韧带损伤的治疗。Ⅰ度韧带损伤,在踝关节背屈90°位,极度外翻位用靴形石膏,或用宽胶布或弹力绷带固定3周左右。对于Ⅱ度韧带损伤的治疗,可根据前抽屉和距骨倾斜试验判断踝关节松动的程度,结合内翻应力正位片提示距骨倾斜于10°~15°之间的患者,可先行保守治疗,给予靴形石膏外固定4~6周。如果拆除石膏后仍有踝关节不稳和疼痛,可考虑Ⅱ期手术重建外侧副韧带。对于Ⅲ度韧带损伤,为恢复踝关节的稳定,应当积极手术修复外侧副韧带。

(2)对于不完全内侧副韧带断裂,可用小腿管形石膏固定于跖屈内翻位4~6周。内侧副韧带完全断裂的,应当手术修复。

[工作过程]

一、康复评定

(一)肢体围度测量

大腿围度测量以测量髌骨上缘10cm处的大腿周径为准,小腿围度以测量髌骨下缘10cm处的小腿周径为准,并与健侧相对比,由此可知肌肉萎缩的情况。

(二)肌力评定

可采用徒手肌力检查法(MMT)来测定患肢肌肉力量,也可采用特殊器械进行肌群的肌力评定,如等张肌力测试和等速肌力评定。

(三)关节活动度的测定

关节活动度的测定用于评价伤后膝关节活动障碍的程度以及康复治疗对膝关节活动度的改善程度。

(四)疼痛评定

通常采用VAS法评定疼痛的程度。

(五)美国足与踝关节学会(AOFAS)踝与后足功能评分量表(见表8-3)

该标准适用于踝关节、距下关节、距舟关节和跟骰关节的功能评定。如评价踝关节置换、关节融合以及踝关节不稳定的手术效果,踝关节侧副韧带损伤、距舟关节融合、跟骨骨折、跟骨截骨、距骨骨折和踝关节骨折等。

表 8-3　踝与后足功能评分(Ankle-Hindfoot Scale)(满分 100 分)

分　类	分　值
疼痛(40 分)	
无	40
轻度,偶尔	30
中度,每天都有	20
严重,几乎持续性	0
功能(50 分)	
无受限,不需要辅助支撑	10
日常活动不受限,娱乐活动受限,不需要辅助支撑	7
日常活动和娱乐活动受限,需要手杖支撑	4
日常活动和娱乐活动严重受限,需要助行器、拐杖、轮椅或支具	0
最大步行距离(街区)	
大于 6 个	5
4～6 个	4
1～3 个	2
小于 1 个	0
行走地面	
任何地面无困难	5
崎岖不平的地面上行走、上台阶(包括爬梯子)有些困难	3
崎岖不平的地面上行走、上台阶(包括爬梯子)非常困难	0
步态异常	
无,轻度	8
明显	4
非常显著	0
矢状面运动(跖屈和背伸)	
正常或轻度受限(30°或以上)	8
中度受限(15°～29°)	4
严重受限(小于 15°)	2
后足运动(内翻加外翻)	
正常或轻度受限(正常的 75%～100%)	6
中度受限(正常的 25%～74%)	3
严重受限(正常的 25%以下)	0
踝与后足的稳定性(前后、内外翻)	
稳定	8
明显不稳定	0
对线(10 分)	
良好,跖屈足,踝—后足对线良好	10
可,跖屈足,踝—后足对线有一定程度的对线不良,无症状	5
差,非跖屈足,踝—后足对线严重对线不良,有症状	0

二、康复治疗

(一)石膏固定期

患肢抬高以减轻肿胀,做活动足趾、股四头肌等长练习,以及直腿抬高练习,可扶双拐患足不负重下地步行。

(二)术后4周

石膏拆除,开始踝关节主动屈伸练习,逐渐增加关节活动度。外侧副韧带损伤此时应限制中立位以外的背屈和外翻,6周内跖屈和内翻限制在0°位。开始踝关节周围肌肉的亚极量等长肌力练习。

(三)术后6～8周

关节活动度训练:外侧副韧带损伤术后6周开始允许跖屈和内翻的动作,逐渐过渡到各个平面内的关节活动练习,可进行描绘字母(A至Z)的运动,达到75%的功能性活动度。肌力训练:弹力带等长抗阻肌力训练(外翻肌、内翻肌、背屈肌、跖屈肌)。开始患肢负重及重心转移练习,由部分负重过渡到完全负重,渐进式进行平衡训练,有条件的可以在振动平板,本体感觉和平衡仪进行本体感觉训练。开始步态训练,逐步恢复正常步态。可以行关节松动术和软组织松动术,以缓解疼痛,改善关节活动度。运动后给予冰敷和电刺激,消除肿胀和疼痛。

(四)术后8周～3个月

此阶段韧带已愈合,可以进行以下训练。

1.加强关节活动度训练,逐步恢复到踝关节全范围的活动度。

2.加强踝关节各肌群的肌力训练。

使用弹力带或踝关节训练器进行等张抗阻肌力训练,使用等速肌力训练仪进行肌力和肌耐力的训练,静蹲训练,蹬踏训练,上、下台阶训练和提踵训练。

3.本体感觉训练。

此阶段本体感觉训练可以从双侧逐渐过渡到单侧,从固定平面练习过渡到非固定平面(如振动板,泡沫滚筒),去除视觉信息的输入,加入外部的干扰或抛接球等难度更大的训练项目。

4.加强日常生活活动训练,可无痛无恐惧在跑台上慢跑,可以双足跳跃和单足跳跃,做"8"字跑和"Z"字跑。

(五)术后3个月

开始专项训练,恢复一定程度的体力劳动或竞技体育能力。

[病例点评]

(一)诊断

左踝外侧副韧带损伤(Ⅱ度)。结合病史、体格检查和X线片,诊断明确。

(二)康复评定

石膏拆除后对患者左踝关节进行功能评价,特别要进行前抽屉和距骨倾斜检查。

(三)康复治疗

踝侧副韧带Ⅱ度损伤的患者,一般不会遗留较大的功能障碍。根据康复评定的结果,制定可行的康复方案,指导患者进行功能锻炼。要加强踝关节周围肌群的力量和稳定性训练,要重视本体感觉的训练。如石膏拆除后仍有踝关节不稳和疼痛症状,则考虑择期手术重建外侧副韧带。

[知识拓展]

一、踝关节及距下关节不稳定的运动学

踝关节做屈伸运动时,运动轴与水平面和冠状面之间有大约20°的偏离,所以踝关节在做屈伸运动时,必然存在着内外翻、旋前和旋后的共同运动,而足部的重心位于距骨的外侧。上述结果表明,踝关节存在任何力学或结构上的缺陷(如跟骨内翻、腓骨肌无力)将导致后足内翻而引起踝部韧带损伤。

二、踝关节侧副韧带损伤的诊断要点

(一)急性损伤

踝关节侧副韧带的损伤的诊断需要详细询问病史及体格检查。踝关节损伤病史询问有助于临床医师的诊断和治疗。体格检查的内容包括患肢的承重和行走能力、压痛和肿胀程度。各骨性标志的压痛,包括近远侧胫腓联合、内外踝、跟骨前突、第五跖骨基底部等。还应该记录踝关节的主、被动活动度。内外侧副韧带及腓骨肌腱、跗骨窦等处也要仔细检查。值得注意的是,踝关节急性韧带损伤的体格检查最好再踝部损伤后还没有明显肿胀时进行。必要时,可做踝关节应力试验(前抽屉和距骨倾斜试验)。

(二)慢性损伤

踝部反复扭伤的患者除了主诉踝部疼痛外,还常常存在踝部不稳定,主要表现为在不平整的路面上步态不稳且疼痛。踝部慢性损伤的检查,除了像急性损伤一样要求详细询问病史及体格检查外,还必须注意是否存在解剖学和力学上的异常,如跟骨(后足)内翻或马蹄内翻足等。

(三)外踝韧带损伤与外踝骨折的鉴别

外踝韧带损伤与外踝骨折的鉴别见表8-4。

表8-4 外踝韧带损伤与外踝骨折的鉴别

鉴别要点	外踝韧带损伤	外踝骨折
发生机制	足内翻	足外翻
频发率	多见	少见
压痛部位	外踝下方或偏前	外踝局部
外翻活动	多无影响	剧痛
伴发伤	少有	多与内侧韧带伤伴发
X线平片	无骨折症状	显示骨折线

三、踝关节损伤的治疗

(一)急性损伤

Ⅰ~Ⅱ度损伤可采用保守和早期功能锻炼的治疗方法。急性期采用 RICE 原则。制动的方法包括弹力绷带、橡皮胶、夹板和踝关节支具固定。要重视本体感觉训练、腓骨肌和腓肠肌锻炼和负重等功能锻炼。对于比较严重的Ⅱ度和Ⅲ度损伤的治疗存在着争议。长期观察结果表明,手术治疗和保守治疗二者的治疗效果无明显差异。虽有人认为,采用手术修复方法可在最大程度上降低踝关节的不稳定性,但也有研究表明,许多Ⅲ度损伤的患者通过积极的保守治疗仍可获得较为满意的疗效。有学者认为,采用功能性断裂的保守治疗是最安全的方法,可以有效避免疼痛性瘢痕、感染、神经瘤和深静脉血栓等并发症。踝关节侧副韧带损伤的保守治疗目的在于重建踝部力学稳定性和增加腓骨肌腱复合体的本体感觉。

(二)慢性损伤

踝关节侧副韧带损伤,除非有明确的病理损伤,一般不主张早期手术,只有在保守治疗无效的情况下,才考虑手术治疗,也尚无明确的证据表明,踝关节不稳定的后期重建优于早期的功能康复。目前手术方式主要有两种:直接修复外侧带结构(较常用的是改良 Brostrom 技术)和用腓骨短肌腱来替代外侧(较常用的是改良 Myerson 技术)。

[练习题]

一、选择题

1. 对踝关节侧副韧带损伤的处理不正确的是(　　　)。

A. 急性扭伤后,应用弹力绷带加压包扎,冰敷,将患肢抬高

B. 对于不完全内侧副韧带断裂,可用小腿管形石膏固定于跖屈内翻位 4~6 周

C. 临床上踝关节内侧副韧带损伤要比外侧副韧带损伤常见

D. Ⅱ、Ⅲ度韧带损伤,常出现踝关节不稳的现象

E. 在踝关节侧副韧带损伤康复过程中要重视本体感觉的训练

2. 以下哪一项描述是错误的?(　　　)。

A. 外踝韧带损伤多由足内翻引起

B. 内翻应力正位片显示距骨倾斜＞15°则表示外侧副韧带撕裂

C. 踝关节外侧副韧带由距腓前韧带、跟腓韧带、距腓后韧带组成

D. Ⅰ~Ⅱ度损伤可采用保守和早期功能锻炼的治疗方法

E. 踝侧副韧带损伤时,侧方加压试验阳性

二、简答题

请简述踝关节侧副韧带损伤程度的分级。

(方玉飞)

任务四　跟腱损伤的康复

[学习目标]

一、知识要求

1.熟悉跟腱损伤的临床表现与诊断。
2.了解跟腱损伤的临床处理。
3.掌握跟腱损伤的康复评定方法。
4.掌握跟腱损伤的康复治疗方法。

二、技能目标

1.能对跟腱损伤作出正确的康复评定。
2.能对跟腱损伤的预后作出判断。
3.能对跟腱损伤进行正确的康复治疗。
4.能对跟腱损伤作出正确的康复指导。

[工作任务]

患者男,30岁,因"打羽毛球致右跟腱肿痛,提踵不能1h"以"右跟腱断裂"入院。患者1h前打羽毛球起跳落地时,听到有撕裂声,继而出现跟腱部疼痛、肿胀,提踵不能,不能行走,随被朋友送往医院。查体,发现跟腱部肿胀,局部压痛阳性,扣之跟腱连续性中断有凹陷感,Thompson征阳性,足踝部X线检查排除骨折,MRI明确诊断(见图8-22),入院第4天行"右跟腱修复术"。术后下肢石膏固定于膝屈曲60°,踝跖屈30°位。

要求:
1.进行功能评定;
2.制订可行的康复治疗计划。

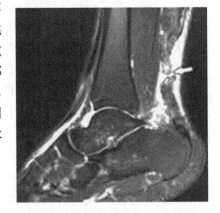

图 8-22　MRI 提示右跟腱完全断裂

[背景知识]

一、概述

跟腱(tendo calcaneus)是由腓肠肌和比目鱼肌向下移行合成的粗大腱性组织,止于跟骨结节(见图 8-23)。

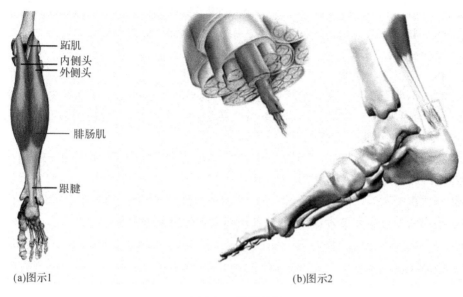

(a)图示1　　　　　　　　　　(b)图示2

图 8-23　跟腱解剖

跟腱损伤在小腿和足部软组织损伤中较常见,多发生于青壮年。跟腱断裂有开放性断裂与闭合性断裂两类:前者有明确的外伤史,多为锐器或钝器直接切割或打击跟腱致其断裂;跟腱自发性断裂即为闭合性断裂,多系跑跳运动损伤,主要是肌肉的猛烈收缩,如不恰当的起跳,落地姿势不当等,使小腿三头肌突然剧烈收缩,使跟腱被撕裂损伤,发病前多有跟腱腱周炎病史,跟腱及腱周组织有不同程度的变性。

二、临床特点

(一)临床表现及诊断

急性损伤,受伤时跟腱部有被踢感,自己常能听见断裂声,继感跟腱部疼痛,腓肠肌麻木、发胀,足踝运动失灵,即刻不能站立行走。检查局部,肿胀、触痛,并能摸到跟腱连续性中断及凹陷,跖屈力弱、Thompson 征阳性(俯卧位,捏患者小腿三头肌时,踝不动),O'Brien 试验时插入的针不动或针体与肌腱运动的方向相反移动。X 线片检查提示跟腱阴影连续性中断或紊乱,MRI 检查明确损伤的部位和程度。陈旧损伤多为跛行,平足行走,不能提踵,触及跟腱有凹陷,小腿肌肉萎缩,但因瘢痕粘连连续,Thompson 征往往为阴性,踝背屈角度比对侧小(见图 8-24)。

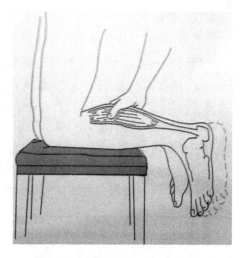

图 8-24　跟腱的 Thompson 试验

(二)临床治疗

跟腱损伤现场急救处理按 RICE 原则，即局部制动（rest）、冰敷（ice）、压迫包扎（compression）以及抬高患肢（elevation）。送往医院明确诊断，积极治疗。

1. 不完全断裂。

采用跖屈位小腿石膏固定，严重者可用下肢石膏，膝关节亦屈曲，以减轻腓肠肌的张力。石膏固定时间不少于 3 周。保守治疗常因跟腱断裂端间瘢痕组织较多而失去其坚韧性，且跟腱相对延长而使跖屈力减弱，效果较差，故多数学者主张通过手术治疗恢复跟腱的完整性和坚韧性，尽快恢复小腿三头肌肌力。

2. 完全断裂。早期缝合，术后下肢石膏固定于膝屈曲 60°，踝跖屈 30°位，3 周后更换短腿石膏固定继续固定 3 周左右。

3. 陈旧性跟腱断裂。因有腓肠肌萎缩、挛缩，断端间有距离，故陈旧性断裂常需做跟腱修补术而不应勉强做断端吻合，以免因跟腱短缩而发生足下垂畸形。

［工作过程］

一、康复评定

(一)肢体围度测量

大腿围度测量以测量髌骨上缘 10cm 处的大腿周径为准，小腿围度以测量髌骨下缘 10cm 处的小腿周径为准，由此可发现有无肌肉萎缩，并与健侧相比较。

(二)肌力评定

采用徒手肌力检查法（MMT）进行大小腿肌力评定，也可采用等速肌力测试。

(三)关节活动度评定

用于判断伤后关节功能障碍程度以及康复治疗后关节功能的恢复情况。

(四)疼痛评定

通常采用 VAS 法评定疼痛的程度。

(五)Amer-Lindholm 疗效评定标准

优：患者无不适，行走正常，提踵有力，肌力正常，小腿围度减少＜1cm，踝背伸和跖屈角度减少＜5°；良：有轻度不适，行走稍异常，提踵稍无力，患侧肌力较健侧稍弱，小腿围度减少 1～3cm，踝背伸角度减少 5°～10°，跖屈角度减少 5°～15°；差：有明显不适，跛行，提踵无力，肌力明显减弱，小腿围度减少＞3cm，踝背伸角度减少＞10°，跖屈角度减少＞15°。

(六)Termann 跟腱损伤的临床评价标准

Termann 跟腱损伤的临床评价标准见表 8-5。

表 8-5　Termann 跟腱损伤的临床评价标准

变量	评分	变量	评分
踝关节背伸(与健侧相比较)		75%～84%	6
无增加	10	65%～74%	2
增加 1°～5°	5	疼痛	
增加 6°～10°	1	无	10
增加＞10°	0	最大用力时	8
踝关节跖屈(与健侧比较)		中等用力时	3
无增加	10	正常用力时	2
增加 1°～5°	5	主观力量减弱	
增加 6°～10°	1	无	10
增加＞10°	0	最大用力时	8
胫骨结节以下 10cm 小腿周径		中等用力时	3
无差异或大于健侧	10	正常用力时	2
患侧＜1cm	5	与受伤以前相比运动水平	
患侧＜2cm	3	完全恢复	10
患侧＞2cm	0	下降很少	8
单足脚跟抬起		明显下降	6
完全正常(1min)	10	受限	2
不完全(10s)	5	对天气的敏感性	
仅能尝试	1	不敏感	5
不能	0	敏感	0
Thompson 挤压试验		对于治疗的主观评定	
阳性	5	优	10
阴性	0	良	8
与健侧比较等张力为		可	6
95%～100%	10	差	2
85%～94%	8		

结果:优,90～100 分;良,80～89 分;可,70～79 分;差,60～69 分。

二、康复治疗

(一)术后第 1 阶段(术后 1～6 周)

康复目的:保护修复的跟腱、控制水肿和疼痛、减少瘢痕、改善关节活动度。

1.术后膝屈曲 60°,踝跖屈 30°位长腿石膏固定 3 周,以减轻跟腱的牵张力,防止再次撕裂。

2.术后第 1 天。

抬高患肢,患足跖趾关节的主动跖屈和背伸;股四头肌等长收缩;近端髋关节做渐进式抗阻训练。

3.术后第 3 天。

扶双拐下地,患肢避免负重,进行前抬腿、侧抬腿和后抬腿训练。

4.术后 2 周。

重复上述运动和治疗,拆除伤口缝线。

5.术后 3 周。

拆除长腿石膏,换短腿石膏固定;开始进行膝关节屈伸练习及股四头肌肌力训练;每日取下掉石膏托行超短波治疗,无热量,每天 1 次,每次 20min;按摩跟腱,提捏跟腱处皮肤,配合超声治疗(移动法,频率 800kHz～1000kHz,移动速度每秒 3～6cm),软化瘢痕,松解粘连。

6.术后 4 周。

继续上述练习和治疗;在膝关节屈曲 90°位下进行踝屈伸活动训练,避免被动活动踝关节和牵伸跟腱,保护愈合中的跟腱免于被拉长或断裂;功能锻炼后,可采用冷疗,控制肿胀和疼痛。

7.术后 5 周。

去除石膏托穿高跟鞋(鞋底间垫 1 块由 10 余层薄片组成的高约 3cm 的足跟垫),使踝跖屈 20°～30°,也可穿带轮盘的保护靴渐进式负重,以减轻对跟腱的牵张力,可扶拐支撑行走。

8.术后 6 周。

改善踝关节主动背屈活动度到中立位(0°);负重和步行时,逐步去薄片,减低足跟垫的高度,逐步脱离拐杖,无辅助下步行。固定式功率车练习,蹬踏自行车时嘱患者用脚后跟用力而不要用前脚掌用力。

(二)术后第 2 阶段(术后 6 周～3 个月)

康复目的:恢复正常步态,改善踝关节活动度,增强踝背屈、跖屈、内翻、外翻肌力,改善患者的平衡功能。

逐步去除鞋垫,全足掌着地行走,可在水下跑台练习步态,以减少患肢负重的程度,逐步过渡到平地步行,恢复正常步态。踝关节屈伸活动,使踝关节活动范围恢复正常。加强小腿三头肌的力量,术后 6 周可以开始膝屈曲 90°位的跖屈抗阻训练,8 周可以在膝伸直位跖屈抗阻训练,可采用蹬踏装置练习跖屈,固定功率自行车可采用前脚掌用力,并逐渐加量。开始跑台上倒走训练以强化离心性跖屈控制能力。本阶段可以进行背屈、内翻、外翻等长肌力训练,后期可采用弹力带抗阻训练。可结合平衡训练仪,进行双下肢的负重练习,以促进本体感觉和平衡功能的改善,逐步过渡到患肢站立。做上、下台阶练习。必要时辅以物理因子治疗、瘢痕按摩、关节松动术。

(三)术后第 3 阶段(术后 3～6 个月)

矫正残留的踝关节跖屈或背屈障碍;本体感觉训练;恢复日常生活和运动能力,可完成跑步、跳跃等动作;等速测定平均峰值力矩达 75%。

(四)术后第 4 阶段(术后 6～1 年)康复目的

全面恢复体育技能;克服心理障碍,无恐惧进行体育运动;垂直跳评定患侧达到健侧的 85%;等速肌力测定患肢达健侧的 85%。

[病例点评]

(一)诊断

右跟腱断裂。患者,男,30 岁,因"打羽毛球致右跟腱肿痛,提踵不能 1h"收住入院。入院后完善相关检查,诊断明确,急诊行"右跟腱修复术"。术后石膏托固定。

(二)康复评定

不同阶段进行必要的康复评定有助于发现患者存在的问题和了解患者的功能情况,并及时制订和调整康复计划。

(三)康复治疗

根据康复评定的结果,依据个体化、循序渐进的原则,制订可行的康复治疗计划,有助于患者更快地恢复功能。因为患者是青年男性,对功能要求比较高,希望以后能参加体育运动,故后期要多进行踝关节周围肌肉肌力训练,特别要加强本体感觉的训练,以及跑跳能力的训练。

[知识拓展]

一、跟腱断裂的手术指征

(一)绝对指征

急性断裂、完全断裂、大部分断裂和再次断裂。

(二)相对指征

慢性肌腱病(病程大于 6 个月),合并肌腱病的慢性腱围炎(病程大于 6 个月),长期保守治疗(大于 6 个月)失败。

(三)禁忌证

高龄、活动差、健康状态差、皮肤完整性差、系统性疾病。

二、跟腱断裂的手术治疗的方法

(一)新鲜跟腱开放性断裂手术方式

1. 开放性断裂。

创缘整齐,宜在彻底清创的基础上采用锁扣缝合法(Tsuge)缝合或握持缝合法 Kessler 缝合。对跟腱挤挫伤患者清除挫损肌腱至断端整齐,其间若约缺损较小(一般认为小于 6cm),也可采用 V-Y 腱成形术。

2. 闭合性断裂。

若跟腱从止点撕脱,采用 Bunnell 钢丝缝合法,将跟腱固定于跟骨上;对撕裂型损伤,跟腱断裂犹如马尾撞,采用丝线做 Bunnell 缝合顺行整理断裂跟腱,使两断端马尾状断缘互相交叉呈瓣结样。此种缝合法较为稳妥,不易发生再断裂。

(二)陈旧性跟腱断裂的手术治疗方法

1. 腓肠肌腱瓣转位修复术修复跟腱缺损。

腓肠肌腱瓣转位修复术是常用的一种术式,Bosworth 法是从腓肠肌取一腱瓣将其横穿跟腱近端及远端来修复缺损;Lindholm 法则是从腓肠肌取两根腱瓣反转后修复缺损。上述方法的优点是缝合牢靠,可修复较大的缺损。

2. 跟腱周围肌腱转位修复术。

肌腱转位修复术的优点是无自身排斥反应,可以保证血运而且有些肌腱转位后对踝关节及足的活动无明显影响。近年来足踝关节镜技术在该领域的应用进一步完善了此类修复术。

〔练习题〕

一、选择题

1. 以下对跟腱断裂描述不正确的是( )。

A. 跟腱断裂有开放性断裂与闭合性断裂两类

B. 新鲜跟腱断裂,Thompson 试验常为阳性

C. 陈旧性跟腱断裂,Thompson 试验常为阴性

D. 对急性完全性跟腱断裂主张手术修复

E. 可采用 Amer-Lindholm 疗效评定标准对功能恢复进行评价

2. 跟腱断裂修复术后 6 周内以下哪项是错误的?( )。

A. 术后第一天开始股四头肌等长收缩

B. 可行超短波治疗,无热量

C. 术后 3 周可行超声波治疗

D. 可以进行跟腱的牵伸训练

E. 可进行轻柔的按摩

二、简答题

1. 试述跟腱断裂的现场处理。

2. 跟腱断裂的康复评定方法有哪些?

(方玉飞)

任务五 膝关节半月板损伤的康复

[学习目标]

一、知识要求

1. 熟悉半月板损伤的临床表现与诊断。
2. 了解半月板损伤的临床处理。
3. 掌握半月板损伤的康复评定方法。
4. 掌握半月板损伤的康复治疗方法。

二、技能目标

1. 能对半月板损伤作出正确的康复评定。
2. 能对半月板损伤的预后作出判断。
3. 能对半月板损伤进行正确的康复治疗。
4. 能对半月板损伤作出正确的康复指导。

[工作任务]

患者,男,25岁,因"左膝部疼痛,肿胀,活动受限0.5h"以"左内侧半月板损伤"收入院。患者半小时前,踢球完成射门动作后,突感左膝关节剧烈疼痛,随即左膝关节肿胀明显,不能伸直,不能步行,遂被朋友送往医院就诊。入院后查体,左膝关节肿胀明显,内侧间隙压痛阳性,活动受限,浮髌试验阳性,McMurray征阳性,碾磨试验阳性,入院后完善各项检查,X线检查排除骨折,MRI提示左内侧半月板前角撕裂。入院1周后在腰麻下行"关节镜下左内侧半月板修复术"。术后膝关节铰链式支具,使膝关节维持在完全伸直位。

要求:

1. 对该病例进行康复评定;
2. 制订可行的康复治疗计划。

[背景知识]

一、概述

半月板(menisci)是位于膝关节间的半月形软骨板,填充在股骨与胫骨关节间隙内,有内外两块半月板,内侧半月板呈"C"形,前端窄后端宽,外缘与关节囊及胫侧副韧带紧密相连;外侧半月板呈"O"形外缘亦与关节囊相连(见图8-25)。半月板在膝关节的功能和生物力学中扮演着重要的角色。它的功能包括承重、传递负荷、吸收应力、稳定关节、润滑关节和协调关节。解剖学上,每个半月板可平行分为3个部分:前角、体部、后角。

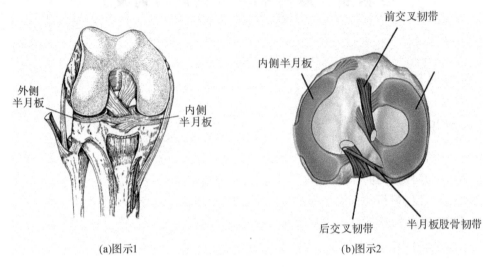

(a)图示1   (b)图示2

图 8-25　半月板图示

　　损伤机制。膝关节半月板损伤是最常见的运动损伤之一,半月板可因力学或生化(退变)因素受损,最常见的损伤机制是间接暴力,研磨力量是产生半月板破裂的主要原因。主要发生在膝关节半屈曲位时,由于周围肌肉及韧带组织处于相对松弛的状态,半月板易因膝关节突然的内旋(引起内侧半月板损伤)、外旋(引起外侧半月板损伤),以及附加外翻、内收或伸屈等而引起半月板的前、后角或体部损伤。此种损伤常见于运动场,如足球运动员射门时的状态,股骨髁与半月板的接触面缩小,这时膝关节猛烈的旋转所产生的研磨力量会使半月板发生撕裂。半蹲或蹲位工作,如矿井下煤矿工人长期蹲位铲煤和抛煤动作,也容易发生半月板损伤。因此,产生半月板损伤必须有四个因素:膝半屈、内收或外展、重力挤压和旋转力量。

二、临床特点

(一)临床表现和诊断

　　只有部分急性损伤病例有外伤病史,慢性损伤病例无明确的外伤病史;受伤后膝关节疼痛剧烈,伸不直,并迅速出现肿胀,有时有关节积血;慢性期,活动时有疼痛、弹响、关节交锁现象。体格检查:关节积液,以一手压迫髌上囊,将液体挤入髌股关节腔,另一手反复按压髌骨,在髌上囊处可感到波动,也可感觉下压时,髌骨碰到股骨,不压时即浮起,此为浮髌试验阳性。关节间隙压痛:压痛明显侧即为半月板损伤侧。股四头肌萎缩:以股内侧肌萎缩最为明显。碾磨试验(Apley试验)患者俯卧位屈膝至 90°,检查者双手分别持住足的前方和足跟,然后向下压,并依序呈环状由后内方—侧方—前内方,再从前外方—侧方—后外方进行碾磨(即旋转动作,并伴有内收与外展)。当患者在某一体位时疼痛,则表明该处半月板可能缺损。如碾磨至前内方疼痛时,表示内测半月板前角破裂;后外方痛者则表示外侧半月板后角损伤。重力试验:侧卧位,检查内侧半月板时,患腿在上,嘱患者,自主伸屈膝关节,于某一角度出现内侧间隙疼痛或弹响,则为阳性,表示内侧半月板损伤或盘状半月板,如诉外侧副韧带处疼痛,则为该韧带损伤。如检查外侧半月板或内侧韧带,则患腿在下。旋转挤压试验(McMurray-Fouche 试验):检查时患者仰卧位,检查者一手握住小腿踝部,另一手扶住膝部将髋与膝屈曲,使小腿外展外旋,然后逐渐将膝关节伸直。如引起内侧疼痛或响声为阳性,表示内侧半月板损伤;如将小腿内收内旋,并将膝关节伸直,引起外侧疼痛或响声者,亦为阳性,表示外侧半月板损伤。过伸试验:平卧位,一手固定股骨远端,另一手抬起足跟,膝前缘疼痛说明半月板前角损伤。过屈试验:平卧位,被动极度屈曲膝关节出现疼痛,提示有半月板后角损伤。X 线片排除膝关节的骨性病变或其他疾患;关节造影和 MRI 检查是重要的辅助诊断手段;关节镜检查,不仅有利于半月板损伤的诊断,尤其是前角及体部破裂,而且可与治疗同时进行。

(二)临床治疗

急性期,局部冷敷,长腿石膏托外固定 4 周,有积血者可于局麻下抽尽后加压包扎。急性期过去后疼痛减轻,开始股四头肌锻炼,以免发生肌萎缩。慢性期,保守治疗无效后,应行手术治疗,目前主张在关节镜下进行手术,可根据损伤的部位和类型,决定关节镜下手术的方式,即半月板修复术、半月板部分或全切除术、半月板同种异体移植术。关节镜下手术创口很小,对关节干扰小,术后恢复快,可以早期活动,这已成为常规处理办法。

[工作过程]

一、康复评定

(一)肢体围度测量

大腿围度测量以测量髌骨上缘 10cm 处的大腿周径为准,小腿围度以测量髌骨下缘 10cm 处的小腿周径为准,并与健侧相对比肌肉萎缩的情况。

(二)肌力评定

可采用徒手肌力检查法(MMT)来测定患肢肌肉力量,也可采用特殊器械进行肌群的肌力评定,如等张肌力测试和等速肌力评定。等速肌力的腘绳肌/股四头肌(H/Q)比值,对于判定肌力的恢复有重要意义

(三)关节活动度的测定

用于评价伤后膝关节活动障碍的程度以及康复治疗对膝关节活动度的改善程度。

(四)疼痛评定

通常采用 VAS 法评定疼痛的程度。

(五)JOA 半月板损伤治疗后效果判定标准

JOA 半月板损伤治疗后效果判定标准见表 8-6。

表 8-6　JOA 半月板损伤治疗后效果判定标准

指　标	评分（100 分满分）	
	左	右
长距离步行后疼痛（500m 以上）		
轻度	20	20
中度	15	15
强烈疼痛（且不能长距离步行）	10	10
上、下楼梯时的疼痛及动作		
无疼痛和不自由	20	20
有疼痛，或无疼痛，有上下不自由	15	15
轻度疼痛，上下不自由	10	10
相当疼痛，上下不自由	0	0
膝伸展强烈时疼痛		
无	20	20
轻度	10	10
中度	5	5
强烈疼痛	0	0
患肢着地		
可以	5	5
困难或不能	0	0
麦氏征		
无摩擦音，无疼痛	15	15
只有摩擦音	10	10
只有疼痛	5	5
两者都有	0	0
大腿周径（髌骨上 10m）		
同健侧	15	15
比健侧细＞1cm，＜3cm	5	5
比健侧细＞3cm	0	0
关节间隙压痛		
无	5	5
有	0	0

二、康复治疗

半月板损伤的部位,手术的方式、修复固定的方法以及手术医师的意见都直接影响着康复的进程,如负重时间、关节活动度的限制等,因此,康复医师和手术医师间的沟通交流十分重要,术后早期制定实际可行的康复方案,以满足不同患者的个体化功能需求。

(一)半月板修复术后的康

1.术后第1阶段(术后0～6周)。

康复目的:控制术后肿胀和疼痛;关节活动度训练,强调膝关节完全被动伸直,膝关节屈曲限制在90°,避免主动屈膝;早期肌力训练。

(1)半月板修复术后患者应佩戴膝关节铰链式支具,使膝关节维持在完全伸直位。在步行和睡觉时,应当佩戴支具4～6周。运动后给予冰敷和电刺激以减轻肿胀和疼痛。

(2)手术当天:麻醉反应消散后,开始活动足趾、踝关节。

(3)术后第1天:踝泵运动;股四头肌等长肌力训练,如果有股四头肌抑制,可以应用电刺激或生物反馈治疗。

(4)术后第2天:如无股四头肌抑制,开始多角度直腿抬高(straight leg raising,SLR)、侧抬腿和后抬腿训练。治疗师开始行髌股关节松动术,或教会患者自我松动髌股关节。

(5)术后第3天到术后2周:鼓励患者早期开始扶拐下地,渐进式负重训练到可耐受范围内训练。当患肢可负重达50%体重时,可开始平衡训练。术后6周达到单侧(患肢)无痛负重。4～6周内禁止渐进式屈膝位负重,半月板体部缝合术后4周内患肢不完全负重,复合或放射状撕裂修复术在4～6周内只能足趾着地负重。

(6)术后2～4周:继续以上练习;开始被动屈伸膝关节,每周做2～3次练习,避免主动屈曲膝关节,被动屈膝应限制在90°,后角修复术后4周内屈膝应限制在70°内,之后在可耐受范围内增加。

(7)术后4～6周:进行主动辅助屈伸练习,屈膝达90°;此阶段将膝关节支具调至60°,以满足正常步行所需的膝关节屈伸活动,可在水下进行踏车或步行训练,以减轻膝关节的负荷。当膝关节屈曲>85°时,可增加闭链和开链练习,在0°～60°运动弧内进行双侧蹬踏和静蹲等闭链练习,在屈膝60°位进行股四头肌开链等长练习。

2.术后第2阶段(术后6周～3个月)。

康复目的:恢复患膝全范围活动度、增强肌力训练、恢复正常的步行模式、恢复日常生活活动能力。

(1)关节活动度训练:在可耐受范围开始渐进式主动辅助屈伸练习,以便在本阶段末达到全范围的主动屈伸练习。

(2)步行训练:继续在水下进行步态训练,逐步过渡到平地拄拐步行(膝关节支具固定在0°～60°),最后重获无辅助下无痛步行,恢复正常的步态。

(3)肌力训练:以闭链训练为主。增加双脚蹬踏练习的难度,逐步过渡到单侧大角度(<90°)练习;开始0°～60°运动弧内渐进式抗阻静蹲练习,逐步增大到0°～90°运动弧;开始上台阶练习,逐步增高台阶的高度(10cm、15cm、20cm);逐步增加运动平台的坡度进行倒走练习以增加股四头肌的力量。在无痛的运动弧内进行等张伸膝练习;开始向前下台阶练习,逐步增高台阶的高度(10cm、15cm、20cm)。

(4)继续本体感觉和平衡功能的训练。

(5)此阶段避免跑步和体育活动。

3.术后第3阶段(术后3～6个月)。

继续加强功能锻炼,本阶段末达到以下标准:跑步无不适症状,敏捷度达到专项运动要求,单腿跳测试双下肢对称性≥85%,等速测试双下肢对称性>85%,对专项训练无惧怕心理。

(二)半月板部分切除或全切除术后的康复

较半月板修复术后的康复进程要快,恢复时间要短。术后可以早期下地负重;术后一周主动屈膝达90°;术后2～4周可单膝蹲起训练;术后1～2个月可进行向前下台阶、慢跑、跳绳等运动;术后3个月可开始专项运动训练。

(三)半月板移植术后的康复

康复原则可以参考半月板修复术后的康复,根据具体情况进行适当修改,康复程序要比半月板修复术后的康复保守一些,康复的时间也应适当延长。半月板移植术后须加强负重和关节活动度的限制。静蹲的角度限制为:术后3个月内45°,5个月内60°,6个月内90°。术后6个月内不建议做跑步练习。半月板移植术后尚不建议做剪刀步、跳跃和旋转等高负荷运动。

[病例点评]

(一)诊断

左内侧半月板损伤。患者,男,25岁,因"左膝部疼痛,肿胀,活动受限半小时"收入院。依据体格检查和MRI,诊断明确。入院1周后在腰麻下行"关节镜下左内侧半月板修复术"。

(二)康复评定

术前和术后都要进行康复评定。

(三)康复治疗

术前进行康复宣教,指导患者进行适当的功能锻炼。术后根据评定结果,与手术医师沟通,了解手术的方式、修复固定的方法以及需要注意的问题,制订可行的康复治疗计划,特别是要考虑负重时间和关节活动度的限制等。因为该患者是青年男性,对功能要求较高,故后期要多进行膝关节周围肌力训练和膝关节稳定性训练,特别要加强本体感觉的训练,以及跑跳能力的训练。

[知识拓展]

(一)半月板的分区

按半月板血液供应特点,将半月板分为3个部分:靠近滑膜缘1/3为"红区",由滑膜而来的血管供应该部分;靠近游离缘1/3为"白区",该部分缺乏血液供应;介于两区之间的部分为"红—白区"。位于"红区"的半月板撕裂愈合能力强,修补后可获得良好的疗效。"白区"的半月板撕裂因缺乏愈合所需的血供基础,修补疗效差,临床上多采用撕裂部分切除方法治疗(见图8-26和图8-27)。

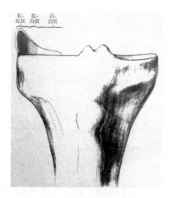

图 8-26　半月板的血运分区

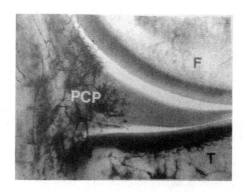

图 8-27　半月板的血液供应
（F:股骨　T:胫骨　PCP:半月板红区毛细血管丛）

（二）半月板损伤的分型

一般多按照损伤的解剖特点分型,其参考依据有形状、部位、大小和稳定性,分为退变型、水平型、放射型、纵型（垂直型）和横形（见图 8-28）。

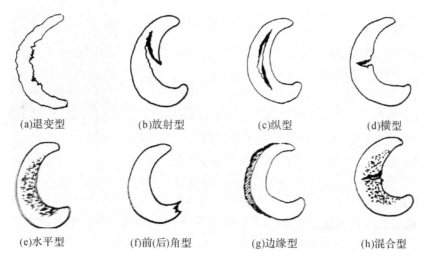

（a)退变型　　　（b)放射型　　　（c)纵型　　　（d)横型

（e)水平型　　（f)前(后)角型　　（g)边缘型　　（h)混合型

图 8-28　半月板损伤的分型

1.退变型。

多发生于 40 岁以上,常伴有 X 线片显示的关节间隙变窄,但难以辨别症状是关节退变还是半月板病变引起的。

2.水平型。

多自半月板游离缘向滑膜缘呈现的水平撕裂,形成上、下两层。

3.放射型（鸟型、鸟嘴型）。

常使沿周缘走向排列的环形纤维断裂,当此放射裂或斜延伸至滑膜缘时,则半月板的延展作用完全丧失,严重影响到载荷的正常传导。

4.纵型（垂直型、桶柄型）。

可以是全层的,也可以仅涉及股骨面或胫骨面,多靠近后角。

5.横形。

自游离缘横向断裂,多位于体部。

6.前、后角撕裂型。

易进而演变为部分边缘撕裂而形成较大的游动。

7.边缘撕裂型。

前、后角附着部完整,游离的半月板甚至可滑移至髁间窝形成交锁。常合并有前交叉韧带断裂。

8.混合型。

(三)半月板损伤 MRI

半月板损伤 MRI 如图 8-29 所示。

(四)半月板撕裂患者进行关节镜下手术的适应证

1.有典型症状如疼痛、交锁、打软腿等。

2.有阳性体征,如关节间隙压痛、关节肿胀积液、活动受限、钝性弹响、McMurray 征阳性。

3.偶有类似半月板撕裂的膝关节痛,但缺乏其他原因。

4.非手术疗法无效。

5.X 线排除关节外因素。

(五)半月板手术的方式

1.关节镜下半月板切除术。

半月板部分切除术在关节镜手术中是开展最多的手术,主要适用于位于"白区"的各种类型的半月板撕裂。部分切除术是指仅切除半月板内侧缘的撕裂部分,从而保留了起重

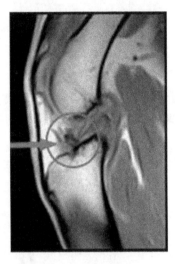

图 8-29　半月板损伤 MRI

要作用的外缘部分和不损伤关节囊。手术切除时应仔细修整半月板边缘,以防进一步撕裂,也必须尽可能保留半月板的周边部分,以利于关节的稳定。半月板全切除术治疗半月板撕裂,可引起后期关节软骨退变,导致退行性骨关节炎,故目前不常采用此类术式。

2.关节镜下半月板修补术。

目前对于半月板"红区"(滑膜缘 1/3)的撕裂,无论新鲜或者陈旧损伤均主张缝合修复。对在"红—白区"半月板撕裂是否缝合,取决于撕裂类型和缝合技术。对"白区"撕裂的缝合,则需要再缝合的同时给予纤维蛋白凝块或者其他生长因子才能愈合。

关节镜下缝合技术有三种:从外向内缝合法、从内向外缝合法和全关节内缝合法。

3.异体半月板移植。

半月板移植的主要目的是取代原有的半月板,以发挥其稳定关节、传导载荷等重要作用,从而防止或推迟发生骨性关节炎。

[练习题]

一、选择题

1.关于半月板损伤的临床表现及诊断,错误的描述是(   )。

A.多数患者有明确的外伤史

B.疼痛在膝关节间隙处

C.典型的有膝关节"交锁"现象

D.体检时可发现抽屉试验阳性

E.麦氏征阳性

2.半月板损伤以下哪项描述是错误的?(   )。

A.急性损伤用石膏或棉花腿加压包扎2~3层

B.慢性损伤的首选手术为关节镜下手术

C.常用的手术方式有半月板缝合术、半月板部分切除术和半月板全切除术

D.体检时可发现股四头肌萎缩

E.侧方挤压试验阳性

3.半月板修复术后3个月内,以下哪个选项是错误的?(   )。

A.股四头肌的等长训练   B.静蹲等闭链运动   C.步行训练

D.跑步和体育运动   E.本体感觉训练

二、简答题

半月板损伤常用的手术方式有哪几种?

（方玉飞）

项目九　周围神经损伤的康复

任务一　桡神经损伤的康复

［学习目标］

一、知识要求

1. 了解桡神经的走行及支配区域。
2. 掌握桡神经损伤的临床表现。
3. 掌握桡神经损伤的康复治疗。

二、技能目标

1. 能对桡神经损伤作出正确的康复评定。
2. 能对桡神经损伤进行正确的康复治疗。

［工作任务］

患者,青年男性,外伤致右肱骨干骨折,折端外露。查体:有垂腕,垂指畸形,虎口感觉障碍。

要求:
1. 对该患者进行康复评估;
2. 提出康复治疗方案。

［背景知识］

一、概述

桡神经(radial nerve)是臂丛最大的分支,绝大多数起于臂丛后束(97.22%),含颈 5～8 和第 1 胸神经前支的纤维。在腋窝处位于腋动脉第三段的后方,肩胛下肌、大圆肌及背阔肌的前方,经腋窝底至臂部,先后伴肱深动脉和桡侧副动脉斜形绕过肱骨后面,初在肱三头肌内侧头和外侧头之间,然后在肱三头肌外侧头深面的桡神经沟内下行,在肱骨外上髁上方穿外侧肌间隔,至肱肌与肱桡肌之间下降,再行于肱肌与桡侧腕长伸肌之间,至肱骨外上髁前方分为浅、深两支。在前臂,浅支位于肱桡肌深面,与桡动脉伴行,主要是感觉神经,分布于手背桡侧皮肤和桡侧两个半手指的背面。深支经过肱桡肌深面穿过旋后肌到前臂背侧,依次分出旋后肌支、指总伸肌、小指固有伸肌、尺侧腕伸肌、拇长展肌、拇短伸肌、拇长伸肌和示指固有伸肌(见图 9-1)。

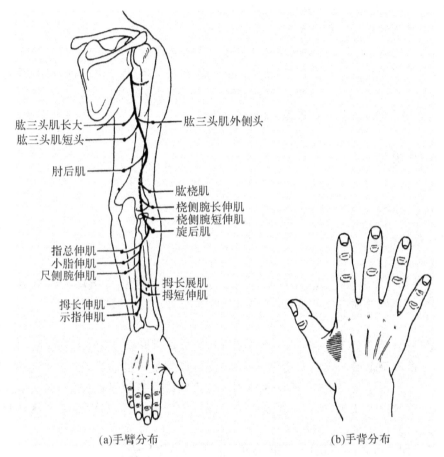

肱三头肌长大
肱三头肌短头
肘后肌
肱三头肌外侧头
肱桡肌
桡侧腕长伸肌
桡侧腕短伸肌
旋后肌
指总伸肌
小脂伸肌
尺侧腕伸肌
拇长展肌
拇短伸肌
拇长伸肌
示指伸肌

(a)手臂分布　　　　　　　　(b)手背分布

图 9-1　桡神经支配肌肉及单一感觉支配区

二、损伤原因

损伤原因如下:①桡神经在上臂紧贴肱骨,当肱骨中 1/3 骨折时,外移的肱骨干近端或短缩畸形的远端极易损伤桡神经,而且在骨折愈合过程中也被骨痂包埋;②牵拉或不良姿势,例如长时间上肢过度外展,或睡眠时头枕上臂;③锐器伤或火器伤;④医源性损伤,例如桡骨头切除术或肱骨手术时损伤桡神经。

三、临床特点

桡神经损伤后,因前臂伸肌群麻痹,出现垂腕、垂指畸形(见图 9-2)。腕关节不能背伸,示指、中指、环指和小指的掌指关节不能伸直,拇指不能伸直,手背桡侧皮肤感觉障碍。但因桡神经走行较长,不同损害部位表现亦不同。桡神经在腋部损伤,出现桡神经支配的所有肌肉运动功能障碍及感觉功能丧失,前臂所有肌肉瘫痪,垂腕,前臂伸直时手不能旋后,肘关节、上臂和前臂后面、手指部痛觉减退。桡神经在上臂中部损伤,损伤部位在肱桡肌、桡侧腕伸肌起点以上,不但出现肘以下部位遭受伤害出现的运动和分布区感觉障碍,而且还将出现前臂中立位屈肘功能(肱

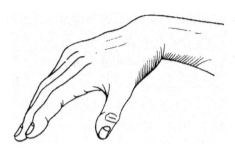

图 9-2 桡神经伤后垂腕垂指畸形

桡肌)及伸腕肌功能完全障碍(桡侧腕长伸肌支损伤),并出现典型的垂腕垂指畸形。桡神经深支损伤,拇指掌指和指间关节以及其他 4 指的掌指关节不能主动伸直,拇指不能桡侧外展,因桡侧腕长、短伸肌正常,不发生垂腕畸形,伸腕时向桡侧偏斜,不出现感觉功能障碍。桡神经单纯浅支损伤,只有感觉障碍,没有运动障碍。

[工作过程]

一、康复评定

(一)一般性检查

1.询问病史。

①询问神经功能障碍出现的时间及进展;②询问外伤的性质及受力方向;③询问伤后处理情况;④询问疼痛的性质及严重程度、疼痛开始的时间,以及发展的趋势。

2.体征。

①畸形:垂腕畸形。②体表变化:神经损伤后所支配区皮肤无汗、毛发变长、皮温低、皮肤过敏、指甲凸起呈爪形。③肌肉萎缩:神经损伤后所支配区的肌肉发生弛缓性瘫痪、进行性肌萎缩,逐步出现肌张力消失、腱反射消失。可用肢体周径测量法评估,标记皮纹恒定的位置,或以腕横纹以上几厘米,或肘横纹以下几厘米为标记,以后每次测量时都以此标记为准,需两侧肢体同一水平,共同测量。

(二)徒手肌力检查(manual muscle test, MMT)及感觉检查

根据神经功能和支配区域特定,检查肌力和感觉障碍。桡神经损伤主要检查肱桡肌和桡侧伸腕肌的改变,以及手背桡侧皮肤是否有感觉障碍。

(三)神经干叩击试验(Tinel 氏征)

轻轻地叩击或压迫神经损伤部位时,疼痛向神经支配的区域扩散。

(四)肌电图检查

在周围神经损伤后第 14～20 天的时间做肌电图检查比较合适。如果条件允许,可以在损伤后不同时间做神经传导速度和肌电图检查的动态分析。判断神经损伤范围、程度、吻合后恢复情况及预后。

(五)对合并损伤的评估

对合并损伤的评估,如评估可能同时存在的上肢骨折等。

二、康复治疗

康复治疗可分早期治疗和恢复期治疗两个阶段进行。

(一)早期治疗

早期采取正确的康复治疗极为重要。此期的治疗原则是:针对致病因素,消除病因,及早消除炎症、水肿,减少神经损害,防止肢体挛缩变形,促进神经再生,防止肌肉萎缩,使神经传导功能、肌力、耐力及运动协调得到恢复。外伤感染时及时控制,以减少对神经的损害,适当地配合药物治疗。具体方法有以下几种。

1.保持良好的体位,防止挛缩。

为防止挛缩,最好让损伤的手及前臂保持良好体位,用夹板功能位固定,将肢体抬高。亦可使用动力型桡神经麻痹夹板,被动伸腕伸指,预防垂腕垂指畸形。

2.被动活动和按摩。

肢体在麻痹后即应做被动活动,如果在被动运动时出现肿胀、疼痛、炎症等,应改做极轻微的运动,以防止肌肉挛缩变形,保持肌肉正常张力和关节活动范围。在运动和按摩时不宜使肌肉疲劳,尤其不能让麻痹肌过度伸展。

3.光、电等疗法。

光、电等疗法对于镇痛、消炎、增强局部血液循环、改善神经、肌肉的营养状态有良好的作用。方法如下。

(1)超短波治疗,主要作用于较深层的组织。电极分别置于肩前、后神经分布区域,采用对置法,无热至微热量,每次15min,每天1次,10～20次为一个疗程。

(2)分米波、微波治疗,主要作用于肌肉。均按神经走行,使用长型辐射器,每次8～10min,根据反应和需要可增加到15min。每天1次,20次为一个疗程。

(3)紫外线治疗,沿神经通路分区照射,用1°～2°红斑量,每天或隔天照射一次,分区每日交替照射,按紫外线常规照射,10～15次为一个疗程。

(4)温热治疗和水疗热敷、蜡疗、红外线照射等,借温热作用改善局部血液循环,缓解疼痛,松解粘连,促进水肿和积液的吸收。

(5)激光治疗用氦—氖激光或高能量激光器照射,沿神经走行之表浅部位选取穴位或痛点照射,可消除炎症、止痛,促进神经再生。

(二)恢复期治疗

炎症、水肿消退,即进入恢复期,此期着重防止肌肉萎缩、促进神经再生、增强肌力、恢复神经正常功能。治疗措施如下。

1.光、电等疗法。

光、电等疗法包括以下几种。

(1)温热治疗,包括蜡疗、红外线、电光浴等,可促进局部血液循环、改善局部营养、辅助功能恢复。

(2)直流电碘离子导入、超声波和音频电疗可软化瘢痕,松解粘连;采用直流电新斯的明、士的宁等药物导入,可提高肌肉收缩力和张力。

(3)电刺激疗法用低频电刺激治疗仪,阴极置于病肌运动点,采取单极法或双极法,电流强度以引起病肌明显收缩为准,每天治疗一次,时间为20min,10～20次为一个疗程。

(4)肢体涡流浴。此法综合了温度和机械刺激,对改善病肢血液循环有良好效果,每次治疗 5～20min,水温调节在 38℃ 左右。

(5)水中运动疗法。治疗时温度控制为 37.5～38.5℃,每次 10～20min。

2.作业疗法。

根据肌力和耐力评定,进行作业疗法的训练。如手功能很差,可练习编织、打字、木工、雕刻、缝纫、刺绣、泥塑和修理简单仪器等,目的是增加关节的灵活性、肌力的协调性及耐力,并且提高患者的兴趣和加强主动性训练。

3.运动功能训练。

重点训练提物、手指夹物、手持物、握圆柱形物体、抓物等动作,恢复后期使用弹簧器、弹力带、手运动器等练习。

4.感觉再训练。

定位觉训练:用音叉及铅笔擦头由近到远定位在手部感觉减退区刺激,训练患者能准确识别刺激部位。实体觉训练包括:①质地识别练习,训练识别不同质地衣料,如棉布、丝绸、毛皮;②形状识别练习,训练识别不同形状的铁、木、橡胶、塑泥;③不同硬度、大小、粗滑度识别训练,训练识别不同大小和粗滑度的硬币、砂纸、光滑纸。每项训练采用闭眼—睁眼—闭眼的方法。利用反馈,重复地强化训练。

[病例点评]

(一)诊断
该病例为右肱骨干开放性骨折伴桡神经损伤。

(二)康复评定
该病例查体有垂腕、垂指畸形、虎口感觉障碍等体征,骨折端外露。

(三)康复治疗
新鲜开放性损伤伴桡神经损伤,应早期行手术探查、骨折复位内固定,神经断裂者,行神经缝合,石膏托固定 3～4 周。术后行氦—氖激光促进创面愈合,TENS 镇痛,低频电刺激预防肌肉萎缩等治疗,同时,主动或被动活动未固定关节。

[知识拓展]

(一)各种损伤的不同疗法
肱骨闭合性骨折并发桡神经损伤,多属于挫伤,断裂伤少见,一般先保守治疗 3 个月;新鲜开放性损伤伴桡神经损伤,应早期行手术探查。如神经完全断裂,应争取神经缝合;如缺损较多,行神经移植术;陈旧性桡神经损伤,应行肌腱移位术,常用方法有旋前圆肌移至桡侧腕伸肌腱(见图 9-3)、尺侧腕屈肌移至指总伸肌腱、掌长肌腱移至拇长伸肌腱。

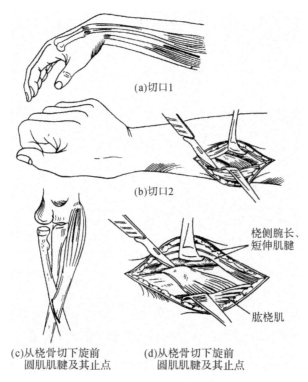

(a)切口1

(b)切口2

桡侧腕长、
短伸肌腱

肱桡肌

(c)从桡骨切下旋前
圆肌肌腱及其止点

(d)从桡骨切下旋前
圆肌肌腱及其止点

图 9-3　旋前圆肌移位重建伸腕功能术

(二)佩戴腕关节固定夹板的疗法

佩戴腕关节固定夹板,维持腕关节伸直、掌指关节伸直、拇外展位。预防伸肌过度牵拉。协助手的抓握及放松能力。

(三)ADL 活动

通过 ADL 活动,对肌肉再训练,例如,训练抓握及放松动作。

(四)对神经恢复无得的疗法

对神经恢复无望者,考虑重建伸腕、伸拇、伸指功能手术。

(五)肌腱移位后训练

1.旋前圆肌代桡侧腕伸肌腱。

让患者前臂做旋前动作的同时,有意识地练习伸腕动作,早期避免同时屈腕屈指的联合动作,避免移位肌肉肌腱的过多牵拉。

2.尺侧腕屈肌代指总伸肌腱。

让患者在做轻度尺偏屈腕动作的同时,练习伸掌指关节。为避免内在肌的伸指间关节的代偿作用,可用弹力绷带将示指、环指、小指的指间关节固定于屈曲位。如果是采用桡侧腕屈肌代指总伸肌腱,则让患者在做轻度桡偏屈腕动作的同时,练习伸掌指关节。

3.掌长肌腱代拇长伸肌腱。

让患者在屈腕的同时,有意识地练习伸拇指指间关节。如果采用指浅屈肌腱代拇长伸肌腱,则让患者在屈指的同时,有意识地练习伸拇指指间关节。早期练习,避免同时伸指、伸拇和伸腕的联合运动。

[练习题]

一、选择题

1.以下不属于桡神经损伤的有（　　　）。
A.前臂旋前畸形　　　B.前臂旋后畸形　　　C.垂腕　　　D.垂拇　　　E.垂指
2.患者桡骨小头骨折，可能伤及（　　　）。
A.桡神经深支　　　B.正中神经　　　C.尺神经　　　D.桡神经和尺神经

二、简答题

桡神经损伤后的评定方法有哪些？

（纪宇波）

任务二　　正中神经损伤的康复

[学习目标]

一、知识要求

1.了解正中神经的走行及支配区域。
2.掌握正中神经损伤的临床表现。
3.掌握正中神经损伤的康复治疗。

二、技能目标

1.能对正中神经损伤作出正确的康复评定。
2.能对正中神经损伤进行正确的康复治疗。

[工作任务]

患者，男，34岁，不慎跌倒，用左手撑地，伤后左腕肿胀，活动受限。急送医院拍片示左腕月骨脱位。查体表现为拇对掌功能障碍，手掌桡侧半和桡侧3个半指感觉麻木。
要求：
1.对该患者进行康复评估；
2.提出康复治疗方案。

[背景知识]

一、概述

正中神经(median nerve)由内侧根和外侧根两个根合成,两根夹持腋动脉第三段向下,在其前外侧呈锐角合成正中神经干。外侧根起自臂丛外侧束,含第5、6、7颈神经前支的纤维;内侧根起自臂丛内侧束,含第8颈和第1胸神经前支的纤维。在臂部,正中神经沿肱二头肌内侧沟下行,在喙肱肌止点附近由外向内跨过肱动脉前方,沿肱动脉内侧下行至肘窝。从肘窝向下穿旋前圆肌两头之间进入前臂,在腕部穿屈肌支持带的深面,从桡侧腕屈肌腱与掌长肌腱之间、掌腱膜的深面至手掌(见图9-4)。

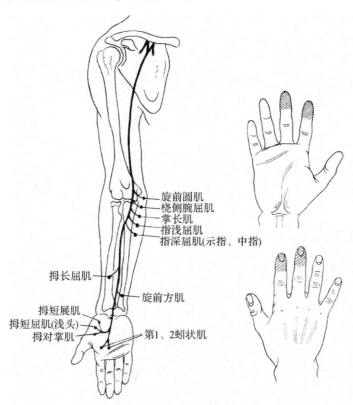

旋前圆肌
桡侧腕屈肌
掌长肌
指浅屈肌
指深屈肌(示指、中指)

拇长屈肌

旋前方肌

拇短展肌
拇短屈肌(浅头)
拇对掌肌

第1、2蚓状肌

图 9-4　正中神经支配肌肉及单一感觉支配区

二、损伤原因

高位正中神经损伤常合并于臂丛神经损伤,在臂部、肘部、前臂和腕部多由于切割伤、碾轧伤、枪弹伤、骨关节损伤和因骨折处理不当碾成的缺血性损伤,常合并尺神经损伤。

三、临床特点

正中神经在肘以上无分支,因此从正中神经主干形成至肘部发出旋前圆肌支的近侧任何一个部位损伤,其临床表现均相似,即旋前障碍,腕屈力下降且尺偏,屈拇指、示指不能(见图9-5),对掌功能障碍,指浅屈肌瘫痪,检查时近侧指间关节屈曲不能或受限;手掌桡侧半和桡侧3个半指的感觉障碍,示指远端的感觉功能不会被邻近神经代偿,是正中神经的绝对支配区。对于屈指动作须做单独检查,因为环小指屈指深肌由尺神经支配,而屈指深肌之间又有腱性连接,因此,尺侧手指的屈曲可以带动中指。如果旋前圆肌和手的大鱼际肌功能正常,手的感觉也正常,只有屈腕和屈肌群功能障碍,说明正中神经的骨间掌侧神经损伤,部位在肘以下。如果只有手部大鱼际肌运动障碍而屈肌正常,说明正中神经在骨间掌侧神经分支以下损伤或腕部损伤。正中神经腕部及前臂下段损伤,其临床表现仅为拇对掌功能障碍,拇指不能外展完成对掌及对指并存在大鱼际肌萎缩,指间关节伸直无力或不能,称为"猿手"。手掌桡侧半和桡侧3个半指的感觉障碍。

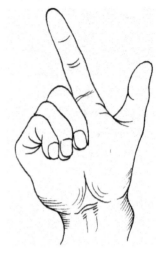

图 9-5   正中神经高位
损伤握拳畸形

[工作过程]

一、康复评定

(一)一般性检查

1.询问病史。

①询问神经功能障碍出现的时间及进展;②询问外伤的性质及受力方向;③询问伤后处理情况;④询问疼痛的性质及严重程度、疼痛开始的时间和发展趋势。

2.体征。

①畸形:猿手畸形;②体表变化:神经损伤后所支配区皮肤无汗、毛发变长、皮温低、皮肤过敏、指甲凸起呈爪形;③肌肉萎缩:神经损伤后所支配区肌肉发生弛缓性瘫痪,进行性肌萎缩,逐步出现肌张力消失,腱反射消失,可用肢体周径测量法评估。

(二)徒手肌力检查(MMT)及感觉检查

根据神经功能和支配区域特定,检查肌力和感觉障碍。正中神经损伤主要检查旋前圆肌和手的大鱼际肌及示中指指深屈肌的改变,还有手掌桡侧半和桡侧3个半指的感觉障碍。

(三)神经干叩击试验(Tinel 氏征)

轻轻地叩击或压迫神经损伤部位时,疼痛向神经支配的区域扩散。

(四)肌电图检查

在周围神经损伤后第14~20天的时间做肌电图检查比较合适。如果条件允许,可以在损伤后不同时间做神经传导速度和肌电图检查的动态分析。判断神经损伤范围、程度、吻合后恢复情况及预后。

(五)对合并损伤的评估

对合并损伤的评估包括对可能同时存在的上肢骨折的评估等。

二、康复治疗

康复治疗可分早期治疗和恢复期治疗两个阶段进行。

(一)早期康复治疗

1.保持良好的体位,防止挛缩。

神经修复后,腕关节屈曲位固定3周,随后逐渐伸展腕关节至正常位(约术后4～6周)。

2.被动活动和按摩。

肢体在麻痹后应做被动活动,如果在被动运动时出现肿胀、疼痛、炎症等,应改做极轻微的运动,以防止肌肉挛缩变形、保持肌肉正常张力和关节活动范围。在运动和按摩时不宜使肌肉疲劳,尤其麻痹肌不能过度伸展。

3.光、电等疗法。

光、电等疗法对于镇痛、消炎、增强局部血液循环、改善神经、肌肉的营养状态有良好的作用。

(二)恢复期治疗

炎症、水肿消退,即进入恢复期。此期着重防止肌肉萎缩、促进神经再生、增强肌力、恢复神经正常功能。治疗措施如下。

1.光、电等疗法治疗。

2.作业疗法。

根据肌力和耐力评定,进行作业疗法的训练。

3.运动功能训练。

重点训练提物、手指夹物、手持物、握圆柱形物体抓物等动作,恢复后期使用弹簧器、弹力带、手运动器等练习。

4.感觉再训练。

定位觉训练及实体觉训练。

[病例点评]

(一)诊断

该病例为左腕月骨脱位伴正中神经损伤。

(二)康复评定

该病例有跌倒史,腕部极度背伸,月骨向掌侧挤出压迫正中神经,拇对掌功能障碍,手掌桡侧半和桡侧3个半指感觉麻木均是正中神经损伤的表现。

(三)康复治疗

新鲜月骨脱位应及早复位,复位后石膏将腕固定于掌屈45°,1周后换为中立位,再固定2周。早期氦—氖激光等治疗,肘肩关节及上肢肌肉训练,TENS缓解疼痛。石膏拆除后,手指关节及腕关节做主被动屈伸训练。

[知识拓展]

(一)非手术治疗

①轻度正中神经损伤,肌肉与感觉障碍以减退为主,无主要运动功能障碍;②神经损伤在3个月内,功能逐渐恢复者。

(二)手术治疗

①开放性神经损伤;②闭合性损伤3个月内功能无恢复者。

(三)神经修复后的训练

腕关节屈曲位固定3周,随后逐渐伸展腕关节至正常位(约术后4~6周)。做主动活动训练;用视觉代偿,保护手皮肤感觉丧失区;日常生活辅具使用,如佩戴对指夹板,预防拇指指蹼挛缩,并提供对指抓握功能;感觉再训练。

(四)晚期正中神经损伤

不宜做神经修复或神经修复后功能无恢复者,应施行肌腱移位术。①前臂旋前功能重建:以尺侧腕屈肌为动力,将其肌腱移位桡侧,在前臂充分旋前位下,将肌腱固定在绕过下端。②拇指、示指、中指屈指功能重建:在腕关节近端,将示指、中指指深屈肌腱与环小指指深屈肌腱编织在一起,用后者带动前者。③拇外展功能重建:一般采用掌长肌及掌腱膜移位,重建拇外展功能。

(五)肌腱移位后训练

1.以尺侧腕屈肌移位,代旋前圆肌,重建旋前功能。

①术后前臂旋前位,石膏固定4~6周;②石膏去除后,主动练习伸腕时旋前动作。

2.拇指、示指、中指屈指功能重建。

在腕关节近端,将示指、中指指深屈肌腱与环小指指深屈肌腱编织在一起,用后者带动前者。同时,将拇指指间关节融合于功能位,当拇短屈肌屈曲掌指关节时,拇指指间关节不会产生过伸现象,而且提物有力。术后,腕关节屈曲,拇指外展位石膏固定3周,去除石膏后,练习屈腕时伸指,伸腕时屈指动作。

3.拇外展功能重建。

①一般掌长肌及掌腱膜移位为首选。术后,屈腕拇指外展位石膏固定3周,去除石膏后,练习屈腕时拇指外展,伸腕时握拳动作;②指浅屈肌腱移位拇展短肌术后;术后,屈腕拇指外展位石膏固定3周,去除石膏后,在伸腕屈指的同时练习拇指外展,在屈腕伸小指的同时做拇内收练习;③小指伸肌腱移位拇展短肌术后;术后,屈腕拇外展位石膏固定3周,去除石膏后,在屈腕伸小指的同时,练习拇外展,在伸腕屈小指时,做拇内收练习。早期练习,避免同时伸指、伸拇和伸腕的联合运动。

[练习题]

一、选择题

1.正中神经的绝对支配区是(　　　)。

A. 拇指末节　　　　B. 示指、中指远节　　C. 中指、环指远节　　D. 小指

2. 以下属于正中神经损伤的临床表现是(　　)。

A. 伸拇不能　　　　B. 拇内收不能　　C. 拇对掌不能

D. 伸肘不能　　　　E. 屈肘不能

二、简答题

正中神经损伤后的评定方法有哪些?

(纪宇波)

任务三　尺神经损伤的康复

[学习目标]

一、知识要求

1. 了解尺神经的走行及支配区域。
2. 掌握尺神经损伤的临床表现。
3. 掌握尺神经损伤的康复治疗。

二、技能目标

1. 能对尺神经损伤作出正确的康复评定。
2. 能对尺神经损伤进行正确的康复治疗。

[工作任务]

患者,男,52d前右前臂因锐器刺伤,经清创缝合,可见肌腱神经均未断裂,现创口愈合,但遗有爪形手畸形和骨间肌萎缩。

要求:

1. 对该患者进行康复评估;
2. 提出康复治疗方案。

[背景知识]

一、概述

尺神经(ulnar nerve)起自臂丛内侧束,包含第7、8颈神经及第1胸神经前支的纤维。自

胸小肌下缘发出,在腋窝内位于腋动脉和腋静脉之间的后方;在臂上部位于肱动脉内侧,并与其伴行;在臂中部离开肱动脉行向内侧,穿内侧肌间隔至臂后区;在肱三头肌内侧头前面下行至肘后区;在肱骨内上髁与尺骨鹰嘴之间与尺侧上副动脉伴行,在肘区行走在肱骨内上髁后方的尺神经沟内。然后,在尺侧腕屈肌两个头间进入前臂尺侧,沿指深屈肌的表面下行,近侧部被尺侧腕屈肌覆盖,下半部则位于尺侧腕屈肌的桡侧,在此仅被皮肤和筋膜覆盖。在前臂上 1/3,尺神经与尺动脉间有一定的距离,向远侧,尺神经紧贴尺动脉内侧行走(见图 9-6)。约在腕上 5cm 处,尺神经发出一手背支后,主干继续向远侧行走,在屈肌支持带前面,豌豆骨的外侧、尺动脉的后内侧,与尺动脉一起经屈肌支持带浅面,进入手掌,并分为掌深支及掌浅支(见图 9-7)。

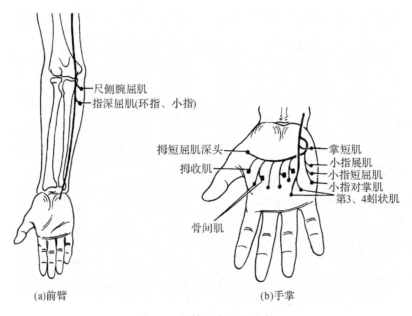

图 9-6　尺神经支配的肌肉

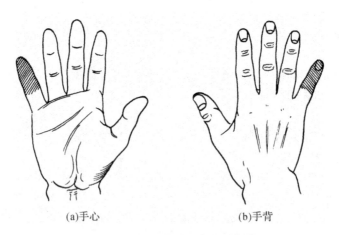

图 9-7　尺神经的单一感觉支配区

二、损伤原因

高位尺神经损伤常合并于臂丛神经损伤,在上臂、肘部、前臂和腕部多由于切割伤、刺伤、枪弹伤或肘部骨折造成,也可见于靠近肘管处的骨质增生、畸形造成的创伤性尺神经炎。

三、临床特点

(一)腕部损伤

小鱼际肌、骨间肌和第 3、4 蚓状肌萎缩,环小指的掌指关节呈过伸位,各指间关节呈屈曲位,出现所谓的"爪形手"畸形,尺侧 1 个半手指的感觉丧失,但手背感觉存在(见图 9-8)。

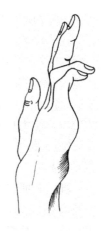

图 9-8 尺神经损伤
爪形指畸形

(二)肘上及肘部损伤

除上述临床表现外,根据损伤部位在尺神经发出尺侧腕屈肌及屈指深肌肌支的上、下,可分别表现为这两块肌肉的累及或不累及;手背尺侧半及尺侧 1 个半手指的感觉丧失。肘关节以上的尺神经损伤,可致尺神经运动与感觉功能部分或完全丧失,但由于无环、小指指深屈肌的牵拉,"爪形手"畸形反而不明显。

(三)尺神经损伤的定位

如果尺侧腕屈肌功能正常,损伤部位应在前臂;如果尺侧手背感觉正常,损伤部位在腕部;若只有手部内在肌运动障碍,而支配区感觉正常,说明只有深支损伤,若只有感觉功能障碍说明只为浅支损伤。尺神经损伤可表现 Froment 征(+)(见图 9-9)。

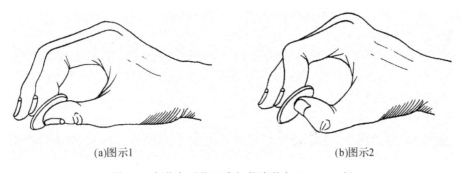

(a)图示1　　　　　　　　　　(b)图示2

图 9-9 拇指与示指正常捏物姿势与 Froment 征

[工作过程]

一、康复评定

(一)一般性检查

1.询问病史。

询问内容包括:①神经功能障碍出现的时间及进展;②外伤的性质及受力方向;③伤后

处理情况;④疼痛的性质及严重程度、疼痛开始的时间、发展的趋势。

2.体征。

①畸形:爪形手畸形。②体表变化:神经损伤后所支配区皮肤无汗、毛发变长、皮温低、皮肤过敏、指甲凸起呈爪形。③肌肉萎缩:神经损伤后所支配区肌肉发生弛缓性瘫痪,进行性肌萎缩,逐步出现肌张力消失,腱反射消失。可用肢体周径测量法评估。

(二)徒手肌力检查(MMT)及感觉检查

根据神经功能和支配区域特定,检查肌力和感觉障碍。尺神经损伤主要检查手的小鱼际肌和尺侧腕屈肌及环小指指深屈肌的改变,尺侧1个半手指的感觉障碍。

(三)神经干叩击试验(Tinel 氏征)

轻轻地叩击或压迫神经损伤部位时,疼痛向神经支配的区域扩散,

(四)肌电图检查

在周围神经损伤后第14～20天的时间做肌电图检查比较合适。如果条件允许,可以在损伤后不同时间做神经传导速度和肌电图检查的动态分析。判断神经损伤范围、程度、吻合后恢复情况及预后。

(五)对合并损伤的评估

对合并损伤的评估,包括对可能同时存在的上肢骨折等的评估。

二、康复治疗

康复治疗可分早期治疗和恢复期治疗两个阶段进行。

(一)早期康复治疗

1.保持良好的体位,防止挛缩。

佩戴掌指关节阻挡夹板,预防环指、小指爪形指畸形。

2.被动活动和按摩。

肢体在麻痹后即应做被动活动,如果在被动运动时出现肿胀、疼痛、炎症等,应改做极轻微的运动,以防止肌肉挛缩变形、保持肌肉正常张力和关节活动范围。在运动和按摩时不宜使肌肉疲劳,尤其麻痹肌不能过度伸展。

3.光、电等疗法。

光、电等疗法对于镇痛、消炎、增强局部血液循环、改善神经、肌肉的营养状态有良好的作用。

(二)恢复期治疗

炎症、水肿消退,即进入恢复期,此期着重防止肌肉萎缩、促进神经再生、增强肌力、恢复神经正常功能。治疗措施如下。

1.光、电等疗法治疗。

2.作业疗法。

根据肌力和耐力评定,进行作业疗法的训练。

3.运动功能训练。

重点训练提物、手指夹物、手持物、握圆柱形物体、抓物等动作,恢复后期使用弹簧器、弹力带、手运动器等练习。

4.感觉再训练。

定位觉训练及实体觉训练。

[病例点评]

(一)诊断

该病例为尺神经损伤。

(二)康复评定

该患者有外伤史,肌腱神经虽未断裂,但查体见爪形手畸形和骨间肌萎缩,考虑尺神经挫伤。

(三)康复治疗。

予电针、电刺激疗法以及按摩、主被动运动。

[知识拓展]

(一)闭合性损伤以康复为主

观察 3 个月;开放性损伤,或保守治疗无效,应行手术探查。

(二)视觉代偿

用视觉代偿,保护手尺侧皮肤感觉丧失区。

(三)对神经恢复无望者的治疗

对神经恢复无望者,可考虑重建手内肌功能手术。爪形手畸形功能重建及矫形。归纳为两类:动力型重建和静力型重建。动力型重建手术:利用前臂动力型移位代替骨间肌及蚓状肌的屈掌指关节伸指间关节功能。例如,中环指浅屈肌腱移位代内在肌,控制掌指关节过伸。静力型重建手术:例如,掌指关节掌板关节囊紧缩术。机制是通过手术紧缩掌板及关节囊,使掌指关节被控制在微屈位,控制过伸,从而使指总伸肌腱的力量可传至两个指间关节,发挥伸指作用,但骨间肌的内收和外展功能不能恢复。

(四)肌腱移位后训练

①术后维持腕关节伸直 30 位,掌指关节屈曲 80~90 位,指间关节伸直位,石膏固定5~8 周;②术后 6 周去除石膏,改用弹力带牵引的屈曲掌指关节的手夹板,白天使用,晚上改用静力型屈曲掌指关节手夹板,避免掌指关节被动牵引,以致缝接部位松弛。一般维持至术后 8~12 周。③早期练习避免掌指关节完全伸直,主动伸指间关节。④避免同时伸指、伸拇和伸腕。

[练习题]

一、选择题

1.尺神经损伤的临床表现中,正确的是(　　　)。

A. 桡侧皮肤感觉迟钝　　　　B. 拇背伸功能障碍　　　　　C. 猿手畸形

D. 手的第二蚓状肌麻痹　　　E. 手的第 3、4 蚓状肌及骨间掌侧背侧麻痹

2.尺神经损伤的绝对感觉丧失区是（　　　）。

A.前臂内侧　　　　　　　　B.前臂外侧　　　　　　　　C.虎口区背侧

D.示、中指远节　　　　　　E.小指

二、简答题

尺神经损伤后的评定方法有哪些？

（纪宇波）

任务四　臂丛神经损伤的康复

[学习目标]

一、知识要求

1.了解臂丛神经的走行及支配区域。

2.掌握臂丛神经损伤的临床表现。

3.掌握臂丛神经损伤的康复治疗。

二、技能目标

1.能对臂丛神经损伤作出正确的康复评定。

2.能对臂丛神经损伤进行正确的康复治疗。

[工作任务]

患者，某，男性，50岁，渔民，三月前出海打鱼时右上肢被纤绳拉伤，现整个上肢下运动神经单位完全瘫痪，感觉丧失，肌肉明显萎缩。

要求：

1.对该患者进行康复评估；

2.提出康复治疗方案。

[背景知识]

一、概述

臂丛（brachial plexus）一般由下4对颈神经前支和第1胸神经前支的大部分纤维组成（见图9-10），此为正常臂丛组成方式，占88.4%。组成臂丛的各脊神经前支称为臂丛的根。

臂丛的 5 个根,经椎动脉后方和前后横突间肌间向外行,再经斜角肌间隙穿出,在此,第 5、第 6 颈神经前支在中斜角肌外侧缘联合形成上干;第 7 颈神经前支成为中干;第 8 颈神经和第 1 胸神经前支在前斜角肌后方联合构成下干。此三干向外侧斜形,约在锁骨上方或者后方,每干又分为前、后两股,因此共有 6 股。上干和中干的前股合成外侧束,位于腋动脉外侧;下干前股独自成一束,在腋动脉后方下行至其内侧,形成内侧束,该束还常接受第 7 颈神经的分支;三干的后股联合由腋动脉上方行至其后方,构成了后束,其纤维主要来自第 1 胸神经前支(见图 9-9)。

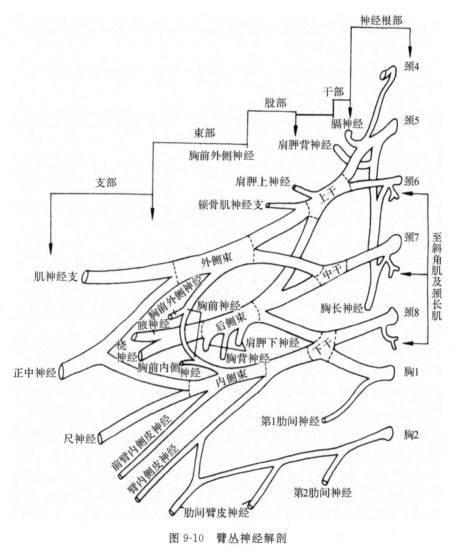

图 9-10 臂丛神经解剖

二、臂丛神经根部的分支及所支配肌肉与主要功能

组成臂丛的神经根在其行径中不断发出分支,形成根、干、股、束、支 5 大部分,每个神经可支配多块肌肉,每块肌肉又可受到来自不同神经根的神经纤维支配。因此单一神经根损伤可不出现临床症状与体征,只有相邻两神经根同时损伤时才出现临床症状与体征。

(一)C_5 神经根

主要组成腋神经(支配三角肌、小圆肌)及肩胛上神经(冈上、下肌)。主要功能为肩外展。参与组成肌皮神经(喙肱肌)、肩胛背神经、桡神经(肱桡肌)和正中神经(旋前圆肌)。

(二)C_6 神经根

主要组成肌皮神经(肱二头肌),主要功能为屈肘。参与组成腋神经、桡神经(肱三头肌长头)、正中神经(桡侧腕屈肌)和胸前外侧神经。

(三)C_7 神经根

主要组成桡神经(肱三头肌内侧头、桡侧伸腕肌、伸指总肌)及胸背神经。参与组成正中神经(屈指浅肌)和尺神经(尺侧腕屈肌)。单一 C_7 神经根损伤,因其他神经根代偿,表现不出来。

(四)C_8 神经根

主要组成正中神经内侧头(屈指深肌),参与组成桡神经(伸指总肌)和尺神经(屈指深肌)。主要功能为屈指。

(五)T_1 神经根

主要组成尺神经(大部分手内在肌)。参与组成正中神经(部分手内在肌)和胸前内侧神经。主要功能为支配手内在肌。

三、临床特点

(一)臂丛神经上干损伤

臂丛神经上干是由 C_5、C_6 神经根联合构成。当上干损伤时,腋神经、肌皮神经与肩胛上神经出现麻痹,桡神经与正中神经出现部分麻痹。上干损伤后的主要表现为:肩不能外展,肘不能屈曲。

根性损伤与上干损伤的区别:是否为根性损伤,最重要的一点看有无冈上、下肌的瘫痪。如出现冈上肌瘫痪可诊断为上干根性损伤。因为冈上、下肌由肩胛上神经支配,而肩胛上神经发出在神经干以上。检查时,除上干损伤的表现外,主要见冈上、下肌萎缩,上肢外展时,初期的外展不能,因冈上、下肌的功能是上肢外展 30°～40°,如干以下损伤,冈上、下肌的功能正常,上肢可外展 30°～40°。如肩胛背神经支配的大、小菱形肌,肩胛提肌出现麻痹,即表示上臂丛神经根在椎间孔处损伤。

上干损伤与支以下损伤的区别:若在上干神经的检查中发现胸大肌的锁骨头瘫痪,冈上、下肌正常,即为上干的干部损伤。因上干以下发出的第一个分支即为胸前外侧神经,其支配胸大肌锁骨头。如胸前外侧神经正常,即为干以下损伤。

(二)臂丛神经中干损伤

臂丛神经中干是由 C7 神经单独构成,独立损伤极少见。如有损伤处伸肌群肌力有影响外,一般无临床症状和体征。诊断依据主要为在臂丛神经损伤中有无背阔肌瘫痪的症状,如上干或下干损伤,出现背阔肌瘫痪,可诊断有中干损伤。

(三)臂丛神经下干损伤

由 C_8、T_1 神经根联合构成,损伤后,尺神经、臂内侧皮神经和出现麻痹,桡神经与正中神经出现部分麻痹。表现为手的功能丧失或发生严重障碍,肩、肘、腕关节活动尚好。检查时可见:手内在肌全部萎缩,出现爪形手或扁平手畸形,手指不能屈伸或有严重障碍,拇指不能外展,前臂及手部尺侧感觉缺失。

(四)全臂丛神经损伤

臂丛神经束从 C_5 到 T_1 都有不同程度的损伤。比较严重者,整个上肢下运动神经单位性瘫痪及感觉障碍,腱反射消失(见图 9-11)。

根性损伤分为椎间孔内的节前损伤与椎间孔外的节后损伤,霍纳征(Horner 征)阳性者为椎间孔内的节前损伤,节前损伤没有自愈和手术修复的可能。霍纳征(Horner 征)表现为交感神经受损而出现的瞳孔缩小、眼睑下垂、眼球内陷及半边脸部出汗等症状。

确定臂丛神经的节前损伤与节后损伤见表 9-1。

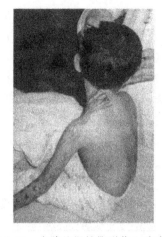

图 9-11　全臂丛根性撕脱伤上肢感觉障碍及颈项部感觉减退区域

表 9-1　臂丛神经节前损伤与节后损伤

	臂丛神经节前损伤	臂丛神经节后损伤
病史	损伤较重,合并昏迷及骨折多见,伤后有灼性神经痛	损伤较轻,合并昏迷及骨折少见,灼性神经痛少见
体征	斜方肌萎缩严重,耸肩功能受限,Horner 征阳性	斜方肌萎缩不明显,耸肩功能正常,Horner 征阴性
肌电变化	SNAP 存在 SEP 消失	SNAP 消失 SEP 消失

(五)手部感觉检查对臂丛神经损伤的定位

1. 拇指感觉障碍代表 C_6 神经根损伤或桡神经与正中神经联合伤。

2. 中指感觉障碍代表 C_7 神经损伤。

3. 小指感觉障碍代表 C_8 神经根损伤。

[工作过程]

一、康复评定

(一)一般性检查

1. 询问病史。

询问内容包括:①神经功能障碍出现的时间及进展;②外伤的性质及受力方向;③伤后处理情况;④疼痛的性质及严重程度,疼痛开始的时间,发展的趋势。

2. 体征。

①畸形:出现上肢肌群瘫痪。②体表变化:神经损伤后所支配区皮肤无汗、毛发变长、皮

温低、皮肤过敏、指甲凸起呈爪形。③肌肉萎缩：神经损伤后所支配区肌肉发生弛缓性瘫痪，进行性肌萎缩，逐步出现肌张力消失，腱反射消失。可用肢体周径测量法评估。

(二)徒手肌力检查(MMT)及感觉检查

根据神经功能和支配区域特定，检查肌力和感觉障碍。臂丛神经损伤主要检查正中神经、桡神经及尺神经支配肌肉的改变。

(三)CT、MRI 检查

必要时做 CT 或 MRI 检查，可评估脊神经根损伤程度。

(四)肌电图检查

在周围神经损伤后第 14～20 天的时间做肌电图检查比较合适。如果条件允许，可以在损伤后不同时间做神经传导速度和肌电图检查的动态分析。判断神经损伤范围、程度、吻合后恢复情况及预后。

(五)疼痛评估

用目测类比疼痛程度评分法(VAS)。

(六)对合并损伤的评估

对合并损伤的评估，包括对可能同时存在的颈椎损伤、上肢骨折、颅脑损伤的评估等。

二、康复治疗

(一)姿势治疗

仰卧位，肩外展 15°，呈内旋位，避免肩外展＞90°和外旋，以免臂丛神经在肩与第一肋之间受压。

(二)运动疗法

1.被动运动。

上肢各关节从肩至指间关节逐个做屈伸被动运动，如无合并相关骨折，应尽早开始，每日 2 次。

2.按摩。

早期对瘫痪及萎缩的肌肉做揉捏手法按摩，伤后 2 个月可施行"神经按摩"，丛颈后三角开始，沿受患神经行程，用轻柔指捏法由上而下施行按摩，以不引起疼痛为度。

3.主动运动。

主动运动包括带助力的主动运动，以及独立徒手主动运动。注意事项：①初期只限于小范围、无痛的关键运动；②肩部运动有障碍者，恢复期可作患臂钟摆式前后摆动；③后期可作肩带练习和矫正姿势练习。

(三)物理因子治疗

1.经皮神经电刺激疗法(TENS)减轻疼痛。

2.电刺激疗法：改善和预防瘫痪肌肉萎缩。

3.温水浸浴：改善上肢血液循环，减轻疼痛，增加关节活动度。

4.针刺疗法：促进神经肌肉运动功能恢复，减轻疼痛。

(四)作业疗法

日常生活活动能力(ADL)练习：鼓励患者用患肢进行日常生活活动作业，家属要避免替代患者做自己能完成的作业。如自行穿衣、扣纽扣，自行端碗、拿筷子吃饭，自行铺床铺、叠被子,自行开门、锁门。

(五)感觉再教育

定位觉训练及实体觉训练。

(六)矫形器及支具

使用支具,既可减轻患臂悬垂重坠儿引起的疼痛,又可预防关节挛缩。①臂丛神经上干损伤:考虑采用外展支具来保护患肢,手部亦可代外展支具。②臂丛神经下干损伤:如腕关节下垂,可使用支具使腕关节保持在功能位。③全臂丛神经损伤:视不同瘫痪部位用适当的支具保持上肢各关节于功能位。

[病例点评]

(一)诊断

该病例为全臂丛根性撕裂伤。

(二)康复评定

整个上肢下运动神经单位完全瘫痪及感觉丧失可明确诊断。

(三)康复治疗

可考虑神经松解或神经移植,康复治疗方法同前。

[知识拓展]

(一)闭合性损伤

应用非手术治疗,以康复为主,观察 3 个月,症状无恢复者,应行手术探查;开放性损伤:如刺伤、切割伤应手术探查,神经缝合或神经移植,特别是上干损伤,神经损伤距所支配肌肉较近,效果较好;晚期神经损伤:根据损伤情况,决定手术方案,如果神经未断裂,只因局部疤痕压迫,使之变性,宜松解疤痕,切除局部病变组织,或行神经移植术;臂丛根性撕脱性损伤:临床多见,多预后不良,常需神经、肌腱移位术,常用手术有副神经移位、颈神经移位和膈神经移位。

(二)对疾病的认识教育

臂丛损伤是一种严重的创伤,对重度损伤者,疗效不满意。应在早期让患者从解剖结构上理解损伤的状态,选择类似的病例做示教,使患者了解治疗过程、难度和预后。通过谈话进行心理疏导,激发生活信心,采用体育、娱乐、活动等作业疗法,让患者参与集体和社会活动,改变抑郁、自我封闭,克服自卑心理,增强康复信心。

(三)控制疼痛

臂丛神经牵拉的患者多有烧灼性神经痛,可采用以下方法控制。①矫形支具:支具可以解决瘫痪肢体所引起的重要拉力。②TENS。③为预防因制动引起的继发性疼痛,以支具和患肢各关节被动生理运动交替进行,或采用娱乐性作业疗法。

(四)控制肿胀

神经跟牵拉伤,特别是下臂丛损伤易伴发交感神经损伤,使血管紧张度减低而产生水肿,水肿长时间不退,使肿胀液中的纤维蛋白素沉着,导致组织纤维化及关节、肌肉萎缩。防治措施有:①抬高患肢;②应用支具及弹力绷带;③气压或夹板;④按摩及被动、主动活动等。

(五)防止挛缩和僵硬

为防止肌肉的张力和关节活动度,应适度进行患肢的被动活动、主动助力运动和主动运动。在臂丛神经不全损伤患者,由于拮抗肌的相应紧张和收缩,往往引起固定性挛缩畸形,对此,主要进行拮抗肌反方向的被动牵伸活动。运动中,必须防止肌肉过度疲劳,尤其是麻痹肌不要过度伸展。

(六)日常生活活动的训练

重点是日常生活活动能力的独立性训练和麻痹肢体的护理。对全臂丛损伤,又是利手时,应做利手转换训练。多数患者需帮助的动作是洗澡和剪指甲等,可采用辅助日常用具,指导患者正确使用三角巾、支具,保护患肢免受烫伤等。ADL训练应随患者需要而调整。

(七)发挥健侧肢体代偿作用

一侧上肢能完成全部日常生活活动的80%,所以对于重要臂丛损伤患者应进行健侧肢体代偿功能的训练。

(八)膈神经移位缝接到肌皮神经支后的训练方法

1.膈神经移位缝接到肌皮神经支后,一般需外固定6周。

2.当外固定去除后,指导患者吸气的同时屈肘,可让健肢一起练习。

3.当肱二头肌出现主动收缩后,用主动吸气配合助动运动,以逐步恢复肌力。

4.开始训练在缓慢、间断地呼气时仍保持肘关节主动屈曲,逐步加快呼气到正常速度。

5.在练习吸气的同时保持伸肘动作,并松弛肱二头肌。

6.最后练习随意呼吸时,进行主动肘关节屈伸动作。

7.也可利用电刺激、肌电生物反馈刺激法进行训练。一般需要训练6~9个月,将膈神经中枢逐步改造为屈肘运动中枢,使膈神经替代肌皮神经功能。

[练习题]

一、选择题

1.以下不属于全臂丛神经损伤的临床表现的有(　　)。

A. Horner征阳性　　　　　　B.腱反射消失　　　　　　C.肩外展障碍

D.上臂内侧感觉障碍　　　　E.上臂外侧感觉障碍

2.肩部撞伤后肩关节不能上举及外展,肘关节不能屈曲,属于(　　)。

A.桡神经损伤　　　　　　　B.全臂丛神经损伤

C.臂丛神经下干损伤　　　　D.臂丛神经上干损伤

二、简答题

1.臂丛神经损伤后的评定方法有哪些?

2.膈神经移位缝接到肌皮神经支后的训练方法有哪些?

(纪宇波)

任务五　腋神经损伤的康复

[学习目标]

一、知识要求

1.了解腋神经的走行及支配区域。
2.掌握腋神经损伤的临床表现。
3.掌握腋神经损伤的康复治疗。

二、技能目标

1.能对腋神经损伤作出正确的康复评定。
2.能对腋神经损伤进行正确的康复治疗。

[工作任务]

患者,女性,19岁,1个月前在进行体育活动时不慎致左肩关节前脱位,予手法复位后,颈腕吊带悬吊,现肩关节前屈外展活动受限、三角肌萎缩、三角肌及腋下皮肤感觉障碍。
要求:
1.对该患者进行康复评估;
2.提出康复治疗方案。

[背景知识]

一、概述

腋神经(axillary nerve):又称旋肱神经。起自臂丛后束,纤维来自第5、第6颈神经前支。该神经经桡神经外侧、腋动脉后方、肩胛下肌前面,在肩胛下肌下缘处弯向后方,在肩关节囊下方与旋肱后动脉伴行,向后穿四边孔(如图9-12),在三角肌的深面分为前、后两支。前支与旋肱后动脉伴行,向后绕肱骨外科颈,在三角肌深面行至其前缘。除发分支支配三角肌外,还发数条皮支穿该肌,分布到被覆在三角肌下部的皮肤。后支分布于小圆肌和三角肌的后部。到小圆肌的分支上常有一个膨大存在,称为假神经节。后支在三角肌后缘下方穿出深筋膜,延续为臂外侧皮神经分布于三角肌下部和肱三头肌长头上部表面的皮肤(图如图9-13)。腋神经本干还发出分支到肩胛下肌深面的肩关节。

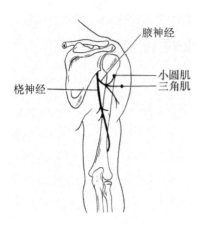

图 9-12　腋神经支配的肌肉

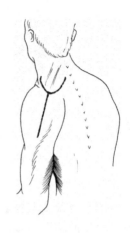

图 9-13　Mayer 法斜方肌移位
重建肩外展功能术切口

二、损伤原因

多合并于臂丛神经损伤,肩关节脱位或肱骨上端骨折可造成腋神经麻痹,但多数可自行恢复;也可见于刺伤、手术误伤。

三、临床特点

主要表现为三角肌瘫痪、肩关节外展无力或不能、三角肌萎缩、肩关节半脱位、方肩畸形、腋后及三角肌表面皮肤感觉障碍。

〔工作过程〕

一、康复评定

(一)一般性检查

1.询问病史。

询问内容包括:①神经功能障碍出现的时间及进展;②外伤的性质及受力方向;③伤后处理情况;④疼痛的性质及严重程度、疼痛开始的时间和发展的趋势。

2.体征。

①畸形:三角肌瘫痪,方肩畸形。②体表变化:神经损伤后所支配区皮肤无汗、毛发变长、皮温低、皮肤过敏、指甲凸起呈爪形。③肌肉萎缩:神经损伤后所支配区肌肉发生弛缓性瘫痪,进行性肌萎缩,逐步出现肌张力消失,腱反射消失。可用肢体周径测量法评估。

(二)徒手肌力检查(MMT)及感觉检查

根据神经功能和支配区域特定,检查肌力和感觉障碍。腋神经损伤主要检查三角肌的改变。

(三)肌电图检查

在周围神经损伤后第 14～20 天的时间做肌电图检查比较合适。如果条件允许,可以在损伤后不同时间做神经传导速度和肌电图检查的动态分析。判断神经损伤范围、程度、吻合后恢复情况及预后。

二、康复治疗

(一)牵拉或撞击等闭合性损伤

可先行非手术治疗,观察 3 个月,如无恢复,可手术探查。保守治疗时,将上肢置于肩外展 90°的肩外展架上,预防肩关节内收及内旋挛缩和肱骨头下方脱位,根据肌力情况进行被动、主动或抗阻肩关节外展或外旋活动,可予肌肉电刺激及短波等治疗,具体康复治疗基本同臂丛神经损伤的康复治疗。

(二)陈旧性腋神经损伤的患者

三角肌麻痹,伴有肩关节半脱位,可行肌肉移位术。如斜方肌移位术、背阔肌移位术,以恢复肩关节稳定性。

斜方肌移位重建肩外展功能术的康复。

1.术后用管型石膏或肩外展支架,将肩关节固定于外展 135°,前屈 20°,维持 4 周。

2.4 周后拆石膏改用肩外展支架,将肩关节固定于同样位置至术后 8～10 周。如果肩外展支架制作牢固可靠,也可在术后立即使用。

3.术后 10 周去除肩外展支架,进行主动肩外展锻炼。刚开始,让患者在屈肘位下练习肩关节外展,以减少斜方肌负荷。然后,逐渐在伸肘位锻炼肩外展。

4.如果在锻炼中发现斜方肌无力或稍松弛,锻炼后仍需肩外展支架固定数周。

[病例点评]

(一)诊断
该病例为左肩关节脱位伴腋神经损伤。

(二)康复评定
肩关节制动后可出现活动受限、三角肌萎缩,但三角肌及腋下皮肤感觉障碍,考虑合并腋神经牵拉伤。

(三)康复治疗
肩关节适当关节及肌力被动、主动及抗阻训练,予三角肌电刺激及肩部短波等治疗。

[练习题]

一、选择题

1.腋神经支配(　　)。

A.胸大肌　　　　　B.三角肌　　　　　C.肱二头肌　　　　　D.肱三头肌

2.腋神经损伤表现为(　　)。

A.屈肘障碍　　　　B.抬肩障碍　　　　C.两者都是　　　　D.都不是

二、简答题

1.试简述腋神经损伤后的评定方法。

2.试简述腋神经损伤的临床表现。

（纪宇波）

任务六　坐骨神经损伤的康复

[学习目标]

一、知识要求

1.了解坐骨神经的走行及支配区域。

2.掌握坐骨神经损伤的临床表现。

3.掌握坐骨神经损伤的康复治疗。

二、技能目标

1.能对坐骨神经损伤作出正确的康复评定。

2.能对坐骨神经损伤进行正确的康复治疗。

[工作任务]

患者,女,54岁,急刹车致右髋关节剧痛3h。查体:右髋关节弹性固定,踝关节运动及小腿屈曲障碍。拍片示右髋关节脱位。

要求:

1.对该患者进行康复评估;

2.提出康复治疗方案。

[背景知识]

一、概述

坐骨神经(sciatic nerve)为全身最长、最粗的神经,纵贯整个下肢,在起始处宽约2cm,由第4、第5腰神经和第1～3骶神经前支发出,自梨状肌下孔出盆腔至臀部,位于臀大肌深面,在坐骨结节与大转子之间的中点下降,此处在临床上作为坐骨神经的压痛点。继经上孖肌、闭孔内肌腱、下孖肌及股方肌的后面、臀下动脉及股后皮神经的外侧至股部。通过股部时,发出4个运动支,支配半腱膜和半膜肌(该二肌均使小腿屈曲并稍内旋)、股二头肌(使小腿屈曲并外旋)及大收肌的屈部。一般于腘窝的上角处分为2个终支:内侧的胫神经和外侧的腓总神经。坐骨神经神经支配和感觉分布如图9-14所示。

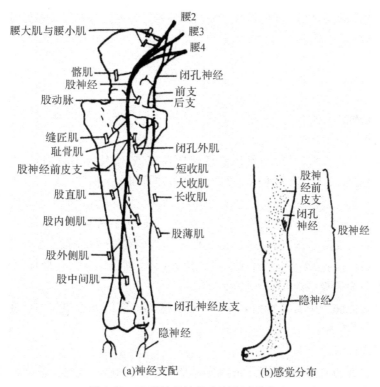

(a)神经支配   (b)感觉分布

图9-14 坐骨神经神经支配和感觉分布

二、损伤原因

损伤原因有:①股骨头脱位,脱位后复位及髋臼骨折;②股骨颈骨折手术可误伤坐骨神经。髋关节手术后血肿渗出也可压迫坐骨神经;③股骨干骨折时,骨折端刺伤坐骨神经;④下肢各部位的创伤可累及坐骨神经。

三、临床特点

坐骨神经损伤后功能障碍的范围和严重程度,取决于损伤的部位、性质和未损伤的神经代偿情况。

1.损伤部位在坐骨大孔处或在坐骨神经上部,则表现为股后群肌、小腿前肌群、外侧肌群、后肌群和足的肌肉全部麻痹,致使小腿不能屈曲,足与足趾运动功能丧失,足下垂。由于股四头肌正常,膝保持伸直状态,躯体重心可获支持,故尚能步行,呈跨越步态。

2.坐骨神经在股中下部损伤,因腘绳肌肌支未完全损伤,故小腿屈曲功能尚保存。

3.坐骨神经高位损伤合并股后皮神经损伤时,感觉丧失或过敏位于大腿的后面。在大腿较低位损伤时,感觉障碍位于小腿的后外侧、足背、足趾和足跖骨,而且足部的位置觉、震动觉也常丧失,跟腱反射和足跖反射明显减弱或消失;

4.坐骨神经损伤往往伴有明显的血管舒缩及营养障碍,足发绀(下垂时更明显),皮肤发薄,肢体发凉,跖面皮肤角质过度,足底负重区皮肤因无感觉,常易导致损伤及溃疡,且易感染。

5.当坐骨神经发生不全损害时,常有灼性神经痛发生。

[工作过程]

一、康复评定

(一)一般性检查

1.询问病史。

询问内容包括:①神经功能障碍出现的时间及进展;②外伤的性质及受力方向;③伤后处理情况;④疼痛的性质及严重程度、疼痛开始的时间和发展的趋势。

2.体征。

①畸形:足与足趾运动功能丧失,足下垂。②体表变化:神经损伤后所支配区皮肤无汗、毛发变长、皮温低、皮肤过敏、指甲凸起呈爪形。③肌肉萎缩:神经损伤后所支配区肌肉发生弛缓性瘫痪,进行性肌萎缩,逐步出现肌张力消失,腱反射消失。可用肢体周径测量法评估。

(二)徒手肌力检查(MMT)及感觉检查

根据神经功能和支配区域特定,检查肌力和感觉障碍。坐骨神经损伤主要检查股二头肌及半腱、半膜肌的改变。

(三)肌电图检查

在周围神经损伤后第14～20天的时间做肌电图检查比较合适。如果条件允许,可以在损伤后不同时间做神经传导速度和肌电图检查的动态分析。判断神经损伤范围、程度、吻合后恢复情况及预后。

二、康复治疗

(一)单纯牵拉伤

可保守治疗3个月,若无恢复征象,应予手术治疗。在观察期间,应坚持主动和被动的功能训练;夜间或间歇期,用小腿石膏或支具将足踝中立位固定,防止发生肌肉挛缩或固定性马蹄内翻足。脉冲高频电疗、低频脉冲电疗刺激小腿和大腿肌肉,运动疗法增强肌力,进行感觉训练或 TENS 缓解疼痛,下肢肿胀可抬高患肢,气压循环仪治疗。

(二)如经过手术松解或神经移植

观察两年未完全恢复者,可选择肌腱移位,重建肌力平衡。

[病例点评]

(一)诊断

该病例为右髋关节脱位合并坐骨神经损伤。

（二）康复评定

主要评定损伤部位、小腿肌力检查及坐骨神经支配的运动功能是否丧失。

（三）康复治疗

右髋关节弹性固定,患肢牵引,指导患肢股四头肌的等长收缩锻炼,红外线、短波等治疗。2～3个月后症状无改善者,考虑手术治疗。

［练习题］

一、单选题

1.坐骨神经损伤表现为(　　)。

A.踝背伸无力　　　　B.踝跖屈无力　　　　C.两者都是　　　　D.都不是

2.坐骨神经损伤对下肢影响较大,以下的描述错误的是(　　)。

A.如损伤部位在坐骨大孔处或坐骨结节以上,则股后群肌、小腿前、外侧肌群、后肌群和足的肌肉全部麻痹。

B.如在股中下部损伤,只表现为膝以下肌肉瘫痪、膝以上肌肉无影响。

C.如为其分支损伤,腓总神经损伤引起的瘫痪重,胫神经损伤引起的瘫痪轻。

D.往往有严重的营养障碍,足底部形成溃疡。

二、简答题

1.试简述坐骨神经损伤后的评定方法。

2.试简述坐骨神经损伤的临床表现。

（纪宇波）

任务七　胫神经损伤的康复

［学习目标］

一、知识要求

1.了解胫神经的走行及支配区域。

2.掌握胫神经损伤的临床表现。

3.掌握胫神经损伤的康复治疗。

二、技能目标

1.能对胫神经损伤作出正确的康复评定。

2.能对胫神经损伤进行正确的康复治疗。

[工作任务]

患者,男性,50 岁,车祸致右股骨髁上骨折,予切复内固定。现术后 2 周,右下肢肿胀,足不能跖屈,呈爪形趾,小腿后面、足外侧缘和足底感觉障碍。

要求:

1.对该患者进行康复评估;

2.提出康复治疗方案。

[背景知识]

一、概述

胫神经(tibial nerve)自腘窝上角由坐骨神经分出后,经腘窝中线垂直下降,经腘动脉的外侧、背面至其内侧,在腘肌下缘,与腘动脉一同穿比目鱼肌腱弓深方至小腿后面,位于深、浅屈肌之间,经胫后动脉的内侧、后面至其外侧,至小腿后面下,1/3 该神经位于皮肤及固有筋膜的深面、胫骨的后面,在内踝的后方,胫神经与胫后动脉一同穿过分裂韧带的深面,进入足底,成为足底内侧神经和足底外侧神经(见图 9-15)。

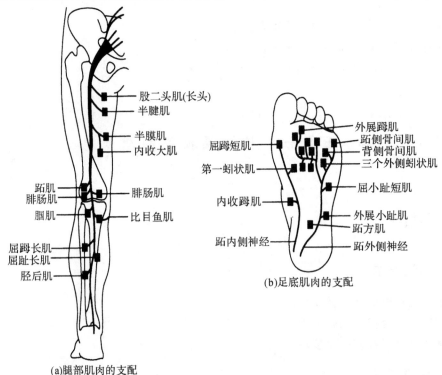

(a)腿部肌肉的支配

(b)足底肌肉的支配

图 9-15　胫神经支配的肌肉

二、损伤常见部位

腘窝区因股骨髁上骨折面损伤,因血管神经共同包于一个鞘内,故常为联合损伤。腘窝部创伤亦可累及胫神经。

三、临床特点

(一)运动功能障碍

胫神经在腘窝部完全损伤,可造成小腿肌群和足底肌麻痹,导致膝屈曲无力(腓肠肌、腘肌虽然麻痹,但腘绳肌、缝匠肌和股薄肌仍可屈曲膝关节)。足不能跖屈、内收、内翻,因胫后肌、屈踇长肌和屈趾长肌麻痹。因足内在肌麻痹,足趾不能跖屈,外展和内收。此时,腓骨肌和趾伸肌拮抗性收缩,足呈背屈状,靠足跟走路,不能用足尖站立(跟行足畸形)。足弓弹性和强度丧失,跟腱反射消失。因跖屈肌腱和蚓状肌麻痹,呈爪形趾,即跖趾关节过伸,趾间关节屈曲。小腿屈肌群萎缩。如胫神经损伤部位在腓肠肌和趾长屈肌分支以下时,仅表现为足趾运动障碍。

(二)感觉功能障碍

胫神经在腘窝上部损伤时,感觉障碍出现在小腿后面、足外侧缘、跟外侧部和足底。当损伤水平较低时感觉障碍仅在足跖部。

［工作过程］

一、康复评定

(一)一般性检查

1.询问病史。

询问内容包括:①神经功能障碍出现的时间及进展;②外伤的性质及受力方向;③伤后处理情况;④疼痛的性质及严重程度、疼痛开始的时间和发展的趋势。

2.体征。

①畸形:跟行足畸形。②体表变化:神经损伤后所支配区皮肤无汗、毛发变长、皮温低、皮肤过敏、指甲凸起呈爪形。③肌肉萎缩:神经损伤后所支配区肌肉发生弛缓性瘫痪,进行性肌萎缩,逐步出现肌张力消失,腱反射消失。可用肢体周径测量法评估。

(二)徒手肌力检查(MMT)及感觉检查

根据神经功能和支配区域特定,检查肌力和感觉障碍。胫神经损伤主要检查腓肠肌、比目鱼肌及胫后肌的改变,小腿后面,足外侧缘,跟外侧部和足底感觉障碍。

(三)肌电图检查

在周围神经损伤后第14~20天的时间做肌电图检查比较合适。如果条件允许,可以在损伤后不同时间做神经传导速度和肌电图检查的动态分析。判断神经损伤范围、程度、吻合后恢复情况及预后。

二、康复治疗

(一)单纯牵拉伤

可保守治疗 3 个月,若无回复征象,应予手术治疗。在观察期间,应坚持主动和被动的功能训练,运动疗法可做足屈练习,足尖着地,足跟抬起训练。脉冲高频电疗、低频脉冲电疗刺激小腿肌肉,运动疗法增强肌力,进行感觉训练或 TENS 缓解疼痛,下肢肿胀可抬高患肢,气压循环仪治疗。

(二)预防足底皮肤神经性溃疡

使用软底鞋;避免足底长时间负荷;避免冻伤、烫伤或刺伤;每天清洁护理足底皮肤;发现足底皮肤异常应及时对症处理。

(三)跟行足畸形

小腿后侧肌群麻痹,使跟腱松弛,靠足跟走路,不能用足尖站立。预防跟足畸形,也可佩戴小腿矫形器、穿矫形鞋。手术一般采用胫前肌代跟腱术。术后采用膝下至足趾管型石膏固定足于跖屈 $20°\sim30°$,术后 3 周改用石膏固定患足于背伸 $0°$,2～3 周拆石膏,开始行走练习。

[病例点评]

(一)诊断

该病例为右股骨髁上骨折伴胫神经损伤。

(二)康复评定

主要评定胫神经支配区是否出现感觉障碍、肌肉是否麻痹,以及是否出现上述症状。

(三)康复治疗

主要采用以下治疗方法:红外线照射、肌肉电刺激、右下肢抬高、气压循环仪治疗、膝踝关节主动及被动训练,以及佩戴小腿矫形器。

[练习题]

一、选择题

1.下列哪项不是胫神经损伤的临床表现?(　　　)。

A.足趾跖屈障碍 　　　　　　　　B.趾外展障碍

C.趾内收障碍 　　　　　　　　　D.足背内侧感觉障碍

2.股骨髁上骨折及膝关节脱位易损伤(　　　)。

A.胫神经　　　　　B.坐骨神经　　　　　C.腓神经　　　　　D.桡神经

二、简答题

1.胫神经损伤后的评定方法有哪些?

2.何谓跟行足畸形?

(纪宇波)

任务八 腓总神经损伤的康复

[学习目标]

一、知识要求

1.了解腓总神经的走行及支配区域。
2.掌握腓总神经损伤的临床表现。
3.掌握腓总神经损伤的康复治疗。

二、技能目标

1.能对腓总神经损伤作出正确的康复评定。
2.能对腓总神经损伤进行正确的康复治疗。

[工作任务]

患者,某,女性,39岁,骑自行车撞上右膝外侧,拍片示腓骨小头骨折,检查发现踝关节不能背伸。

要求:

1.对该患者进行康复评估;
2.提出康复治疗方案。

[背景知识]

一、概述

腓总神经(common peroneal nerve)较胫神经小,在腘窝上角分出后斜向外下,沿股二头肌的内侧缘,经腓骨长肌的深面,至腓骨颈下方,分为腓深神经和腓浅神经两大终支(见图 9-16)。

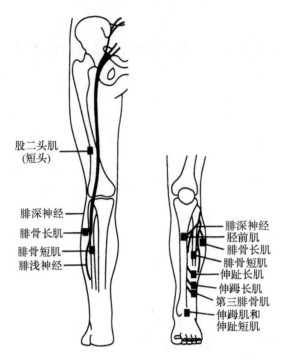

图 9-16　腓总神经支配的肌肉

二、损伤常见部位

1.腓总神经于腘窝分出后,向下外行,位置表浅,易受伤,如切割伤。

2.膝关节内侧脱位时,胫骨上端强力内移,易受牵拉或扭伤。

3.腓神经绕过腓骨颈时变扁,且与骨紧贴。腓骨颈骨折,膝外侧方撞击,胫腓关节后脱位,小腿石膏压迫,手术时用硬物垫于小腿外侧等,都会损伤腓总神经。

4.膝关节屈曲强直状态下,暴力使膝关节伸展也可损伤腓总神经。

三、临床特点

临床症状主要表现为运动功能障碍。

1.腓总神经在腓骨头边损伤,造成小腿伸肌、足外翻肌和足背肌麻痹。患足不能背屈,不能外翻,呈内翻下垂状,长期形成马蹄内翻足畸形,步行时用力抬高下肢,呈跨越步态。

2.因趾长、短伸肌麻痹,故趾不能伸,呈屈曲状。

3.腓深神经和腓浅神经单独损伤少见。当腓深神经损害时,出现胫骨前肌、趾长伸肌、伸𧿹长肌、伸趾短肌麻痹,使足下垂,足背屈、内翻功能丧失。当腓浅神经损害时,腓骨长肌和腓骨短肌麻痹,使足内翻畸形,足外翻、外展功能丧失。

4.腓总神经损伤引起的感觉障碍位于小腿前外侧(腓肠外侧皮神经)和足背(足背内侧和中间皮神经、腓深神经终支)。

[工作过程]

一、康复评定

(一)一般性检查

1.询问病史。

询问内容包括:①神经功能障碍出现的时间及进展;②外伤的性质及受力方向;③伤后处理情况;④疼痛的性质及严重程度、疼痛开始的时间和发展的趋势。

2.体征。

①畸形:足下垂。②体表变化:神经损伤后所支配区皮肤无汗、毛发变长、皮温低、皮肤过敏、指甲凸起呈爪形。③肌肉萎缩:神经损伤后所支配区肌肉发生弛缓性瘫痪,进行性肌萎缩,逐步出现肌张力消失,腱反射消失。可用肢体周径测量法评估。

(二)徒手肌力检查(MMT)及感觉检查

根据神经功能和支配区域特定,检查肌力和感觉障碍。腓神经损伤主要检查腓骨长、短肌,趾长、短伸肌及胫前肌的改变,小腿前外侧和足背感觉障碍。

(三)肌电图检查

在周围神经损伤后第14~20天的时间做肌电图检查比较合适。如果条件允许,可以在损伤后不同时间做神经传导速度和肌电图检查的动态分析。判断神经损伤范围、程度、吻合后恢复情况及预后。

二、康复治疗

(一)单纯牵拉伤的康复治疗

可保守治疗3个月,若无回复征象,应予手术治疗。在观察期间,应坚持主动和被动的功能训练,运动疗法做踝背伸、足趾伸展的训练,及足跟着地、足尖提前的练习。夜间或间歇期,用小腿石膏或支具将足踝中立位固定,防止发生跟腱挛缩。脉冲高频电疗、低频脉冲电疗刺激小腿肌肉,运动疗法增强肌力,进行感觉训练或 TENS 缓解疼痛,下肢肿胀可抬高患肢,气压循环仪治疗。

(二)预防弓足、内翻足的康复治疗

可佩戴小腿矫形器、穿矫形鞋,使踝关节保持在90°。

(三)如经过手术松解或神经移植的康复治疗

手术松解或神经移植后,观察2年未完全恢复,可选择肌腱移位,重建肌力平衡。主要是由于胫骨前肌、伸长趾肌、腓骨长肌和腓骨短肌麻痹所致,一般使用胫后肌前置术来矫正畸形,术后石膏管型固定患足于过度背伸位5~6周,拆石膏后,逐渐足背伸运动练习。

[病例点评]

(一)诊断

该病例为腓总神经损伤。

（二）康复评定

主要评定损伤部位，腓总神经支配的运动功能障碍。

（三）康复治疗

早期制动，行股四头肌及小腿三头肌的等长收缩练习，可佩戴小腿矫形器，使踝关节保持在90°。4～6周后，做踝背伸、足趾伸展的训练，以及足跟着地、足尖提前的练习。

［练习题］

一、选择题

1.患者有足下垂和足背皮肤感觉缺失，损伤可能涉及（　　）。

A.腓浅神经　　　　B.腓深神经　　　　C.股神经

D.胫神经　　　　　E.闭孔神经

2.患者外伤致腓骨小头处骨折，伤后患足不能背伸，其原因是（　　）。

A.胫后肌损伤　　　B.胫前肌损伤　　　C.腓总神经　　　　D.坐骨神经损伤

二、简答题

1.腓神经损伤后的评定方法有哪些？

2.何谓马蹄内翻足畸形？

（纪宇波）

项目十　骨关节炎的康复

任务一　骨关节炎的康复

[学习目标]

一、知识要求

1. 熟悉骨关节炎的定义、分类、临床表现与诊断。
2. 掌握骨关节炎的康复评定方法。
3. 掌握骨关节炎的康复治疗方法。

二、技能目标

1. 能对骨关节炎患者进行评定。
2. 能对骨关节炎患者制订合适的康复训练计划并实施治疗。
3. 能对骨关节炎患者作出康复指导。

[工作任务]

患者,李某,女性,66 岁,右膝关节疼痛反复发作 5 年有余,活动不利,活动时关节有响声,诊断为"右膝关节骨性关节炎"。

要求:
1. 对该患者进行康复评估;
2. 提出康复治疗方案。

[背景知识]

一、骨性关节炎的定义

骨性关节炎(osteoarthritis,OA)又称骨关节病、退行性关节炎、增生性关节炎、老年性关节炎、肥大性关节炎等,是一种常见的慢性、进展性关节病变,主要发生在关节软骨,随着年龄增长以关节软骨退变、破坏及伴有相邻软骨下骨板、关节边缘骨质增生、形成,好发于膝关节、髋关节、远端指间关节及脊柱关节。

OA 以中老年患者多见,女性多于男性。患病率随着年龄增长而增高,60 岁以上的人群发病率可达 50% 左右,75 岁人群可到 80% 左右,致残率可高达 53%。

二、骨性关节炎的分类

(一)原发性骨性关节炎

原发性骨性关节炎指用目前已有的检查方法尚不能查出发病原因的 OA,临床上多见是这类型的 OA。此类患者一般有多个关节受损,常见负重大关节。多发在 50 岁后,女性多于男性。

(二)继发性骨性关节炎

有明确发病原因的 OA,如急慢性关节创伤、关节发育不良、关节内骨折脱位、韧带松弛、关节感染、关节结核、内分泌疾病、代谢性疾病等引起。

三、骨性关节炎的临床表现和诊断

(一)症状

1.疼痛。

常为首发症状,多为定位不明确的深部疼痛、钝性疼痛,有酸胀感;发病早期,休息后可减轻,但随病情加重,休息也不能缓解,甚至影响睡眠。有的人在静止或晨起时感到疼痛,伴有关节僵硬,稍有活动后疼痛减轻,僵硬状态缓解,称为"休息痛"。

2.关节僵硬。

多发生在晨起或关节长期静止后,时间不超过 30min,且只限受累关节,与类风湿关节炎不同。

3.关节响声。

见于病程较长的患者,在关节腔内形成游离体,故会发生"嘎吱"的响声。

4.活动受限。

关节活动受限,还可出现关节膨大。

(二)体征

1.关节压痛。

沿关节线有压痛,伴有滑膜炎时压痛更明显。

2.关节肿大。

关节积液、骨性突起引起。

3.关节畸形。

晚期会出现,患者是否出现畸形,严重程度如何,对诊治有指导意义。

4.关节摩擦感。

显著的关节活动摩擦感具有诊断学意义。

[工作过程]

一、康复评定

(一)疼痛评定

采用视觉模拟评分指数(visual analogue scale，VAS)。用直线表示疼痛程度，总共有10分，0～3分为轻度疼痛，4～7分为中度疼痛，8～10分为重度疼痛。

(二)关节周径和肢体围度测量

通过关节周径测量了解是否存在肿胀，通过肢体围度测量了解肌肉萎缩程度。用无弹性的皮尺，在两侧肢体选择相同固定点，环绕一周，测得数据，进行双侧对比。

(三)肌力评定

常采用徒手肌力检查法。如患者处于急性期，有严重关节疼痛、肿胀时，不应进行肌力评定。膝关节关节炎主要检查股四头肌和腘绳肌肌力；髋关节关节炎可检查髋关节屈伸肌群、内收外展肌群及内外旋肌群的肌力；手关节关节炎可选择检查 MP、PIP、DIP 屈伸肌群及手指内收外展肌群肌力；脊柱关节炎主要检查颈椎、腰椎屈伸肌群肌力。

(四)关节活动度测量

通过 ROM 测量，了解关节活动受限情况，进而判断对 ADL 的影响。

(五)日常生活活动能力评定

通过评定可了解关节功能障碍对 ADL 的影响，可采用改良 Barthel 指数，也可以采用 Stewart 设计的量表进行评定(见表 10-1 和表 10-2)。

表 10-1　关节功能障碍对日常生活影响的评定

让患者进行动作	所检查的肌、骨功能	预计 ADL 受累部分
第一掌指关节与头顶接触	肩外展、屈曲、外旋、屈肘	清洁面、额、头发、口腔和进食、穿衣
手触后腰	肩内旋	穿衣
手掌放在对侧大粗隆上	屈腕	料理会阴部
手指尖触掌横纹	指关节屈曲	抓握
示指垫触拇指垫	拇队长、手指外展	抓握
坐位手触鞋前端	伸肘，腰、髋、膝屈曲	下肢穿衣
不用手从椅上站起	股四头肌和骨盆带肌的力量	转移能力
不用帮助站起，迈上 15cm 的木块，行走	髋、膝、踝、距下关节的屈和伸，足小关节、股四头肌的力量	步行、下楼

表 10-2　躯体活动能力的评定

活动强度级分类	项目编号	内容
基本活动	12	应用浴室无须帮助
	11	进食无须帮助
	10	自己穿脱衣服
	9	走到桌前进餐
	8	在屋内周围走
中等强度活动	7	步行一个街区或更远
	6	步行上坡或上楼
	5	如愿意,可跑一小段距离
	4	在室内进行除尘或洗碗碟等工作
	3	在家中搬动桌椅、推动吸尘器等
强度活动	2	如愿意,可参加游泳、网球、篮球、排球、划船等体育活动
	1	在家中刷地板、搬动沉重的家具等

(六)生活质量评定

可用 Meenan 的关节影响测定量表来评定,将分数相加得到总分,总分越高,表示关节炎对患者的影响越重,患者的生活质量越差。

(七)步态检查

骨关节炎患者常表现步态的异常,如出现疼痛步态、关节挛缩步态、肌无力步态和关节不稳定步态等。

二、康复治疗

(一)减轻关节的负荷,减少活动

应适当卧床休息,减少活动量,使关节能耐受。下肢关节受累,应避免跑、跳等剧烈活动;少做屈膝活动,尤其是深蹲动作;减少步行的距离和时间,避免髋、膝关节过度负重和过度使用。

(二)物理因子治疗

1.温热疗法。

常用红外线、热敷、温水浴、中药熏蒸和石蜡疗法。

2.高频电疗法。

常用超短波、短波和微波疗法。当处于急性期时,可采用无热量超短波或脉冲短波 8～15min;当处于慢性炎症期时,可采用微热量超短波或连续短波 12～15min。

3.中、低频电疗法。

常用调制中频、干扰电疗法、等幅中频电疗法、低频电疗法。

4.超声波疗法。

常用频率为 1M～5MHz,强度为 $0.5～1.5W/cm^2$。

5.经皮电刺激。

主要用于止痛。

(三)运动疗法

采用形式可以是主动运动、助力运动、抗阻运动、伸展运动、全身耐力性运动、被动运动等。

针对不同患者要选择其适应适应的运动方式,应以主动运动为主,被动为辅;从小运动量开始增加到一定的运动强度;通常在上午 10 点左右运动适宜,注意要舒适、无痛,不要过度运动。还可以采用关节松动术,对疼痛明显的患者采用Ⅰ、Ⅱ级手法,对有关节僵硬和粘连的采用Ⅲ、Ⅳ级手法。

(四)辅助具使用

1. 矫形器。

如软式膝矫形器、软式脊柱矫形器、踝—足矫形器等。

2. 助行器。

如手杖、拐杖、步行器、轮椅等。

3. 自助具。

手部自助具,如长柄取物器、拉锁环、穿袜器等,各种升降、转移设备和助推设备等。

[病例点评]

(一)康复评定

经评定后,发现患者除疼痛外,膝关节肿胀,活动受限,患膝关节周围肌肉肌力下降,影响步行。

(二)康复治疗

对于患者疼痛和肿胀问题,可以物理因子治疗,如短波、超短波等;通过关节松动术改善粘连、挛缩关节。进行肌力训练,增强股四头肌、腘绳肌等相关肌群的肌力。患者可佩戴矫形器进行步态训练,平时注意关节保护。

[知识拓展]

一、骨性关节炎病理

关节软骨变性是骨性关节炎最基本的病理改变,也是最早期的病理改变。软骨局部软化、糜烂,继发滑膜、关节囊及关节周围肌肉改变。

二、骨性关节炎的诊断

国内多采用美国风湿病学院(American College of Rheumatology,ACR)制定的骨性关节炎分类标准。

(一)手关节标准

有手关节痛或僵硬,伴以下 4 条中至少 3 条者。

1. 双手第 2、第 3 指的远指和近指关节和第一腕掌关节,此 103 关节中有 2 个或更多的关节呈硬组织的肥大。

2.有至少2个远指关节呈硬组织的肥大。

3.掌指关节受累(肿胀)少于3个。

4.上述10个关节中至少有1个出现畸形。

(二)膝关节标准

有膝痛及该膝X相示有骨赘,是伴有下述任一条者。

1.年龄＞50岁。

2.受累膝僵硬＜30min。

3.有骨摩擦音。

(三)髋关节标准

髋痛同时有以下3条中至少2条者。

1.血沉＜20mm/h。

2.X线示股骨或股骨头有骨赘。

3.X线示至少有关节腔狭窄。

三、临床治疗

(一)药物治疗

1.非特异性药物。

(1)镇痛类:乙酰氨基酚、曲马朵等。

(2)非甾体类抗炎类:双氯芬酸钠、布洛芬、萘普生、萘丁美酮、美洛昔康等。

(3)甾体类抗炎类:仅用于关节腔内注射治疗。

2.特异性药物。

硫酸氨基葡萄糖、透明质酸、硫酸软骨素。

3.中药治疗。

葛根汤、独活寄生汤、左归丸、右归丸等。

(二)针灸推拿

下肢部常用腧穴有阳陵泉、阴陵泉、足三里、血海、梁丘、委中、绝骨、昆仑、太溪、商丘、照海等。腰部常用的腧穴有腰夹脊穴、腰眼、肾俞、大肠俞、命门、腰阳关等;推拿常用手法有点按、揉搓、拿法、滚法、拔伸等。

(三)手术治疗

关节清理术、截骨矫形术、关节切除术、关节融合术、关节成形术、软组织移植、软骨移植。

[练习题]

一、选择题

1.对骨关节炎患者进行康复治疗,以下哪项治疗方法是正确的?(　　　)。

A.调整和限制活动量　　　　B.超短波疗法　　　　　　　　C.按摩疗法

D.关节松动术　　　　E.以上都正确

2.骨关节炎患者采用运动疗法下列哪项是错误的?(   )。

A.主动运动为主、被动运动为辅   B.局部和整体耐力运动结合

C.尽可能进行大负荷的运动   D.从小到大的运动量递增

E.避免过度疲劳

3.对于骨关节炎的症状表现,哪项是不正确的?(   )。

A.关节疼痛   B.关节肿胀   C.关节僵硬

D.关节响声   E.关节脱位

二、简答题

1.骨关节炎的评定方法有哪些?

2.骨关节炎的常用康复治疗手段有哪些?

(章 琪)

任务二   类风湿关节炎的康复

[学习目标]

一、知识要求

1.熟悉类风湿关节炎的定义及临床表现。

2.掌握类风湿关节炎的康复评定方法。

3.掌握类风湿关节炎的康复治疗方法。

二、技能目标

1.能对类风湿关节炎患者进行评定。

2.能对类风湿关节炎患者制订合适的康复训练计划并实施治疗。

9.能对类风湿关节炎患者作出康复指导。

[工作任务]

患者,范某,女性,40岁,患类风湿关节炎16年,全身骨关节疼痛,双腕、双踝、双膝出现肿胀现象,手臂不能伸直,不能下蹲,严重时卧床不起,生活不能自理,精神压抑,甚至有轻生现象。

要求:

1.对该患者进行康复评估;

2.提出康复治疗方案。

[背景知识]

一、类风湿关节炎的定义

类风湿关节炎(rheumatid arthritis，RA)属于自身免疫性疾病,其临床表现为慢性、对称性、多滑膜关节炎和关节外病变,是一种慢性的全身性炎症疾病。好发于手、腕、足等小关节,是全身结缔组织疾病的局部表现,其特点是受累关节疼痛、肿胀、功能下降,病变呈持续、反复发作过程,逐渐导致关节破坏、强直和畸形。本病发病率女性比男性高2~3倍,欧美国家的发病率明显高于国人,以40~60岁为发病高峰期。

二、类风湿关节炎的临床表现

起病缓慢,多先有几周到几个月的疲倦无力、体重减轻、胃纳不佳、低热和手足麻木刺痛等前驱症状,以后逐渐出现典型关节症状。

(一)晨僵

关节的第一个症状,常在关节疼痛前出现。关节僵硬开始活动时疼痛不适,关节活动增多则晨僵减轻或消失。关节晨僵早晨明显,午后减轻。其他关节炎也可出现晨僵,但持续时间和程度不如类风湿关节炎明显。

(二)关节肿痛

多呈对称性,常侵及掌指关节、腕关节、肩关节、趾间关节、踝关节及膝关节。手指近端指关节的梭形肿胀是类风湿关节炎患者的典型症状之一。关节红、肿、热、痛、活动障碍。

(三)畸形

晚期患者关节软骨和软骨下骨质破坏、关节纤维性或骨性强直,出现关节畸形(见图10-1)。腕关节多表现为掌侧半脱位;手指畸形多为掌指关节屈曲及尺偏畸形,呈"天鹅颈畸形";如发生在足趾,则呈现爪状趾畸形外观;膝、肘多固定在屈位,肩、髋关节受累时各方向活动均可受限;颞颌关节受累时表现为张口疼痛或受限;颈椎受累表现为颈痛和活动受限,关节畸形严重影响患者正常活动。

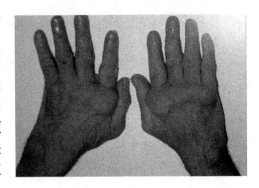

图10-1 关节畸形

(四)关节外症状

关节外症状是类风湿性关节炎全身表现的一部分或是其并发症。本病的关节病变可以致残,但不会致死,而关节外表现常是本病致死的原因,如类风湿结节,心、肺、肾、周围神经及眼等病变。

[工作过程]

一、康复评定

(一)疾病活动性评定

采用美国风湿病学会临床协作委员会制定的疾病活动性标准(见表10-3)。

表 10-3 类风湿关节炎疾病活动性标准

项目	轻度活动	中度活动	明显活动
晨僵时间(h)	0	1.5	>5
关节疼痛数(个)	<2	12	>34
关节肿胀数(个)	0	7	>23
握力(mmHg)			
男	>250	140	<55
女	>180	100	<45
15m 步行时间(s)	<9	13	>27
红细胞沉降率(魏氏法,mm/h)	<11	41	>92

(二)RA 功能障碍分级

可以采用 Steinbrocker 的相应标准予以评定。

Ⅰ级:能照常进行日常生活和各项工作。

Ⅱ级:可进行一般的日常生活和某种职业工作,但参加其他项目活动受限。

Ⅲ级:可进行一般的日常生活,但参加某种职业工作或其他项目活动受限。

Ⅳ级:日常生活自理和参加工作的能力均受限,卧床或限于轮椅活动,生活大部分或全部需要人协助。

(三)ROM 评定

早期患者因软组织挛缩引起 ROM 减少,晚期患者常因骨性或纤维性僵直所致。评定 ROM 受限的程度,影响 ADL 的程度。

(四)肌力评定

可采用握力计进行肌力评定。如手关节畸形,可采用 MMT 检查。

(五)疼痛评定

通过口述或者 VAS 来测量。此外也可采用针对 RA 专门设计的疼痛评分,如 Ritchie 关节指数或 Fuchs 关节指数等。

(六)ADL 评定

可以根据 Barthel 指数或功能独立性 FIM 来评定。

二、康复治疗

(一)运动疗法

1.适当制动。

急性期需要全身绝对安静休息,卧床时注意体位,防止髋、膝关节屈曲畸形;足部放支架,避免足下垂等,定时变换体位。急性炎症渗出的关节可采用低温热塑板材等制作夹板制动,制动时应将关节置于功能位。时间不宜过长,每天应有一定时间解除夹板进行运动治疗。

2.ROM训练。

在可耐受范围内进行主动ROM训练,每日宜3~4次,要尽量充分、以稍疼痛为限。训练后,疼痛时间不超过3~4h。

3.牵伸训练。

根据患者情况可选择被动牵伸、持续机械被动牵伸或重复机械牵伸。为减少疼痛,训练前可采用热敷、超声波等方法。急性炎症期避免被动牵伸;有较多积液、关节不稳、力学紊乱的关节,也应避免牵伸。

4.肌力和肌耐力训练。

主要为了防止废用性肌萎缩,以等长收缩训练为主,以70%的最大等长收缩保持6s,间隔20s,重复10次。如已有关节畸形,应注意避免加重可能畸形的情况。

5.有氧训练。

进行慢跑、步行、游泳等低强度的有氧活动,应用时要根据关节炎情况和患者的心肺功能来确定选用的运动方式和强度。下肢关节炎患者可采用划船、游泳等方式;上肢关节炎患者可采用步行、慢跑等方式。

(二)物理因子治疗

1.温热疗法。

一般用于慢性期,可镇痛、消除痉挛、改善局部血循。增加软组织延展性。方法可采用温泉疗法、蒸汽浴、泥疗、红外线、高频、中药熏蒸等。

2.冷疗。

可用于急性期,升高痛阈,缓解疼痛,常用方法有冰袋外敷、冰按摩、冰水浸浴等。

3.电疗。

包括直流电离子导入、低中频脉冲电治疗、高频脉冲电治疗。直流电例子导入适用于浅表的小关节;中低频脉冲电疗可提高痛阈、缓解疼痛、防治肌肉萎缩;高频脉冲电疗可改善局部血循、消炎、镇痛等,宜用无热量。

4.光疗。

急性期可用紫外线、激光照射。

(三)作业疗法

通过功能性作业活动达到扩大活动范围、增强肌力、预防及矫正畸形的目的。主要进行各种手工操作练习和日常生活活动能力训练。

(四)其他治疗

加强营养,注意补充蛋白质和纤维素,适当补充维生素D和钙剂。避免风寒和潮湿,注意肢体保暖。

[病例点评]

(一)康复评定

根据其临床症状和相应检查结果,确诊该患者为"类风湿性关节炎"。对其进行进一步评定,其 RA 功能障碍等级为Ⅳ级,ADL 评分为 55 分,对生活影响较重,上、下肢多处关节功能主动、被动活动受限;由于下肢 RA,严重影响其步行功能;上、下肢肌力下降,肌肉出现萎缩,患者时常被疼痛困扰,情绪抑郁。

(二)康复治疗

除了必要的药物治疗外,还应从各方面展开康复训练。患者应选用硬板床休息;通过冷疗、热疗,可起到消肿镇痛的效果;在疼痛耐受范围内,应尽量开展运动疗法,可在训练之前,先对受累关节进行热敷,以松解粘连,缓解疼痛,再进行训练,可借助器械,每日 2～3 次,运动量逐渐增大。同时介入作业治疗,让其进行日常生活活动的训练,扩大活动范围,增强其自信心,治疗师在治疗过程中要给予患者一定的心理教育,助其摆脱抑郁悲观的情绪。

[知识拓展]

一、RA 的病因病理

对于 RA,现尚未有明确病因,可能与内分泌、营养、地理、职业、心理和社会环境的差异、细菌和病毒感染、遗传因索等方面有关系。

主要病理变化为关节滑膜的慢性炎症,血管翳形成、软骨和软骨下骨破坏,最终造成关节畸形和强直,功能丧失。关节周围的肌腱、腱鞘也可发生类似的肉芽组织侵入,影响关节功能。由于肌萎缩,继而发生痉挛,使关节功能进一步丧失。其次为浆膜、心、肺及眼等结缔组织的广泛性炎症性疾病,在皮下常可形成典型类风湿结节。

二、临床诊断

(一)国际诊断标准

1987 年美国风湿病协会(American Rheumatism Association,ARA)提出的修订标准被广泛地采用。

1.晨僵。

关节及其周围僵硬感至少持续 1h(病程≥6 周)。

2.3 个或 3 个区域以上关节部位的关节炎。

医生观察到下列 14 个区域(左侧或右侧的近端指间关节、掌指关节、腕、肘、膝、踝及跖趾关节)中累及 3 个,且同时软组织肿胀或积液(不是单纯骨隆起)(病程≥6 周)。

3.手关节炎。

腕、掌指或近端指间关节炎中,至少有一个关节肿胀(病程≥6 周)。

4.对称性关节炎。

两侧关节同时受累(双侧近端指间关节、掌指关节及跖趾关节受累时,不一定绝对对称)(病程≥6周)。

5.类风湿结节。

医生观察到在骨突部位、伸肌表面或关节周围有皮下结节。

6.类风湿因子阳性。

任何检测方法证明血清类风湿因子含量异常,而该方法在正常人群中的阳性率小于5%。

7.放射学改变。

在手和腕的后前位相上有典型的关节炎放射学改变:必须包括骨质侵蚀或受累关节及其邻近部位有明确的骨质脱钙(见图10-2和图10-3)。

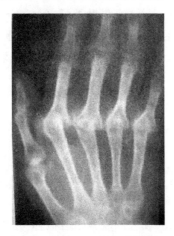

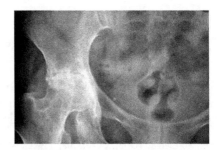

图10-2　手上的关节炎放射学改变　　　　图10-3　腕上的关节炎放射学改变

以上7条满足4条或4条以上并排除其他关节炎即可诊断为类风湿关节炎。

(二)国内诊断标准

1988年由全国中西医结合风湿类疾病学术会议修订的标准如下。

1.症状。

以小关节为主,多发性关节肿痛或小关节对称性肿痛(单发者须认真与其他鉴别,关节症状至少持续6周以上),晨僵。

2.体征。

受累关节肿胀、压痛,活动受限,或畸形,或强直,部分病例可有皮下结节。

3.实验室检查。

类风湿因子阳性,红细胞沉降率多增快。

4.X线检查。

重点受累关节具有典型类风湿性关节炎,X线所见。

三、临床治疗

(一)一般疗法

发热关节肿痛、全身症状的患者应卧床休息,至症状基本消失为止。待病情改善2周后应逐渐增加活动,以免长期卧床导致关节废用,甚至强直。补充蛋白质和各种维生素,贫血显著者可予小量输血,如有慢性病灶如扁桃体炎等,在患者健康情况允许下,尽早摘除。

(二)药物治疗

最新的观念认为一旦确诊类风湿关节炎,早期就应采取联合用药方式。

1.非甾体类抗炎药(NSAIDS)。

用于初发或轻症病例,其作用机制主要抑制环氧化酶使前腺素生成受抑制而起作用,以达到消炎、止痛的效果,但不能阻止类风湿性关节炎病变的自然过程。本类药物因体内代谢途径不同,彼此间可发生相互作用不主张联合应用,并应注意个体化,如水杨酸制剂、吲哚美辛、萘普生、芬布芬等。

2.慢作用抗风湿药。

起效长于非甾体类抗炎药,临床诊断后应尽早采取本类药物与非甾体类抗炎药联合应用的方案。常用的有甲氨蝶呤(MTX)、金制剂、青霉胺、雷公藤总苷、环孢素等。

3.糖皮质激素。

适用于有关节外症状或关节炎明显而不能被非甾体类抗炎药所控制者,或慢作用抗风湿药尚未起效时的患者。

4.中药治疗。

根据临床表现归属"痹症"、"历风节"范畴,采用祛风除湿、温经散寒、滋阴清热等方剂,常用的药物有规制、芍药、白术、防风、麻黄、附子、乌头、生姜等。

(三)针灸推拿

1.针灸治疗。

针灸有疏通经络、解除痹痛的功效。可加艾灸以温经散寒。

2.推拿治疗。

可采用捏、摩、滚、揉等手法改善局部血循,用弹拨、拿捏、摇、扳等手法松解粘连。

(四)手术治疗

早期可行受累关节滑膜切除术,减少关节液渗出,防止血管翳形成,保护软骨和软骨下组织,改善关节功能;也可在关节镜下行关节清理、冲洗机滑膜切除。后期可行关节形成术或全关节置换。

[练习题]

一、选择题

1.类风湿性关节炎的评定一般不包括(　　　)。

A.疼痛评定　　　B.认知评定　　　C.下肢功能评定　　　D.关节活动测量　　　E.肌力评定

2.类风湿关节炎致死原因常为(　　　)。

A.晨僵　　　B.关节肿胀　　　C.关节畸形　　　D.关节外病变　　　E.关节疼痛

3.以下选项除哪项以外,可作为类风湿关节炎急性期应进行的治疗手段?(　　　)。

A.制动休息　　　B.冷水浴　　　C.激光治疗　　　D.药物治疗　　　E.温热疗法

二、简答题

1.简述类风湿关节炎活动期的康复治疗手段。
2.简述针对类风湿关节炎常用的物理因子治疗手段。

（章　琪）

任务三　强直性脊柱炎的康复

［学习目标］

一、知识要求

1.熟悉强直性脊柱炎的定义与临床表现。
2.掌握强直性脊柱炎的康复评定方法。
3.掌握强直性脊柱炎的康复治疗方法。

二、技能目标

1.能对强直性脊柱炎患者作出正确的康复评定。
2.能对强直性脊柱炎患者进行正确的康复治疗。
3.能对强直性脊柱炎患者作出康复指导。

［工作任务］

患者，周某，男性，24岁，腰痛、骶髂关节痛伴发热1个月，右膝关节疼痛半个月。入院诊断为"强直性脊柱炎"。

要求：
1.对该患者进行康复评估；
2.提出康复治疗方案。

［背景知识］

一、强直性脊柱炎的定义

强直性脊柱炎（ankylosing spondylitis，AS）是以中轴关节（脊柱、骶髂关节及周围组织）的慢性、进行性炎症为主的全身性自身免疫疾病。特点为几乎全部累及骶髂关节，为肌腱和韧带附着点的炎症，常发生椎间盘纤维环和附近韧带钙化和椎体的骨性强直。

AS发病率和人群中的 HLA-B27 阳性率有关,其阳性患者和一级亲属患病率约为24%。发病高峰在 15～35 岁,40 岁后极少发病,男女比例为 10∶1,男性多表现为进行性脊柱和髋关节病变,女性常以外周关节病变多见。

二、强直性脊柱炎的临床特点

(一)发病早期

发病早期一般比较隐匿,常有下背痛和晨起僵硬,活动后减轻,并可伴有低热、乏力、食欲减退、消瘦等症状。

(二)典型表现

典型表现为慢性下腰痛、晨僵和关节功能受限。下腰痛常以骶髂关节为甚,疼痛有时类似坐骨神经痛般有放射性,严重时,在胸肋交接处也有压痛。部分患者会出现畏食、低热、消瘦、虹膜炎、疲劳等症状。

(三)发病晚期

晚期患者可见脊柱僵硬和活动受限,尤以晨间最甚,晨僵通常超过 1h,严重时,患者会在夜里因疼痛和僵硬感扰醒,运动后症状可减轻。有时患者会有胸椎及颈椎的疼痛和僵硬,少数患者会有关节外症状,比如眼、肾脏、心脏、肺等。病情严重的患者末期因脊柱融合,形成竹节状,造成驼背畸形,脊柱变得容易骨折或造成神经压迫。

三、强直性脊柱炎的功能障碍

(一)疼痛和活动受限

早期的疼痛和晨僵,可通过活动后缓解;随病程发展,疼痛和脊柱强直逐渐加重。

(二)ADL 受限

主要因疼痛和脊柱活动受限造成患者 ADL 能力明显下降。此外,由于活动减少引起的各种肥胖、高血脂、高血压和冠心病的发病率增加,进一步影响了 ADL 能力。

(三)生活质量下降和心理障碍

反复疼痛,ADL 的局限造成患者生活质量下降,同时影响其情绪,造成心理障碍。

[工作过程]

一、康复评定

(一)脊柱活动度测定

1. 改良 Schober 试验。

患者站立,在患者髂后上棘连线中点与其上 10cm 处一点相连作一垂线,嘱患者尽量前屈,测量前屈时候两点的距离,正常人前屈时可增加 6～12cm,重型 AS 患者只能增加1～2cm。

2. 指尖地面距离。

患者直立,膝伸直,腰前屈,测量其中指指尖与地面距离,正常人为0～10cm。距离越小,说明脊柱功能越良好。

3．枕墙距离。

主要评定颈椎、胸椎后凸程度。嘱患者靠墙而立，足跟必须紧贴墙面，测量后枕部与墙的水平距离，正常人为0。

4．下颌胸骨距离。

主要评定颈椎前屈功能。嘱患者取坐位，颈部前屈，测量下颌至胸骨体上缘距离，正常人为0。

其他还包括如"4"字试验、骨盆分离挤压试验、四肢关节活动度测量等，可根据患者情况进行测量。

（二）胸廓活动受限

具体方法：前方可在第4肋骨与胸骨交接处（女），或在乳头上缘（男）的水平面上，后方以肩胛的下角作为测量标准水平面，测量深呼气末时的胸围，2次测量胸围之差为呼吸差。一般胸围呼吸差值小于5cm，提示胸廓扩展活动受限。

（三）关节活动度测量

可采用关节量角器测量关节活动度，了解其功能障碍情况。

（四）肌力评定

本病患者会因疼痛和失用影响肌力，主要为背肌、呼吸肌及四肢的肌力等。一般采用徒手肌力测定方法。

（五）日常生活活动能力评定

患者脊柱功能受限导致部分ADL功能受限，尤其是需要腰部屈曲和伸展功能的一些家务劳动；另外由于患者容易疲劳和疼痛的问题，导致其无法完成一些相对重体力的活动。常用的基础性日常生活活动能力（basic activities of daily living，BADL）的评估量表有改良的Barthel指数、Katz指数等；常用的工具性日常生活活动能力评估的量表（IADL）有FAQ。

二、康复治疗

（一）康复原则

1．早期。

早期为初始阶段，此时患者的主要问题是腰背部和腰骶疼痛，而脊柱活动受限不明显，因此这个阶段的治疗目的主要是减轻疼痛、控制炎症的发展，并且维持脊柱等中轴大关节正常活动。

2．中期。

此时炎症已从骶髂关节扩展到脊柱的胸、腰段，甚至波及髋、膝、肩等大关节。此时的问题主要表现为疼痛，脊柱活动已经出现受限，但尚未完全强直。这个阶段的目的除了继续缓解疼痛和消除炎症外，还应维持和增强肌力，维持和扩大受累关节活动度，防止日后出现严重的畸形。

3．晚期。

此时脊柱纤维性变化，骨性强直。此时疼痛多已减轻，因此缓解疼痛已不作为治疗的重点。对未完全强直的患者应使其能够生活自理，尽可能提高其参与社会的能力。

（二）运动疗法

1．呼吸体操。

进行深呼吸训练可以扩张胸廓，促进膈肌运动；也可进行腹式呼吸练习。

2．脊柱运动。

经常做颈椎、腰椎各个方向的活动，如举臂挺腰、屈腿挺腰、仰头挺胸、俯卧后伸等，以保持脊柱的活动度及维持脊柱的生理曲度。

3.外周关节运动。

本病可累及髋、膝、踝、肩关节等,应加强各关节的主、被动活动,尤其是髋伸展和外旋的功能,可做一些下蹲起立、行走跑步、抬腿外旋等活动。

4.肌力训练。

主要训练背部肌群和外周关节周围肌群。如下肢肌力可采用跑台进行,用划船器对躯干和上肢肌力进行训练。

5.耐力性训练。

患者病情稳定的,可进行登山、游泳、羽毛球等有氧运动,增强肌力,加强心肺功能,防治脊柱畸形。

(三)物理因子疗法

应用物理因子疗法可缓解肌痉挛、减轻疼痛、缓解僵硬,常配合运动疗法进行。常用的方法有温热疗法,如红外线、热水浴、药物离子导入、超声波及穴位磁疗等。

(四)作业治疗

重点解决脊柱、髋关节、肩关节功能障碍所造成的日常生活能力不足或丧失,可进行ADL训练、职业康复、环境改造等。

(五)其他治疗手段

患者处于急性期时,应卧床休息,睡硬板床,枕头要低。指导患者以正确的姿势坐和站。衣服要穿得尽量宽松,对其进行必要的康复宣教,消除其心理压力。局部严重患者应进行手术治疗。

[病例点评]

(一)康复评定

对该患者进行相关的康复评定,包括疼痛的评定、脊柱活动度的评定、下肢肌力的评定、下肢关节活动度的测量及日常生活活动能力的评定。经过初步评定发现该患者脊柱活动略有受限,但并不严重;右下肢肌力略有减退,右膝关节活动屈伸受限。

(二)康复治疗

该患者病程发展还在中早期,下肢关节受累,但受累情况尚可。这个阶段的治疗目的应为消除炎症、缓解疼痛、提高维持下肢肌力、维持和扩大膝关节的活动度、防止严重的畸形。除了对其进行必要的健康教育外和药物治疗外,应配合运动疗法和物理因子治疗。运动疗法方面可行各种脊柱体操、肌力训练、耐力性训练、膝关节活动的训练。物理因子治疗方面可以采用温热疗法、药物离子导入等,还可配合作业治疗和心理疏导。

[知识拓展]

一、强直性脊柱炎的病因病理

本病目前尚未有明确病因,大多认为可能与遗传、感染、免疫环境因素等有关。近年来发现AS患者中有90%以上HLA-B27为阳性,而在正常人当中比例只为8%。AS有家族遗传倾向。

病理改变时慢性、非特异性滑膜炎,肌腱末端附着点炎症。反复发作可导致相应部位软骨及骨质出现炎症或新骨形成。晚期可因椎间盘纤维环钙化、骨性融合及附近韧带钙化形成脊柱强直,生理曲度消失,出现驼背畸形。

二、强直性脊柱炎的临床诊断

(一)诊断

目前常用 1984 年纽约修订的强直性脊柱炎诊断标准,标准如下。

1. 临床标准。

(1)腰痛、晨僵持续至少 3 个月,活动后可缓解,休息无效。

(2)腰椎垂直和水平面活动受限。

(3)胸廓活动度较同龄、同性别的正常人减少。

2. 放射学标准。

双侧骶髂关节≥Ⅱ级或单侧骶髂关节炎Ⅲ~Ⅳ级。

(二)分级

1. 确诊强直性脊柱炎标准。

符合放射学标准和 1 项以上临床标准。

2. 可能强直性脊柱炎标准。

(1)符合 3 项临床标准。

(2)符合放射学标准,但不具备任何临床标准(除其他原因所致骶髂关节炎外)。

该诊断标准敏感性好,但其诊断标准的必要条件是 X 线Ⅱ级以上骶髂关节炎,忽略了强直性脊柱炎的早期症状,使很多表现轻微的患者长期不能确诊,而典型性强直性脊柱炎患者一旦发病后,病情常不能逆转,因此早期诊断很关键。

[练习题]

一、选择题

1. 强直性脊柱炎典型表现是(　　).

A."杵状指"畸形　　B."鹅颈"畸形　　C.骶髂关节疼痛　　D.关节肿胀　　E.关节响声

2. 以下除了哪项外,都可以作为强直性脊柱炎的常用评定方法?(　　)。

A.下颌胸骨距　　B.枕墙距　　C.Schober 试验　　D.eaton 试验　　E.关节活动度测量

3. 正常人的指地距为(　　)。

A.0~10cm　　B.10~15cm　　C.10~20cm　　D.15~20cm　　E.大于 20cm

4. 强直性脊柱炎可采用的物理因子治疗有(　　)。

A.红外线　　B.超短波　　C.蜡疗　　D.音频电疗　　E.以上皆可

二、简答题

1. 简述强直性脊柱炎不同阶段的治疗原则。

2. 简述强直性脊柱炎的脊柱活动度评定方法。

(章　琪)

项目十一　颈椎病的康复

[学习目标]

一、知识要求

1. 熟悉颈椎病的定义、临床表现与诊断。
2. 熟悉颈椎的解剖结构和生物力学特点。
3. 掌握颈椎病的分型及特点。
4. 掌握颈椎病的康复评定方法。
5. 掌握颈椎病的康复治疗方法。

二、技能目标

1. 能对颈椎病作出正确的康复评定。
2. 能对颈椎病进行正确的康复治疗。
3. 能对颈椎病作出康复指导。

[工作任务]

患者,王某,男性,45 岁,颈部及背部疼痛有两年余,颈部活动受限,头颈部呈强制体位,双侧肩部及双手有过电样串麻感,头晕头沉,背部有重物压迫感,颈部僵硬,手发冷感,医院确诊为神经根型颈椎病。

要求:
1. 对该患者进行康复评估;
2. 提出康复治疗方案。

[背景知识]

一、颈椎病的定义

颈椎病(cervical spondylosis)又称颈椎综合征,是由于颈椎间盘退行性变以及由此继发的颈椎组织病理变化累及颈部肌肉和筋膜、颈神经根、脊髓、椎动脉、交感神经等组织结构而引起的一系列临床症状和体征。高发年龄为 30～50 岁,近年来有年轻化的趋势。

二、颈椎的解剖结构和生物力学特点

(一)颈椎的解剖结构

颈椎由 7 块椎骨组成,基本结构包括 1 个椎体、1 个椎弓及 7 个突起(1 个棘突、1 对横突、2 对关节突),椎体排列成前凸形状,也是正常颈椎应有的生理曲度,各个颈椎有其相应特点(见图 11-1 和图 11-2)。

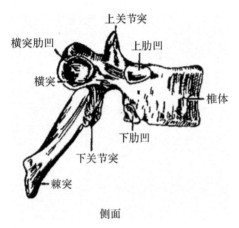

图 11-1　颈椎侧面观　　　　　　　图 11-2　颈椎正面观

第 1 颈椎又名寰椎,呈环形,无椎体、棘突、关节突,由前弓、后弓和侧块组成。

第 2 颈椎又名枢椎,椎体向上有一指状突起,称为齿突。与寰椎齿突凹相关联形成寰枢关节。寰枢关节允许寰椎连同头部围绕齿突做旋转动作。因此寰枕、寰枢关节的联合运动可使头部做三维活动,承担约 50% 的颈椎旋转度。

第 3～7 颈椎的椎体较小,呈横椭圆形,椎体中部略细,上、下两端膨大,上、下椎体之间形成马鞍状对合,以便保持颈部脊柱在运动中的相对稳定。椎体上面的后缘两侧有向上的脊状突起称为钩突。它们与上位椎体下面的后缘两侧呈斜坡形对应部分相对合,形成所谓的钩椎关节,即 Luschka 关节。上、下椎弓根间形成椎间孔。椎间孔的前内侧壁为椎间盘,上下为椎弓根,后外侧壁为关节突关节及其关节囊,脊神经也在此合并由此孔穿出。神经根的营养动脉也经由此孔进入椎管。椎弓根向后的板状部分称为椎板,上、下椎板之间由黄韧带连接。棘突位于椎弓正中,横突呈额状位突向外方,上面有一深沟为脊神经沟,有脊神经通过。横突末端分裂成两个结节,围成横突孔。关节突位于横突之后,上、下关节突间称为峡部。

(二)颈椎的生物力学特点

1.椎体。

椎体排列稳定,但其强度随着年龄增长而减退。上、下的软骨终板最易因外力而受损。

2.椎间盘。

由外部纤维环和内部的髓核组成,位于上、下椎体间(寰椎和枢椎间无椎间盘)。生物力学主要功能为对抗压缩力,且对颈椎活动度有重要影响。椎间盘抗垂直压力能力强,但不能很好地对抗扭曲力,因此扭转暴力是造成椎间盘损伤的主要原因。随着年龄增长,椎间盘发生退行性改变,纤维环含水量减少,出现裂隙,在不适当的外力下,髓核很容易从裂隙中膨出,挤压神经或脊髓,出现相应症状。

3.韧带。

黄韧带富有弹性纤维,可使颈椎有较大屈伸活动,黄韧带在伸展位时缩短,屈曲位时拉长,并保持恒定张力。

4.肌肉。

颈椎周围的肌肉是维持脊柱稳定、保持姿势和提供活动的必要条件,长期制动可使颈部肌肉力量减退,造成颈椎不稳,活动受限等。

颈椎承受着头部的压力,且活动十分灵活,颈椎椎体在脊柱中体积最小,活动度却最大,很容易出现劳损,其中 C_4、C_5,C_5、C_6 和 C_6、C_7 椎间活动度最大,应力最集中,是最容易发生退行性改变的部位,临床上的颈椎病也多发于这些节段。

三、颈椎病的临床特点

颈椎病可以分为颈型(软组织型)、神经根型、脊髓型、椎动脉型、交感型及其他型(如食管压迫型)和混合型。

(一)颈型(软组织型)

颈型颈椎病为颈椎病早期型。风寒侵袭、疲劳、睡眠姿势不当或枕高不适,使颈椎常时间处于过伸或过屈位,颈项部肌肉、韧带、神经受到牵张或压迫导致。常在夜间或晨起时症状明显,有自然缓解和反复发作的倾向,如不及时治疗会向其他颈椎病转变。多见 30～40 岁女性。

1.临床表现。

主要表现为颈项强直、颈部疼痛,甚至肩背疼痛发僵,约半数患者颈部活动受限或呈强迫体位。少数患者可出现反射性肩部、上肢的疼痛、胀麻,但咳嗽或打喷嚏时症状并不加重。

2.检查诊断。

颈椎活动受限,颈椎旁肌、胸1～胸7椎旁或斜方肌、胸锁乳突肌有压痛点,冈上肌、冈下肌也可有压痛。X线片正常体位(正、侧位)一般无异常,或可有颈椎曲度变直。功能位片(过屈、过伸位片)可见颈椎节段性不稳。MRI可显示椎间盘有退行性变。

(二)神经根型

神经根型颈椎病是由椎间盘突出、关节突移位、骨质增生或骨赘形成等原因在椎管内或椎间孔处刺激和压迫颈神经根所致。在各型中发病率最高,约占 60％～70％,是临床上最常见的类型,好发于 $C_{5～6}$ 和 $C_{6～7}$ 间隙。多为单侧、单根发病,但也有双侧、多根发病患者,一般起病较为缓慢。

1.临床表现。

最早出现的症状为颈部疼痛和发僵,部分患者会出现肩部及肩胛骨内侧缘疼痛。上肢出现放射性疼痛或麻木,会沿着受累神经根的走行和支配区放射(见图11-3)。疼痛和麻木可呈发作性或持续性。症状轻重与颈部姿势有关。患侧上肢有沉重感,握力减退,有时会出现持物坠落,晚期可出现肌肉萎缩。

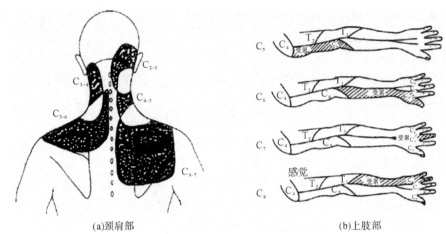

(a)颈肩部   (b)上肢部

图 11-3 颈神经上肢支配区

2.检查诊断。

颈部活动受限,僵直,颈部肌肉紧张,颈椎棘突、棘突旁、肩胛骨内缘和受累神经根所支配肌肉有压痛。椎间孔部位出现压痛并伴有上肢放射性疼痛或麻木,椎间孔挤压试验阳性,臂丛神经牵拉试验阳性。X线片可出现颈椎生理曲度异常、椎间孔狭窄、钩椎关节增生等。MRI 显示受累椎间盘变性、髓核突出偏向一侧,神经根受压迫。CT 显示钩椎关节、后关节突部位增生,椎间孔前后径狭窄(见图 11-4)。

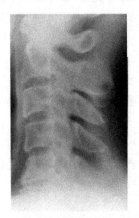
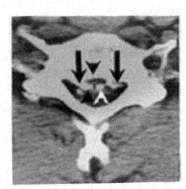

(a)影像1   (b)影像2

图 11-4 颈椎影像

(三)脊髓型

发病率占颈椎病的 12%～20%,由于脊髓受压迫或刺激出现感觉、运动、反射障碍,尤其是双下肢肌力减弱可作为脊髓型颈椎病的重要诊断依据(见图 11-5)。通常起病缓慢,以 40～60 岁的中年人居多,多数患者无颈部外伤史,但如果严重可导致瘫痪,致残率高。

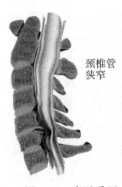

颈椎管狭窄

1.临床表现。

多数患者首先出现一侧或双侧下肢麻木、沉重感,逐渐出现行走困难,下肢各组肌肉发紧、抬步慢,不能快走。继而出现上下楼

图 11-5 脊髓受压

梯时需借助上肢扶着扶手才能登上台阶。严重者步态不稳、行走困难,双脚有踩棉花感。患者出现一侧或双侧上肢麻木、疼痛,双手无力、不灵活,写字、系扣等精细动作难以完成,持物易落,严重者甚至不能自己进食。躯干部常出现感觉异常,患者常感觉在胸、腹部或双下肢有皮带样捆绑感,称为"束带感"。同时下肢可有烧灼感、冰凉感。部分患者出现膀胱和直肠功能障碍。病情进一步发展,患者需拄拐或借助他人搀扶才能行走,直至出现双下肢呈痉挛性瘫痪,卧床不起,生活无法自理。

2. 检查诊断。

颈部多无体征。上肢或躯干出现节段性分布的浅感觉障碍区,深感觉多正常,肌力下降,双手握力下降。四肢肌张力增高,可有折刀感;腱反射活跃或亢进,包括肱二头肌、肱三头肌、桡骨膜、膝腱和跟腱反射;髌阵挛和踝阵挛阳性。病理反射阳性:如上肢霍夫曼征、罗索里摩征、下肢巴宾斯基征等。浅反射减弱或消失。X 线片可见椎管有效矢状径减小,椎体后缘明显骨赘形成,后纵韧带骨化等征象。CT、MRI 显示有椎间盘突出、脊髓受压,重者有脊髓变性的表现(见图 11-6)。

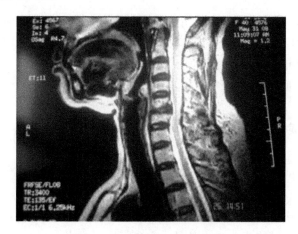

图 11-6　MRI 显示脊髓受压

(四)椎动脉型

基底动脉在正常情况下,左侧和右侧的椎动脉能互相调节血流量,以应付颈椎活动造成的压迫,使血流正常供应给脑组织。当颈椎出现节段不稳定和椎间隙狭窄时,可以造成椎动脉扭曲并受到挤压;椎体边缘以及钩椎关节等处的骨赘可以直接压迫椎动脉或刺激椎动脉周围的交感神经纤维,使椎动脉痉挛而出现椎动脉血流发生改变,出现椎、基底供血不全而出现症状。

1. 临床表现。

患者常感眩晕,复视伴有眼球震颤,有时伴随恶心、呕吐、耳鸣等现象。症状与颈部位置改变有关,常因头颈部突然旋转诱发偏头痛,以颞部、顶枕部明显多为跳痛或刺痛。下肢突然无力猝倒,但意识清楚,多在头颈处于某一位置时发生。偶有肢体麻木、感觉异常。可出现一过性瘫痪,发作性昏迷。还可伴有神经衰弱、记忆力减退、胃肠不适等。

2. 检查诊断。

患者头部转向健侧时头晕或耳鸣加重,严重者会出现猝倒。X 线片可见椎间隙狭窄,钩椎关节增生,斜位片椎间孔狭小,颈椎阶段性不稳(梯形变)。MRI 显示椎间盘突出或退行性变的表现,颈椎两侧横突孔不对称,内径变小。

(五)交感型

由于椎间盘退行性变和节段性不稳定等因素,从而对颈椎周围的交感神经末梢造成刺激,产生交感神经抑制症状。由于椎动脉表面富含交感神经纤维,当交感神经功能紊乱常累及椎动脉,导致椎动脉的舒缩功能异常。因此交感型颈椎病在出现全身多个系统症状的同时,还常常伴有的椎－基底动脉系统供血不足的表现。

1.临床表现。

头晕或眩晕、头痛或偏头痛、头沉、枕部痛,睡眠欠佳、记忆力减退、注意力不易集中等。眼胀、干涩或多泪、视力变化、视物不清、眼前好像有雾等;耳鸣、耳堵、听力下降等。面部麻木或全身麻木,针刺绝迟钝,某一肢体多汗、无汗、畏寒或发热。心悸、胸闷、心律失常、血压变化等。还会有恶心、呕吐、腹胀、腹泻、消化不良、嗳气或咽部有异物感等。以上症状变化与颈部活动有关,坐位或站立位时加重,卧位时减轻或消失。颈部活动多、长时间低头,症状明显,休息后好转。

2.检查诊断。

颈部活动多正常,颈椎棘突间或椎旁小关节周围的软组织压痛。有时可伴有心率、心律、血压等的变化。X线片可见椎间隙狭窄,钩椎关节增生,颈椎节段性不稳,MRI 显示椎间盘变性。

(六)其他型(食管压迫型)

由于椎体前方骨质增生,骨刺突出压迫食管引起。

1.临床表现。

进食尤其是进硬质食物后有哽咽感,部分患者有进食后胸骨烧灼样疼痛感。

2.检查诊断。

X线片显示椎骨前方骨赘形成,骨赘突出。钡餐检查显示食管狭窄、钡剂通过缓慢。

(七)混合型

在实际临床工作中,混合型颈椎病也很常见。常以某一类型为主,其他类型不同程度合并出现,病变范围不同,其临床表现也各异。中老年以上患者,有较典型的颈、肩、上肢疼痛、不适及头痛、头晕等症状和颈椎的 X 线平片改变,颈椎病的诊断不难确立。特殊患者可行 CT、MRI、肌电图、热像图等检查。

四、颈椎病的功能障碍

(一)疼痛

颈部、肩部、上肢都可出现疼痛、麻木、酸胀感,程度和持续时间各人不同,日夜疼痛,休息后有所缓解。

(二)运动障碍

神经根型颈椎病患者可因上肢活动牵拉神经根而使症状出现或加重,因而限制肢体活动。脊髓型颈椎病患者因锥体束受压或脊髓前动脉痉挛缺血而出现上、下肢无力、沉重、步态不稳、易摔倒等。

(三)日常生活活动能力下降

颈椎病患者由于肢体活动不利及疼痛会影响到日常生活活动和工作,如梳头、提物、穿衣、站立行走等基本活动会因此受限。

(四)心理障碍

颈椎病的临床症状可以经过治疗得到缓解或消除,但是由于其病理基础始终存在,因此症状可能时发时止,时轻时重,不可能通过几次治疗而治愈。患者会因此出现悲观、失望、抑郁、焦虑等情绪。

[工作过程]

一、康复评定

(一)颈椎活动度检查

上位颈椎疾病最易引起颈椎活动受限。神经根水肿或受压时,颈部出现强迫性姿势,影响颈椎的活动范围。正常颈部活动范围:前后屈伸各 $35°\sim45°$,左右旋转各 $60°\sim80°$,左右侧屈各 $45°$。嘱患者做相应动作,测量其活动度是否有受限。

(二)肌力、肌张力评定

主要为颈、肩及上肢的检查,包括胸锁乳突肌,斜方肌,三角肌,肱二头肌,肱三头肌,大、小鱼际肌等。如患者有脊髓受压症状,要进行下肢肌肉的肌力、肌张力和步态评定。

(三)感觉评定

对神经受损节段的定位有重要意义。主要包括手部和上肢的感觉障碍分布区的痛觉、温觉、触觉及深感觉等的检查,按照神经学检查标准进行。

(四)反射评定

包括相关深反射、浅反射及病理反射的评定。

(五)特殊检查

1.臂丛牵拉试验。

患者坐位,头微屈,检查者立于患者被检查侧,一手推头部向对侧,另一手握该侧腕部做相反方向牵拉,此时臂丛神经受牵拉,若患肢出现放射痛、麻木,则为阳性,多见于神经根型颈椎病患者。

2.椎间孔挤压试验。

又称压顶试验。嘱患者头向患侧倾斜,检查者左手掌平放于患者头顶部,右手握掌轻叩击左手背部,如出现根性痛或麻木则为阳性。在神经根症状较重者则双手轻压头部即可出现疼痛、麻木或相应症状加重。

3.椎间孔分离试验。

与椎间孔挤压试验相反,嘱患者端坐,检查者两手分别托住其下颌,以胸部或腹部抵住其枕部,慢慢向上牵引颈椎,以扩大椎间孔。如出现上肢麻木、疼痛等症状,减轻或颈部轻松感为阳性。

4.前屈旋颈试验。

先令患者头颈部前屈,再左右旋转活动,若颈椎处出现疼痛即为阳性,提示颈椎骨关节病,表明颈椎小关节多有退行性病变。

5.椎动脉扭曲试验。

又称旋颈试验,主要用于检查椎动脉状态。检查者一手扶患者头顶,另一手扶其后颈部,使头向后仰并向左(右)侧旋转45°,约停15s,若出现头昏、头晕、眩晕、视物模糊、恶心、呕吐者即为阳性,提示椎动脉综合征、椎动脉型颈椎病。此试验应根据患者年龄和病情,对年龄大、头晕较重者,不要用力过猛,以防晕厥。

(六)颈椎病专项评定

有颈椎稳定性评定、颈椎间盘突出功能损伤的评定和脊髓型颈椎病的功能评定等。日本骨科学会(Japan Orthopaedic Association, JOA)对脊髓型颈椎病的17分评定法应用较为普遍。17分为正常值,分数越低表示功能越差,以此可以评定手术治疗前后功能的变化。脊髓型颈椎病的康复治疗效果评定也可采用此法(见表11-1)。

表 11-1　颈椎病患者脊髓功能状态评定

评定项目			评分
上肢运动功能			
自己不能持筷或勺进食			0
能持勺,但是不能持筷			1
虽然手不灵活,但能持筷			2
能持筷及做一般家务,但手笨			3
正常			4
下肢运动功能			
不能行走			0
即使在平地行走也需用支持物			1
在平地行走可不用支持物,但上楼时需用			2
平地或上楼行走不用支持物,但下肢不灵活			3
正常			4
感觉障碍	明显	轻度	正常
上肢	0	1	2
下肢	0	1	2
躯干	0	1	2
膀胱功能			
尿潴留			0
高度排尿困难、尿费力、尿失禁或淋漓			1
轻度排尿困难、尿频、尿潴留			2
正常			3

二、康复治疗

(一)治疗原则

颈椎病病因复杂,症状和体征各异,因此治疗时,应根据不同类型颈椎病的不同病理阶段,选择相应治疗方案。

1.颈型。

非手术治疗为主,如牵引、按摩、物理因子治疗、针灸、推拿等。

2.神经根型。

非手术治疗为主。牵引对此型颈椎病效果明显,但要注意牵引角度、时间和重量。药物治疗可以缓解疼痛、减轻神经根水肿。推拿等治疗手段也有一定疗效。

3.脊髓型。

对于症状较轻的患者可采用非手术治疗。若出现脊髓受损体征时,应尽早手术治疗。该型较重患者禁用牵引治疗,手法治疗也多视为禁忌证。

4.椎动脉型。

以非手术治疗为主,90%的病例均可获得满意疗效。具有以下情况可考虑手术:有明显的颈性眩晕或猝倒者,经非手术治疗无效者。

(二)康复治疗方法

1.卧床休息。

可减少颈椎负荷,有助椎间关节创伤炎症消退。要注意枕头的选择和颈部的姿势。应选用硬度适中,圆柱形或有坡度的方形枕头。惯于仰卧位休息的患者,可将枕头高度调至12~15cm,将枕头置于颈后,头部略微后伸,使得颈椎得到很好的托承;惯于侧卧位休息的患者,可将枕头调到与肩等高水平,维持颈椎的正常生理曲度,使颈部和肩胛肌肉放松,缓解颈部肌肉痉挛。

2.颈围和颈托。

颈围和颈托可起到制动和保护颈椎的作用,减少对神经根的刺激,减轻椎间关节创伤性反应,并有利于组织水肿的消退和巩固疗效,防止反复发作。但长期使用颈围和颈托会引起颈背部肌肉萎缩,关节僵硬,所以应注意佩戴时间不能过长。

3.牵引治疗。

主要用于颈椎椎间盘突出或膨出的神经根型颈椎病,也可用于椎动脉型和交感型。牵引治疗是通过装置施加牵引力,使颈椎发生应变,有助于解除颈部肌肉痉挛,缓解疼痛;松解软组织粘连,牵伸挛缩关节囊和韧带;改善或恢复颈椎正常生理曲度;扩大椎间孔,解除神经根的刺激和压迫,拉大椎间隙,减轻椎间盘内压力;调整小关节的微细异常改变,使关节嵌顿的滑模或关节突关节的错位得到复位。该疗法是对颈椎病较为有效且应用广泛的一种治疗方法。操作时要注意牵引的角度、重量和时间。

(1)牵引方式。常用枕颌布带牵引法,较多采用坐位牵引,但病情较重或不能坐位牵引时要采用卧位牵引。牵引方法有持续牵引和间歇牵引。

(2)牵引角度。根据病变部位而定。一般是上位颈椎前倾角度小些,下位颈椎前倾角度大些。如病变主要在上位颈段,牵引角度宜采用0°~10°;如病变主要在下位颈段(C_5~C_7),牵引角度应稍前倾,在15°~30°,同时应注意结合患者自身感受进行角度的调整。

(3)牵引重量。间歇牵引的重量可以是自身体重的10%~20%,持续牵引则应适当减轻。一般初始重量较轻,多数为6~15kg,根据患者体质及颈部肌肉发达情况逐步增加重量。牵引过度(超过20kg)可能引起肌肉、韧带、关节囊等软组织的损伤。年轻力壮者选用重量可重些,年老体弱者应选择较轻重量。

(4)牵引时间。持续牵引一般20min,间歇牵引20~30min为宜,每天1次,10~15d为一个疗程。年轻力壮者牵引时间可适当长些,而年老体弱者要适当缩短。

(5)牵引禁忌证。牵引后有明显不适或症状加重,经调整参数后仍无改善者;脊髓受压明显、节段不稳严重者；年迈椎骨关节退行性变严重、椎管明显狭窄、韧带及关节囊钙化骨化严重者。牵引过程中要注意观察和询问患者反应，如有不适或症状加重者应立刻停止，找出原因并调整方案。

4.运动疗法。

运动疗法可增强颈部和肩胛肌肉的肌力，保持颈椎稳定，改善颈椎关节功能，矫正不良姿势或脊柱畸形，防止肌肉萎缩，恢复功能，巩固疗效。具体锻炼方法因人而异，可采用颈椎活动体操、肌力训练等。急性期应尽量限制颈椎活动，尤其是脊髓型和椎动脉型。

5.物理因子治疗。

物理因子治疗主要起到镇痛、消除炎症、消除水肿、松解粘连、解除痉挛，改善局部组织与脑、脊髓的血液循环，调节自主神经功能，延缓肌肉萎缩并促进肌力恢复。常用方法如下。

(1)低频调制中频电疗。颈后并置或颈后、患侧上肢斜对置，使用时按不同病情选择处方，如止痛处方、促进血液循环处方，每次治疗一般 20min，每天 1 次，7～10 次为一个疗程，适用于各型颈椎病。

(2)高频电疗法。常用的有短波、超短波及微波疗法。短波及超短波治疗时，颈后单极或颈后、患侧前臂斜对置，微热量，每次 12～15min，每天 1 次，10～15 次为一个疗程。微波治疗时，将微波辐射电极置于颈部照射，微热量，每次 12～15min，每天 1 次，7～10 次为一个疗程。

(3)超声波。颈后及肩背部接触移动法，强度 0.8～1.0W/cm^2，每次 8min，每天 1 次，7～10 次为一个疗程。

(4)磁疗：脉冲电磁疗，颈部、患侧上肢，每次 20min，每天 1 次，7～10 次为一个疗程。

(5)温热疗法：如石蜡疗法或红外线疗法等。

(6)其他疗法：如水疗、泥疗、音频电疗、激光照射等治疗手段。

6.手法治疗。

常用的有关节松动术，具体手法有拔伸牵引、旋转复位、松动棘突和横突。

[病例点评]

(一)诊断

经过全面的神经系统检查及影像学检查，诊断为神经根型颈椎病，C_5、C_6 位置椎间盘突出，神经根受压，椎间孔狭窄。

(二)康复评定

经过对患者进行颈部和上肢的功能评定后，发现颈部活动受限，颈部肌肉紧张，棘突、棘突旁等出现肌肉压痛，颈部肩部和上肢相应肌肉略有出现肌力下降。患侧上肢远端出现相应感觉及反射减退。患者日常生活活动能力未见明显受限，但无法提拿重物，心情焦虑。

(三)康复治疗

对于神经根型颈椎病患者，应首先考虑解除神经受压，可采用颈椎牵引。重量由小到大，逐渐递增，一日 1～2 次，每次时间 20min 左右，10 次一个疗程，根据具体情况先进行 2～3 个疗程。同时，在平时可以多做颈部活动操，及手法松动等。上肢相应肌群进行肌力训练，可与作业治疗相结合。理疗方法可采用磁疗、温热疗法和电疗等。患者平时注意保持良好姿势,也可佩戴颈托。治疗师应在治疗过程中,与其多沟通,疏导心情。

[知识拓展]

一、颈椎病的临床治疗

(一)药物治疗

药物在颈椎病治疗中主要起到辅助对症治疗作用。西药常用的有:止痛剂、镇静剂、维生素(如 B_1、B_{12})、解痉药物。中药治疗强调辨证施治,主要有祛风散寒药、益气化瘀补肾药、活血通络药。外用中药可以减轻因肌肉筋膜炎和肌肉劳损引起的疼痛。

(二)针灸推拿治疗

针刺法常取绝骨穴和后溪穴,再配以阿是穴、大椎、风府、天柱等,每次可留针 20～30min,每天 1 次。还可用艾条或艾炷对穴位进行艾灸。推拿对颈椎病也有较好的疗效。在颈肩部和背部运用推、滚、揉、拿等手法,常用穴位有风池、太阳、印堂、肩井、内关、合谷等。每次可进行 15～20min,每天 1 次。不同类型的颈椎病,推拿的手法、力道差异较大,颈部拔伸、扳法有一定风险,要慎用。

(三)手术治疗

对颈椎病多采用保守治疗,但有部分情况也应尽快采取手术手段治疗,患者有以下情况,如经过保守治疗后,半年以上无效,且反复发作影响工作生活的;颈椎椎间盘突出经过非手术治疗后根性疼痛未得到缓解或继续加重的;上肢有肌肉萎缩现象,经治疗后仍有发展趋势;有脊髓受累症状;患者突然发生颈部外伤或无明显外伤而出现急性肢体痉挛性瘫痪;颈椎病引起多次晕眩、晕厥或猝倒,保守治疗无效;因椎体前方骨赘引起食管或喉返神经受压等。手术方式有前路手术、后路手术。手术旨在接触脊髓压迫,年老体弱不耐受者,或伴有高血压,糖尿病,心、肾功能不全者不宜手术。

(四)注射疗法

常用方法有局部痛点封闭:常用药油醋酸泼尼松龙,醋酸可的松、利多卡因等,在患处找出压痛敏感点,行痛点注射,每隔 5～7d 治疗 1 次,3～5 次为一个疗程。一般一个疗程后症状基本消失,功能有改善。也可采用中医穴位注射,选取椎体两侧旁开 1.67cm(0.5寸),常规消毒,用当归注射液或复方丹参注射液 2mL,垂直刺入,出现酸、胀、麻、痛得气感注入药液即可。隔日 1 次,5 次为一个疗程。此外,还有颈段硬膜封闭疗法和星形神经节阻滞。

[练习题]

一、选择题

1.较其他椎骨,颈椎椎骨特有的结构是(　　)。

A.横突　　　　B.棘突　　　　C.关节突　　　　D.横突孔　　　　E.椎体

2.齿突是哪个颈椎椎骨特有的结构（　　）。

A. C_1　　　　B. C_2　　　　C. C_3　　　　D. C_4　　　　E. C_5

3.发病率最高的颈椎病类型是（　　）。

A. 神经根型　　B. 脊髓型　　C. 椎动脉型　　D. 颈型　　E. 交感型

4.臂丛牵拉阳性，最常见的颈椎病类型是（　　）。

A. 椎动脉型　　B. 脊髓型　　C. 神经根型　　D. 交感型　　E. 颈型

5.脊髓型颈椎病的诊断重要依据是（　　）。

A. 颈部外伤史　　　　B. 头晕、头痛　　　　C. 双下肢肌力减退

D. 双上肢感觉障碍　　E. 双上肢肌力减退

6.旋颈试验阳性可诊断的颈椎病类型是（　　）。

A. 神经根型　　B. 脊髓型　　C. 椎动脉型　　D. 颈型　　E. 交感型

二、名词解释

1.神经根型颈椎病　　　　2.椎间孔

2.脊髓型颈椎病　　　　　4.钩椎关节

三、简答题

1.简述颈椎病的临床常见分型。

2.简述颈椎牵引的具体实施方法。

（章　琪）

项目十二　下背痛的康复

任务一　腰椎间盘突出症的康复

[学习目标]

一、知识目标

1. 熟悉腰椎间盘突出症的功能评定。
2. 掌握腰椎间盘突出症的治疗原则和康复治疗方法。

二、技能目标

1. 能对腰椎间盘突出症患者进行临床鉴别与康复评定。
2. 能根据评定结果制定科学的康复治疗方案,并能实施康复治疗。
3. 能开展健康宣教,指导患者进行自我锻炼。

[工作任务]

患者,李某,男性,40岁,因右侧腰痛、行走困难 1d 来院诊治,1d 前患者忙于搬家,具体何时发生腰痛已记不清,什么原因引起也不是很清楚。患者痛苦状,行动不灵活,躯干侧弯,弯腰困难,多坐腰部不适感增强,当天晚上贴过麝香镇痛膏,第 2 天未见效。

要求:

1. 对该患者进行康复评估;
2. 提出康复治疗方案。

[背景知识]

一、腰骶部的解剖特点

腰骶区由脊柱腰骶段及周围软组织所组成的区域,维持人体正常的活动度及稳定性。脊柱腰骶段由 5 块腰椎、1 块骶椎、1 块尾椎通过韧带、椎间关节和椎间盘连接而成。

(一)腰骶椎解剖特点

腰椎位于活动度较小的胸椎和骶骨之间,是躯干活动的枢纽。腰椎椎体较颈椎和胸椎大而厚,主要由松质骨组成,外层的密质骨较薄。椎体呈横肾形,上、下面平坦,周缘有环形的骺环,环中骨面粗糙,为骺软骨板的附着处;前面较后面略凹陷。椎弓根粗大,椎骨上切迹较浅,椎骨下切迹宽而深,椎弓板较胸椎宽短而厚。椎孔呈三角形、椭圆形、近三叶草形或三叶草形。棘突为长方形的扁骨板,上下缘略肥厚,后缘钝圆呈梨形,有时下角分叉。关节突呈矢状位,上关节突的关节面凹陷,下关节突的关节面凸隆。

骶骨由 5 块骶椎融合而成,呈三角形,两侧与左右髋骨形成关节,组成骨盆。骶骨前面光滑凹陷,上缘中部向前突出称骶骨岬。骶骨前面有 4 条横线,是各骶椎融合的痕迹,横线两侧有 4 对骶前孔,内通骶管,有骶神经前支及血管通过。骶骨后面隆凸而粗糙,中线处有棘突融合而成的骶中嵴,此嵴下端的三角形裂孔为骶管裂孔。骶关节嵴外侧有 4 对骶后孔,有骶神经后支和血管通过。

(二)腰椎骨间的连接特点

相邻腰椎之间的连接结构有椎间盘、前纵韧带、后纵韧带、黄韧带、棘上韧带、棘间韧带和关节突关节(见图 12-1)。

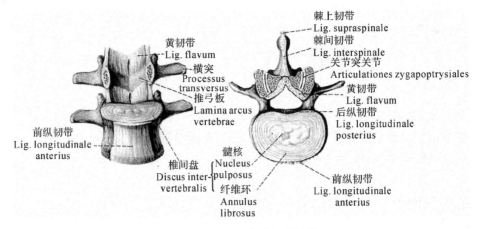

图 12-1 腰椎间盘及韧带结构

(引自生物谷 http://www.bioon.com/)

1.腰椎间盘的解剖特点。

腰椎间盘有 5 个,即 $L_1 \sim L_2$、$L_2 \sim L_3$、$L_3 \sim L_4$、$L_4 \sim L_5$、$L_5 \sim S_1$。腰椎间盘由纤维环和髓核以及软骨终板组成;纤维环由坚韧的纤维组织环绕而成;髓核位于椎间盘中心的稍后方,呈半透明的凝胶状,主要由软骨基质和胶原纤维组成,通过 Sharpey 纤维附于椎体骺环。腰椎间盘与其周围组织如脊神经有紧密的联系,椎间盘突出或退行性改变可刺激周围组织而引起病理变化,导致腰痛。

2.腰椎关节突关节解剖特点。

关节突关节又称椎间关节或小关节,是由相邻位椎骨的上、下关节突构成的关节,属滑膜关节,可做一定范围的活动。腰部椎间关节破坏,可引起腰椎不稳和腰痛。关节突关节增生肥大,可使椎间孔相对变小而压迫脊神经,引起腰痛及下肢放射痛。

3.腰部脊柱韧带。

腰部脊柱韧带主要有前纵韧带、后纵韧带、黄韧带、棘间韧带、棘上韧带、横突间韧带及脊柱和骨盆间的韧带。前纵韧带和后纵韧带在腰部最为发达,在腰部伸屈运动中起到很大作用。

(三)椎管、脊髓及马尾神经特点

椎管是由游离椎骨的椎孔和骶骨的骶管与其间的连接共同围成的纤维性管道。腰段椎管的形态各异,L_1、L_2 多呈卵圆形,L_3、L_4 多呈三角形,L_5 多呈三叶形。

脊髓下部由第 12 胸椎以下逐渐变尖,称为脊髓圆锥。脊髓下端的变动在第 12 胸椎至第 3 腰椎之间,成人以第 1 腰椎平面最常见。其下延续为终丝、脊髓有两个膨大,即颈膨大与腰膨大,其中腰膨大区(T_{12}~S_2)为腰骶丛神经的发出区,支配下肢的运动、感觉及膀胱自主排尿功能。马尾神经位于第 2 腰椎以下的椎管内,由起自腰膨大的神经根纵行向下围绕终丝形成。

(四)腰段脊柱筋膜和肌肉特点

1.筋膜。

胸腰筋膜是覆盖于躯干背侧肌肉上的一层致密结缔组织,在骨盆和 12 肋间分为前、中、后三层。胸腰筋膜对腰、骨盆的功能起重要作用,背阔肌、腰大肌、腹横肌和内斜肌可收紧胸腰筋膜,稳定腰部的脊柱和骨盆。

2.肌肉。

竖脊肌(骶棘肌)为一纵行肌群,位于脊柱棘突和肋角之间的沟内,起于骶骨后面、髂嵴后部、腰椎横突和胸腰筋膜,止于颈椎、胸椎棘突和横突及肋骨肋角,由筋膜和肌性两部分组成,有维持脊柱直立与后伸作用。腰大肌位于腰椎椎体和横突之间,起自第 12 胸椎和第 1~4 腰椎椎体的侧面、椎间盘、横突根和拱过腰动脉的腱弓,肌纤维向下外与髂肌共同组成坚强的髂腰肌腱,经腹股沟韧带的肌腔隙入股,止于股骨小转子,有脊柱侧屈、弯腰和屈髋作用。腰方肌位于腰大肌的外侧,呈方形,起于髂腰韧带及毗连的髂嵴与下 2~3 个腰椎横突尖,向上内止于第 12 肋骨下缘,有脊柱侧屈和协助呼吸作用。

(五)腰脊柱曲度

脊柱从侧面观有 4 个弯曲,分别是颈曲、胸曲、腰曲和骶曲,即脊柱的生理弯曲。这些弯曲是由于发育和生理需要而形成的,婴儿开始行走时,髋关节伸直,髂腰肌将腰脊柱向前牵拉,形成腰段脊柱前凸度。正常的脊柱曲度是脊柱稳定性和运动性平衡的反映。曲度过小,脊柱强直;曲度过大,是不稳定和超量运动的结果。

二、腰骶部的生物力学基础

腰骶椎是脊柱的重要组成部分,其主要功能是将颈腰部的载荷传递到骨盆,提供腰椎在三维空间中的活动范围。腰椎及其韧带、椎间盘、肌肉组织共同协调维持腰椎的稳定,保护脊髓。腰骶部神经和肌肉的协同作用产生腰椎的运动。腰椎的运动范围较大,但组成脊柱的各个节段的运动范围较小,节段间的运动是三维的,椎骨的三维运动有 6 个自由度,即前屈/后伸、左/右侧弯和左/右旋转运动,以及上/下、前/后和左/右方向的位移。

(一)腰椎骨的力学特点

腰椎体主要承受压缩载荷,腰椎骨截面上的载荷比颈、胸椎要大。腰椎骨密质较薄,主要由骨松质构成,骨松质的骨小梁是按纵横主应力迹线方向分布。椎体是椎骨受力的主体,可承受椎骨压力的 45%～75%,椎体的抗压强极限约为 5～7MPa,椎体载荷的 18% 由关节突关节承担。腰椎体的强度随年龄的增长而减弱。

(二)腰椎间盘的力学特点

腰椎间盘承受的载荷远大于其上面的体重。在坐位时,腰椎间盘上的载荷约是躯干重量的 3 倍。而活动时由于动力性载荷的存在,椎间盘载荷力达到静态位置时的 2 倍。腰椎间盘中纤维环的层状结构和相邻胶原纤维的交叉决定了其有很强的抗压能力。虽然椎间盘抗压能力很强,但对扭转压力的耐受能力相对较弱。在日常工作、劳动及生活活动中,椎间盘的承载方式很复杂,通常是压应力、张应力和扭转应力的组合,这些应力同时作用于腰椎间盘上,可对腰椎间盘形成很大的负荷,甚至造成损伤。

(三)小关节的力学特点

腰椎小关节由上一腰椎的下关节突与下一腰椎的上关节突组成,上关节位于前外侧,将下关节突环抱,婴儿时,关节面方向近乎冠状,随后由于重力的作用,外侧缘渐渐向矢状方向发展,关节面与横截面成直角。小关节囊主要位于关节突的后外侧,而前外侧的关节囊大部分由黄韧带所代替,关节囊的最内层为滑膜,滑膜组织向关节间隙内突出形成皱裂。

(四)腰椎韧带的力学特点

腰椎周围各韧带承担腰椎部分张力载荷。棘上韧带和棘间韧带既起到稳定脊柱活动的作用,又能加强脊柱的外在稳定。黄韧带呈节段性,有丰富的弹性纤维。腰椎前屈时,黄韧带受到拉伸,弹力纤维被拉长,处于贮能状态,同时黄韧带中少量胶原纤维的抗拉性能又可防止弹力纤维受到过度的牵拉。前纵韧带和后纵韧带强度很好,在腰部伸屈运动中能制约腰椎间盘的膨隆和椎体的位移。

(五)腰部肌肉的力学特点

神经和肌肉的协调作用产生脊柱的活动,腹肌和腰肌可使腰椎屈伸活动,随着腰椎屈曲,骶棘肌活动加强,以控制这种活动。而髋部肌肉可有效地控制骨盆前倾。当腰椎完全屈曲时,骶棘肌不再发挥作用,被伸长而绷紧的后部韧带使向前的弯矩获得被动性牵引平衡。伸直时肌肉所做的向心性收缩功大于屈曲时肌肉所做的离心性收缩功。腰椎侧屈时骶棘肌及腹肌都产生动力,并对侧肌肉加以调节,腰椎旋转动作由两侧的背肌和腹肌协同产生,旋转时臀中肌和阔筋膜张肌也有强烈的活动。腰椎前方有腹部屈肌群,后方有背伸肌群,一般情况下,背伸肌群的肌力大于腹屈肌群,只有两者保持一定的比例才能保持腰椎的生理曲度。背伸肌群随年龄的增长肌力逐渐下降,导致伸屈肌群之间比例失衡,腰段脊柱的肌源性稳定性下降。因此,中年以后,腰椎生理性前凸弧度变小、变平,此时椎体前方负荷增加,椎体前缘容易发生骨质增生,而后方关节突关节张力增加,黄韧带肥厚,腰椎间盘受力不均,退变加速。

三、腰椎间盘突出症的临床特点

(一)定义

腰椎间盘突出症(lumbar disc herniation, LDH)主要是指因腰椎间盘变性、纤维环破裂、髓核组织突出刺激或压迫脊髓或神经根所引起的一系列症状和体征的一种综合征,尤其是 $L_3～L_4$、$L_4～L_5$、$L_5～S_1$ 的椎间盘纤维环破裂、髓核突出最为常见,是腰腿痛最常见的原因之一。腰椎间盘突出压迫神经根如图 12-2 所示。

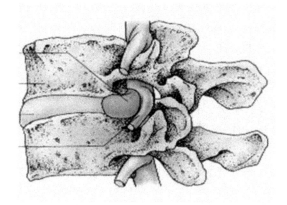

图 12-2　腰椎间盘突出压迫神经根

(二)病因病理

椎间盘退变是腰椎间盘突出的主要因素。腰椎是脊柱运动的枢纽,腰椎间盘和后方的小关节组成三关节复合体,对腰椎骨性结构的稳定性起决定作用。一般认为,在三关节复合体中腰椎间盘的退变最先发生,在腰椎退行性变化中起主导作用。椎间盘的生理退变一般从 20 岁开始,软骨终板最先退变,表现为软骨终板变薄且不完整,纤维环失去附着点而变薄,促进了纤维环和髓核的变性和退变,以致纤维环和髓核含水量逐渐减少,髓核张力和弹性下降。纤维环虽坚固,但过度承载可引起邻层纤维环交叉处相互摩擦,导致纤维环变性和透明变性,纤维环由内向外发生环状和放射状裂隙,纤维环松弛,弹性降低,当椎体受外力冲击时,变性的纤维环可部分地呈环形或放射形断裂,髓核内容物可由裂缝突出,形成腰椎间盘突出。

积累损伤也是椎间盘变性的另一个因素,长期反复引起的腰部损伤会加快椎间盘退变。同时,急性损伤也是腰椎间盘突出症的一个常见诱因,在搬、抗、抬工作中因用力不当容易发生。有长期弯腰、腰扭转工作史的人群是腰椎间盘突出症的易患人群,如职业司机、搬运工人等。根据临床研究报道,其中 $L_4 \sim L_5$、$L_5 \sim S_1$ 椎间盘突出占 90％以上,年龄以 20～50 岁为多发,男性多于女性。

影像学上将腰椎间盘突出分为:中央型、侧后型、外侧型和极外侧型。临床上根据突出程度,可分为三种类型。①膨出型,纤维环有部分破裂,而表层完整,此时髓核因压力而向椎管局限性隆起,但表层光滑。②突出型,纤维环完全破裂,髓核突向椎管,仅有后纵韧带或一层纤维膜覆盖,表面高低不平或呈菜花状。③脱出型,又称游离型,破裂突出的椎间盘组织或碎块脱入椎管内或完全游离。临床上未破裂型约占 73％左右,破裂型约占 27％,大多数患者无须做手术治疗,通过保守治疗即可获得满意疗效。

[工作过程]

一、康复评定

根据患者发病史、症状、体征、特殊检查及影像学检查结果,结合患者功能评定结果,综合评定患者患病性质、功能障碍范围与程度,初步分析其预后转归。

(一)症状

常见于青壮年,男性多于女性,多有弯腰劳动或长期坐位工作史,首次发病常在半弯腰持重或突然作扭腰动作过程中发作。

1.腰痛。

腰痛是最早出现的症状,多为深部胀痛,由脊柱中线向两侧延伸,同时伴有单侧下肢放射痛,也可见双侧。在咳嗽、深呼吸等腹压增加的情况下疼痛加重。

2.步态和姿势异常。

轻者无明显变化,较重者步态拘谨、步行缓慢,常伴有间歇性跛行,同时可有脊柱侧弯畸形。

3.坐骨神经痛。

绝大多数下腰段椎间盘突出都伴有坐骨神经痛,典型坐骨神经痛是从下腰部向臀部、大腿后方、小腿外侧直到足部的放射痛。

4.马尾神经受压。

向正后方突出的髓核或脱垂、游离的椎间盘组织可压迫马尾神经,出现大、小便障碍,鞍区感觉异常。

5.其等。

少数患者出现肢体麻木、肿胀等症状。

(二)体征

1.脊柱生理曲度变化和侧弯。

患者为缓解疼痛所采取的被动体位而形成的姿势性代偿畸形。较常见的是腰椎生理曲度变直和腰椎侧弯。当突出物在神经根外侧,腰椎侧弯多凸向患侧;而当突出物在神经根内侧时,腰椎侧弯凸向健侧。

2.间歇性跛行。

又称疼痛性跛行,其步态特点为患肢迈步较小,常以足尖着地,着地后迅速更换到健侧足(支撑相短,摆动相长),从而导致步态急促不稳。

3.腰部活动受限。

腰部活动会牵张受压神经根从而引起疼痛,其中以前屈位最明显。

4.腰部压痛及骶棘肌痉挛。

病变椎间隙棘突间隙、棘上和棘间韧带、棘旁等区域多有压痛,同时在受累神经干或分支上也可有压痛,如臀部、腘窝、小腿后侧等。同时,有 1/3 患者伴有骶棘肌痉挛,而使得患者腰部固定于强迫体位。

5.感觉异常。

当有神经根受累时,患者多出现感觉异常,感觉异常的区域与受累神经根相对应。

6.肌力下降。

70%以上患者出现肌力下降。①$L_1 \sim L_3$ 神经根受累,髂腰肌肌力下降,髋关节屈曲受影响;②闭孔神经($L_2 \sim L_4$)受累,短收肌、长收肌、大收肌肌力下降,髋关节内收受影响;③股神经($L_2 \sim L_4$)受累,股四头肌肌力下降,膝关节伸展受影响;④坐骨神经($L_4 \sim L_5$)受累,胫前肌、伸趾长肌、伸拇长肌肌力下降,足背伸受影响;⑤臀上神经($L_4 \sim L_5$、S_1)受累,臀中肌、臀小肌肌力下降,髋关节外展受影响。

7.反射异常。

部分腰突症患者还会出现反射异常。①膝反射减弱或消失,往往提示 L_4 神经根有不同程度的损伤;②踝反射减弱或消失,往往提示 S_1 神经根受压;③肛门反射减弱或消失,往往提示马尾神经受压。

(三)特殊检查

1.直腿抬高试验。

直腿抬高试验是诊断腰椎间盘突出症很有价值的试验。其诊断腰椎间盘突出症的敏感性为 76%～97%。①检查方法:患者仰卧,两腿伸直,被动抬高患肢;②阳性判断:正常人下肢抬高到 60°～70°才出现腘窝不适,因此抬高在 60°以内出现坐骨神经痛即为阳性;③注意事项:需排除腘绳肌挛缩等因素的影响,同时,对于运动员或有腘绳肌长期牵拉史的患者而言,需要适当增加高度或注明。

2.直腿抬高加强试验。

此检查仅在直腿抬高试验阳性的情况下进行。①检查方法:在直腿抬高试验阳性时,缓慢降低患肢高度,待放射痛消失,再被动背屈踝关节;②阳性判断:如再次出现坐骨神经痛即为阳性,否则为阴性;③注意事项:同直腿抬高试验。

3.梨状肌试验。

①检查方法:患者俯卧,屈曲患侧膝关节,检查者一手固定骨盆,另一手握持患侧小腿远端,被动外旋小腿或让患者做小腿内旋抗阻;②阳性判断:出现坐骨神经痛为阳性,否则为阴性;③注意事项:固定好骨盆及膝关节,防止出现移位。

4.股神经牵拉试验。

①检查方法:患者俯卧,下肢伸直,检查者一手固定患者骨盆,一手握持患者小腿,向前牵拉作伸髋动作;②阳性判断:出现大腿前方放射性痛为阳性,否则为阴性;③注意事项:固定好骨盆。

5.屈颈试验。

即 Brudzinski 征。①检查方法:患者仰卧,检查者前屈其颈,使下颌部与胸部接近;②阳性判断:如出现不自主的屈髋、屈膝或腰腿痛为阳性;③注意事项:嘱患者全身放松。

(四)影像学检查

腰椎间盘突出症的 X 片征象有:①脊柱腰段外形的改变,正位片上可见腰椎侧弯、椎体偏歪、旋转、小关节对合不良,侧位片腰椎生理前凸明显减小、消失,甚至反常后凸,腰骶角小;②椎体外形的改变,椎体下缘后半部浅弧形压迹;③椎间隙的改变,正位片可见椎间隙左右不等宽,侧位片椎间隙前后等宽甚至前窄后宽。

腰椎间盘突出的 CT 征象:①突出物征象,突出的椎间盘超出椎体边缘,与椎间盘密度相同或稍低于椎间盘的密度,结节或不规则块,当碎块较小而外面有后缘韧带包裹时,软组织块影与椎间盘影相连续,当突出块较大时,在椎间盘平面以外的层面上也可显示软组织密度影,当碎块已穿破后纵韧带时,与椎间盘失去连续性,除了在一个层面移动外,还可上下迁移见图 12-3 和图 12-4;②压迫征象,硬膜囊和神经根受压变形、移位、消失;③伴发征象,黄韧带肥厚、椎体后缘骨赘、小关节突增生、中央椎管及侧隐窝狭窄。

腰椎间盘突出的 MRI 征象:①腰椎间盘突出物与原髓核在几个相邻矢状层面上都能显

示分离影像;②突出物超过椎体后缘多者呈游离状;③突出物的顶端缺乏纤维环形成的线条状信号区,与硬膜及其外方脂肪的界限不清;④突出物脱离原椎间盘移位到椎体后缘上或下方,如有钙化,其信号强度明显减低(见图12-5)。

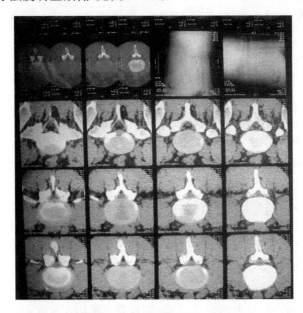

图 12-3　腰椎间盘突出 CT 像 1

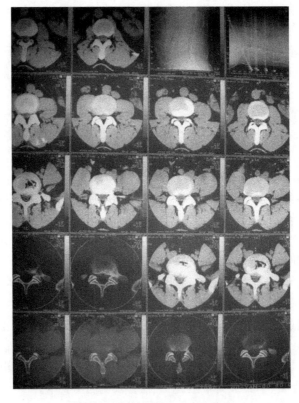

图 12-4　腰椎间盘突出 CT 像 2

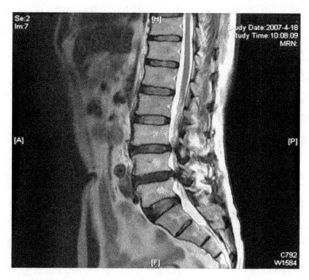

图 12-5　腰椎间盘突出 MRI 像

(五)与相关疾病鉴别

本病应与急性腰扭伤、慢性腰肌劳损、腰椎骨质增生、腰椎管狭窄症等疾病相鉴别。

(六)常用康复功能评定方法

1.JOA 腰背痛评定。

日本矫形外科学会(Japanese Orthopaedic Association，JOA)于 1984 年制定了腰椎疾患疗效判断标准,该标准主要包括自觉症状、临床检查和日常生活活动三个部分,最高总评分为 29 分。对于有膀胱功能障碍者还专设膀胱功能一项评分,并设自我满意程度和精神状态两项内容作为参考。

2.Quebec 下背痛分类评定。

本法简单易行,是下背痛患者进行分类的常用方法。该方法是按照患者症状的部位、放射痛症状、神经检查的阳性体征、神经根受压、椎管狭窄、手术等情况将下背痛分为 11 个级别,被证实有良好的信度和效度。

3.疼痛程度的评定。

疼痛是下背痛患者的主要症状,由躯体的、精神的、环境的、认知的和行为的等多因素造成及影响。由于疼痛是主观感受,所以对疼痛的评定比较复杂,有必要从多方面进行评估和测量,包括疼痛的严重程度、疼痛的治疗效果、患者的精神痛苦、对疼痛的感受程度等。对疼痛的评定常采用:①视觉模拟评分法(visual analog scale，VAS);②数字疼痛评分法;③口述分级评分法;④麦吉尔(McGill)疼痛调查表。

4.腰椎活动度评定。

腰椎的运动范围较大,运动形式多样,表现为屈曲、伸展、侧弯、旋转等多方向的运动形式,其中以腰椎前屈活动度的测量最为重要。

(1)屈伸、侧屈测量法:患者取站立位,以第 5 腰椎棘突为轴心,与地面垂直线为固定臂,第 7 颈椎与第 5 腰椎棘突的连线为移动臂,用量角器测量腰椎屈曲、伸展、左右侧屈四个方向的关节活动度;腰椎屈曲正常活动范围为 0°～90°,伸展为 0°～30°,左右侧屈各为 0°～30°。

（2）腰椎旋转测量法：患者取站立位，以非旋转侧的肩峰为轴心，起始位双肩峰连线为固定臂，终点位双肩峰连线为移动臂，用量角器测量腰椎左右旋转两个方向的关节活动度。左右旋转的正常活动范围各为 0°～30°。

另外，腰椎前屈活动度的测量还可用距离测定法：患者并腿直立位，尽量向前屈曲，测量最大屈曲位时中指尖与地面之间的距离。

5.肌力和耐力评定。

下背痛症状严重者常伴有局部肌肉力量和耐力的减弱，因此有必要对患者进行肌力和耐力评定。

（1）躯干肌肉肌力评定。躯干屈肌主要为腹直肌，伸肌主要为斜方肌与竖脊肌。①躯干屈肌肌力评定，患者仰卧，屈髋屈膝位，双手抱头能坐起为 5 级肌力；双手平伸于体侧，能坐起为 4 级肌力；仅能抬起头和肩胛为 3 级肌力；仅能抬起头部为 2 级肌力；仅能扪及腹部肌肉收缩为 1 级肌力。②躯干伸肌肌力评定：患者俯卧位，胸以上在床缘以外，固定下肢，能对抗较大的阻力抬起上身为 5 级肌力，对抗中等阻力抬起上身为 4 级肌力，仅能抬起上身不能对抗阻力为 3 级肌力，仅能抬起头为 2 级肌力，仅能扪及腰背部肌肉收缩为 1 级肌力。

（2）躯干肌肉耐力评定：①躯干屈肌耐力评定，患者仰卧位，双下肢伸直，并拢抬高 45°，测量能维持该体位的时间，正常值为 60s；②躯干伸肌耐力评定，患者俯卧位，双手抱头，脐以上在床缘以外，固定下肢，测量能保持躯干水平位的时间，正常值为 60s。

6.下背痛生存质量评定。

生存质量（quality of life，QOL）是个人对幸福度或满意度的评定，是一个非常主观化的评测结果。下背痛是常见的症状综合征，在下背痛患者中，20％的患者日常生活活动明显受限，其中 5％的患者日常生活活动严重受限。下背痛已经成为引起功能障碍、影响生存质量的重要原因。生存质量评定常用 Oswestry 功能不良指数（the Oswestry Disability Index，ODI）。ODI 共有 10 部分，分别是疼痛程度、个人照顾、提物、行走、坐位、站立、睡眠、性生活、社交活动和旅行；每个部分都有 6 个陈述句，按轻重顺序排列，由患者选择与他的情况最吻合的 1 个陈述句；每个部分的得分是 0～5 分，最轻为 0 分，最重为 5 分；最高分为 50 分，用患者实际得分除以 50，乘以 100％之后得到 ODI。

7.心理评定。

慢性下背痛的发生、发展以及对各种治疗的反应与患者心理状态密切相关，因此对这类患者进行心理评定是很必要的。世界卫生组织建议对慢性下背痛的患者采用 Zung 抑郁自评量表。

二、康复治疗

（一）卧床休息

急性腰痛患者疼痛较剧烈时，可指导患者短时间卧床休息，一般以 2～3d 为宜。不主张长期卧床，绝对卧床不超过 1 周。严格的卧床休息不仅对腰痛的恢复无积极治疗作用，而且会使患者产生过多的心理负担等问题而延误功能恢复，造成慢性下背痛。

软硬合适的床铺不仅对腰背痛患者是必要的，最好睡铺有棉垫的硬板床，而且对所有的人也是有益的。过软的床垫不适于下背痛患者使用，因为过软的床垫使脊柱处于侧弯状态，使患者得不到休息，所以下背痛患者不适合睡软的席梦思。患者卧床休息一个阶段后，随着症状改善,应尽可能下床做简单的日常生活活动、功能活动,有助于防止肌肉萎缩,使肌强度和耐力增加,还有助于纠正小关节功能紊乱,减少结缔组织粘连。下床活动时应小心,避免再度扭伤。下地时用手臂支撑帮助起身,尽量避免弯腰,并戴腰围保护,日常活动的量要循序渐进,在不加重腰腿痛症状的情况下,直至逐渐恢复正常活动。

(二)腰围制动

腰围多用帆布或皮革包以钢片制成,上起肋弓,下达腹股沟,起支撑作用,可在医疗器械商店或药店购买。腰围不应该长期使用,以免造成腰背部肌力下降和关节活动度降低,从而引起肌肉废用性萎缩,对腰围产生依赖性。腰围佩带时间一般不超过1个月,在佩带期间可根据患者的身体和疼痛情况,做一定量的腰腹部肌力训练。

(三)药物治疗

1.镇痛药物。

镇痛药物仅适合短期应用于中度以上疼痛患者,用药不宜超过2周。常用的非甾体类消炎止痛药有芬必得、扶他林等,也可酌情选择肌肉松弛剂、麻醉性镇痛药及各种复方药物。

2.扩张血管药物。

扩张血管药物,如烟酸、地巴唑等,可以扩张痉挛血管,改善局部血液循环,加速疼痛物质清楚,缓解症状。

3.营养神经的药物。

常用的营养神经的药物有谷维素、维生素 B_1 、维生素 B_{12} 、弥可保等,有助于神经变性的恢复。

4.中药治疗。

中医根据辨证施治,多采用散风祛湿、活血化瘀、舒筋止痛等法,常用的成药有腰痛宁胶囊、活血止痛胶囊、丹参注射液、仙灵骨葆等,常用的方剂有四物止痛汤、独活寄生汤、桃红四物汤、骨刺汤、伸筋活血汤等。

5.外用药物。

常用的外用药物有关节止痛膏、麝香壮骨膏、辣椒痛可贴、正红花油、正骨水、骨友灵等。

(四)腰椎牵引治疗

腰椎牵引是治疗腰椎间盘突出症的有效方法,对大多数患者有效。临床上除用于治疗轻中度的腰椎间盘突出症外,还可用于治疗腰椎小关节功能紊乱、急性腰扭伤、腰背肌痉挛、退行性脊柱炎等。但对重度腰椎间盘突出、腰椎结核和肿瘤、骶髂关节结核、马尾肿瘤、重度骨质疏松症、妊娠期妇女、腰脊柱畸形的患者应该禁用,对于后纵韧带骨化和突出椎间盘的骨化以及髓核摘除术后的患者都应慎用。根据牵引力的大小和作用时间的长短,将牵引分为慢速牵引和快速牵引。

1.慢速牵引。

慢速牵引即小重量持续牵引,是沿用很久的方法,疗效肯定。持续牵引对缓解腰背部肌肉痉挛有明显效果,痉挛缓解后腰背痛会有所减轻。慢速牵引包括很多方法,如自体牵引(重力牵引)、骨盆牵引、双下肢皮牵引等。这些牵引的共同特点是作用时间长,而施加的重量小,大多数患者在牵引时比较舒适,在牵引中还可根据患者的感觉对牵引重量进行增加或减小。骨盆牵引是国内应用最多的一类牵引方法,牵引重量多为体重的70%~110%,牵引时间多设定为20~30min。

2.快速牵引。

常用的是三维多功能牵引,由中医的"拉压复位法"和"旋转复位法"发展而来,对腰腿痛有很好的疗效。该牵引器由计算机程序控制,在治疗时可完成三个基本动作:水平牵引、腰椎屈曲或伸展和腰椎旋转。牵引时可设定牵引距离,不设定牵引重量,牵引作用时间短(0.5~2s),多在牵引的同时加中医的正骨手法,一般只需一次牵引,牵引后卧硬板床,腰部腰围制动,卧床5d,口服一些镇痛药物,牵引后3d可加推拿、理疗、针灸等治疗,若需再次牵引者可于牵引后1周再进行。

(五)物理因子治疗

物理因子治疗可促进局部血液循环,缓解局部无菌性炎症,减轻水肿和充血,缓解疼痛,解除粘连,促进组织再生,兴奋神经肌肉等作用,在腰痛的保守治疗中是不可缺少的治疗手段,在临床上得到了广泛应用。对缓解各类疼痛、改善患部微循环、消除水肿、减轻肌肉及软组织痉挛,促进腰部及肢体功能的恢复起着非常重要的作用。临床常根据患者的症状、体征、病程等特点选用高频电疗、低中频电疗、直流电药物离子导入、光疗、蜡疗等治疗。

(六)手法治疗

手法治疗是国外物理治疗师治疗下背痛的常用方法,手法的主要作用为调整力量平衡、缓解疼痛,以及改善脊柱的活动度。各种手法治疗都各成体系,有其独特的操作方法。其中,以 Maitland 的脊柱关节松动术和 Mckenzie 脊柱力学治疗法最为常用。

1.Maitland 手法。

常用的治疗技术有:①双侧腰痛者用脊柱中央后前按压;②有椎间关节僵直者用脊柱中央后前按压并左、右侧屈;③椎体前移和椎间盘突出者用脊柱中央前后按压;④有深部肌肉痉挛者用单侧脊柱外侧后前按压;⑤单侧腰部疼痛的患者用横向推棘突,从不痛侧推向痛侧;⑥腰痛伴有一侧下肢痛用旋转手法或纵向运动;⑦屈曲运动对肌肉痉挛有一定作用。

2.McKenzie 诊断治疗技术。

其核心是"向心化现象",根据该现象采取的治疗技术强调改善症状的活动,避免诱发疼痛症状出现的运动。脊柱伸展运动时向心化现象较屈曲运动时更易出现,这一现象可作为区分椎间盘源性疼痛和纤维环是否破裂的判断指标。如果在治疗中出现向心化现象,预示患者恢复较好。将腰痛分为姿势综合征、功能不良综合征和间盘移位综合征三类,并以此诊断,进行针对性治疗。基本治疗方法强调先俯卧伸展或牵伸,再站立位伸展或旋转松动,最后坐位屈曲,对于有脊柱侧凸者用屈曲侧方滑动自我矫正法。

(七)中医传统治疗

1.推拿治疗。

常用的治疗手法有滚法、揉法、推法、拿法、拍法、按法、振法、抖法、拔伸法、牵抖法、扳法、直腿抬高法、足蹬法、摇法等。对适合推拿的患者,要根据其病情轻重、病变部位、病程、体质等选择适宜的手法,并确定其施用顺序、力量大小、动作缓急等。如急性期疼痛较剧者,施以肌松类手法,可先下肢后腰骶,先健侧后患侧,先周围后患处,循序渐进,且轻柔缓和;而初次发病但症状较轻和恢复期疼痛缓解者,继肌松类手法后可施以牵引、整复类手法;而病程迁延日久者,可适当增加整复类手法。

2.针灸治疗。

针灸常用穴为肾俞、环跳、承扶、殷门、委中、阳陵泉等。备用穴为腰夹脊、承山、昆仑、悬钟、阿是穴等。每次选用 5～7 穴,每日或隔日 1 次。以疏通经络、行气止痛为治疗原则。

(八)运动疗法

下背痛的急性期疼痛较重时,患者一般不进行活动度较大的腰背活动,只是尽可能保持日常活动,尽可能维持工作,疼痛减轻后以及慢性下背痛的患者除了进行有氧运动以外,还应该着重于腹肌与腰背肌的训练及腰部和下肢的柔韧性训练。可进行仰卧背桥式运动、单侧抱膝运动、双侧抱膝运动、单侧直腿抬高运动、先坐后仰运动、坐位前屈运动、双膝下蹲运动、腰部飞燕运动等。运动疗法对缩短病程、改善腰背功能、减少慢性下背痛的复发率有重要作用。

(九)注射疗法

1.局部痛点封闭。

在压痛点部位行局部注射缓解疼痛症状,常用药有醋酸强的松龙、醋酸可的松、利多卡因等。

2.经皮阻滞疗法。

常用骶裂孔注射阻滞疗法,该疗法是将药液经骶裂孔注射至硬膜外腔,药液在椎管内上行至患部神经根处发挥治疗作用。所用药液包括 $VitB_1$、$VitB_{12}$、利多卡因、地塞米松和生理盐水,30～50mL。

(十)腰椎间盘微创手术

微创介入治疗腰椎间盘突出症具有创伤小、恢复快、不影响脊柱稳定性和操作简便等优点,但也有一定的局限性,如椎间盘脱出和椎管狭窄者视为禁忌,在临床治疗中要根据病情合理应用。常用的微创手术有髓核化学溶解疗法、经皮腰椎间盘切除术、经皮激光椎间盘减压术和射频消融术。

[病例点评]

(一)诊断

根据病史及临床症状,该病例有可能是腰椎间盘突出症,但根据现有资料还不能明确。

(二)康复评定

需要对该患者进行直腿抬高试验、屈颈试验、膝踝反射检查等,以进一步明确病情,必要时进行 CT 或磁共振检查。可行疼痛评定、腰部关节活动度评定、胫前肌等肌力评定。

(三)康复治疗

各种治疗方法的选择使用,既跟医生或治疗师认识水平、治疗习惯与其所掌握的技能有很大关系,也与患者的体质及个人医疗观念有关系。一般腰椎间盘突出症应先考虑非手术疗法,通过两种或两种以上治疗方法进行综合治疗,往往比单一方法更有效果。本病例如果明确是腰椎间盘突出症,急性期可以考虑卧硬板床、腰围制动,选择牵引、理疗或推拿或 Maitland 手法治疗,疼痛剧烈者加服镇痛药物 3～5d。一般治疗 1 周后会有明显缓解,2～4 周后会有很大程度改善,后期需要进行腹肌及腰背肌功能锻炼以增强肌力及脊柱的稳定性。少数患者病情顽固或症状严重需要 2～4 个月综合治疗后才有明显改善,对保守治疗确实不能改善者,应请骨科医师会诊拟考虑手术等方案。

[知识拓展]

一、下背痛病因

下背痛病因复杂,可能是局部的骨骼、肌肉、椎间盘、软组织等受到刺激所致。最常见的病因有:①软组织损伤、腰椎间盘突出、腰椎骨关节退行性变腰椎管狭窄、腰椎失稳、病毒感染以及腰骶部移行椎等先天性疾患;②强直性脊柱炎、腰椎结核、化脓性关节炎等炎症性疾患;③腰椎转移瘤、椎管内肿瘤等各种肿瘤性疾患;④肾脏疾病、输尿管结石、盆腔炎等内脏疾患;⑤情绪、压力等心理因素。

二、下背痛治疗原则

下背痛患者症状多样,容易反复发作,应针对引起疼痛的病因采取相应的治疗方法。

(一)软组织损伤类疾病的治疗原则

针对病因,急性期以卧床休息、口服消炎镇痛药为主,可给予局部痛点注射治疗,一般不急于手法及运动疗法治疗,如采用手法及运动疗法宜轻柔缓和为主,但应坚持适量的日常活动;恢复期及慢性疼痛患者应配合推拿按摩或物理因子治疗或运动疗法等综合治疗。

(二)腰椎间盘突出症的治疗原则

1.治疗原则。

急性发作期,神经根水肿和无菌性炎症明显,所以治疗原则是:①理疗时禁用温热疗法;②牵引重量不要太大;③手法治疗以肌松类手法为主,恢复期可用温热治疗,手法治疗以松动手法为主,如推拿的斜扳手法。

突出物的大小和位置直接影响治疗效果,未破裂型突出以非手术治疗为主。破裂型特别是后纵韧带后型和游离型突出,由于突出物较大,多伴有相应椎管狭窄,如果非手术治疗效果欠佳,可以考虑手术治疗。骶裂孔硬膜外注射适用于下腰椎($L_{4\sim5}$,$L_5 \sim S_1$)的椎间盘突出。卧床休息以小于1周为宜。腰围固定时间不宜太长,一般为$20\sim30d$。恢复期腰背肌肉功能锻炼有一定的治疗效果,不同时期采用不同的锻炼方法。

2.康复治疗方法。

根据不同时期,可选择理疗、腰椎牵引(包括快牵和慢牵)、手法治疗、推拿、关节松动、自我锻炼等治疗方法,可选择2~3种方法。

(三)腰椎退行性骨关节病、退行性腰椎失稳症及腰椎管狭窄症治疗原则

三者均为腰椎的退行性改变引起,治疗原则相同。一般以保守治疗为宜,可选择卧床休息、腰围制动、理疗、注射治疗、针灸、腰背肌功能训练等多种治疗方法。有神经根受压症状、保守治疗无效者,可以考虑手术治疗。

(四)脊柱骨质疏松症治疗原则

本病应当针对骨质疏松的不同病因采取相应治疗方法。在一般临床治疗的基础上,病因治疗主要为补充钙、维生素 D 及加强运动锻炼,老年女性可补充雌激素。

三、下背痛的健康教育与预防

在下背痛的急性发作期就应开始对患者进行健康教育,告知患者下背痛不是一种严重

疾病,多数下背痛患者预后良好。应指导患者保持活动,逐渐增加运动量,尽早恢复工作。在早期指导患者克服恐惧心理及病态行为,能够减少慢性下背痛的发病率。

减少下背痛的发生,应预防重于治疗,包括良好的姿势、减少背负重物,不让腰椎及附近承受过多重量压迫,可预防肌肉、韧带、肌腱等软组织受伤。熟悉腰椎结构及椎间盘突出过程,对预防发生很重要(见图 12-1～图 12-5)。

[练习题]

一、选择题

1. 下面关于腰椎间盘突出症的主要表现,错误的是(　　)。
A. 腰痛　　　　　　　　　　　　　B. 膝踝反射亢进
C. 腰椎旁压痛　　　　　　　　　　D. 下肢放射痛

2. 某老年女性,50kg,自觉腰痛及左下肢小腿外侧麻木感。查体腰椎活动度明显受限,L_4、L_5 椎旁压痛明显,直腿抬高加强试验(＋),膝踝反射减弱。最可能的诊断是(　　)。
A. 腰椎间盘突出症　　　　　　　　B. 腰椎骨质增生
C. 椎管内肿瘤　　　　　　　　　　D. 腰肌纤维织炎

3. 对腰椎间盘突出症患者康复治疗措施中描述错误的是(　　)。
A. 腰椎牵引有利于突出物部分回纳
B. 中频电疗可治疗并且有效
C. 推拿手法不适合治疗
D. 中药治疗对减轻疼痛、麻木等有一定疗效

4. 直腿抬高及加强试验阳性往往提示(　　)。
A. 颈椎病　　　　　　　　　　　　B. 肩周炎
C. 腘绳肌损伤　　　　　　　　　　D. 腰椎间盘突出症

二、填空题

1. 下背痛可分为三种类型,特异性下背痛_____、_____。

2. 腰椎间盘突出症根据突出程度,可分为三种类型:膨出型、_____型和_____型。

3. 股神经($L_{2～4}$)受累,_____肌力下降(膝关节伸展受影响);坐骨神经($L_{4～5}$)受累,_____肌力下降(踝关节背伸受影响)。

二、简答题

1. 简述腰椎间盘突出症的康复评定方法。
2. 腰椎间盘突出症的康复治疗方法有哪些?
3. 简述腰椎间盘突出症的治疗原则。

(周立峰)

任务二　腰椎骨关节病的康复

[学习目标]

一、知识目标

1.熟悉腰椎骨关节病的功能评定知识。

2.熟悉腰椎骨关节病的治疗原则。

二、技能目标

1.能对腰椎骨关节病进行康复评定。

2.能对腰椎骨关节病实施康复治疗。

[工作任务]

患者,周某某,男性,54岁,木工,站立弯腰工作居多。因腰部经常发生酸胀疼痛,已持续2个月,时好时坏,阴雨天症状加重,贴过不少镇痛膏、狗皮膏等都不见明显好转,只能稍微减轻症状。来院诊治,经X线检查诊断:腰椎退行性改变,腰椎多节骨质增生。

要求:对该患者拟定康复治疗方案。

[背景知识]

腰椎退行性骨关节病亦称退行性脊柱炎、肥大性脊柱炎、脊柱退行性关节炎,是由于关节软骨变性和关节遭受慢性损伤,以致关节软骨退化、增生,形成骨赘,腰椎间盘退变狭窄,椎体边缘退变增生而形成骨关节病变。以椎体边缘骨质增生和小关节肥大变性为其主要特征,临床上出现以腰背痛为主的症状。由于腰椎活动度大及负荷重,所以腰椎是脊柱发生退行性变的好发部位。成年后,随着年龄增加,退变更加明显。

本病多见于50岁以上的重体力劳动者,像木工、泥水工、搬运工及长期站立操作者等工人易发生本病,男性多于女性。

[工作过程]

一、康复评定

(一)症状

1.腰背痛。

间歇性腰背部酸痛,疼痛有时可放射到臀部、大腿,偶尔到小腿,活动过多可致症状加重,休息后症状减轻。发作的间歇期可完全没有症状。

2.腰部酸胀沉重。

多数患者伴有腰部僵硬发沉、不灵活感,久立久行后症状加重。

(二)体征

1.压痛、叩击痛。

临床检查腰椎周围局部有压痛。退变严重者可出现脊柱侧凸,棘旁肌紧张、深压痛及叩击痛。

2.腰椎关节活动受限。

前屈、后伸、左侧弯、右侧弯活动受限。可进行关节活动度评定。

3.神经受压表现。

有神经根嵌压者直腿抬高试验可为阳性,而马尾受压者,可有间歇性跛行及不全瘫。

(三)影像学检查

X线平片可见椎间隙变窄,椎体边缘增生,骨赘形成,重者相邻骨赘可联合成骨桥,亦可见腰椎侧弯畸形或腰椎前凸增大、前凸变浅、变直等。小关节间隙狭窄或消失、呈球状增生、软骨下骨质致密,斜位片上可见关节面边缘呈唇样骨质增生。

二、康复治疗

一般以非手术治疗为宜,可选择卧床休息、腰围制动、物理因子治疗、推拿疗法、运动疗法等进行治疗,一般选择2~3种治疗方法进行综合治疗,必要时可加用中西药物以达到镇痛和改善血液循环等作用。可通过加强腰背肌和腹肌锻炼及调整工作姿势来预防本病的发生及促进病后的功能恢复。

(一)腰背肌锻炼

①俯卧位,两手扶床,抬起头及上体;②俯卧位,两手扶床,直腿向后上方抬高;③俯卧位,两手后伸,抬头;④俯卧位,两手后伸,抬起两腿、头和上体;⑤仰卧位,挺胸使背离床;⑥仰卧位,五点支撑,收腹抬臀离床。

(二)腹肌锻炼

①仰卧屈膝,收腹收臀,背部紧贴床面,骨盆前倾,同时呼气,连续记数到10,放松后再重复;②仰卧抱膝贴胸数次,放松后再重复,或两腿轮流做抱膝贴胸;③仰卧,用腹肌的力量由卧位坐起,然后重复;④俯卧位双臂撑起上身,双手向下用力压紧,一条腿向前屈起,一条腿向后伸直,屈曲前方的膝关节使其与腹部紧靠,两腿轮流;⑤手扶椅背站立,下蹲,保持背部平直,重复;⑥端坐,两臂环抱,弯腰使下颏达两膝之间,以腹肌力量返回端坐位,重复。

[病例点评]

(一)诊断

该病例为退行性脊柱炎(腰椎骨质增生)。

(二)康复评定

根据症状和体征及影像检查进行功能评定。

(三)康复治疗

可建议最近一段时间休息,带腰托制动,先采用推拿和理疗方法治疗1~2周,再根据疗效拟定下阶段方案,并加强腰背肌与腹肌的功能锻炼。

[练习题]

一、选择题

1.不是腰椎骨关节病别称的是(　　)。

A.退行性脊柱炎　　　　　　　　　　B.脊柱退行性关节炎

C.肥大性脊柱炎　　　　　　　　　　D.腰椎管狭窄症

2.腰椎退行性骨关节病的主要病理改变是(　　)。

A.腰椎管狭窄　　　　　　　　　　　B.腰椎间盘突出

C.椎间隙变窄,椎体边缘增生　　　　D.腰肌损伤

二、填空题

1.腰椎退行性骨关节病的主要症状是_____和_____。

2.腰椎退行性骨关节病的主要体征是压痛、叩击痛、_____和_____。

二、简答题

1.简述腰椎骨质增生的康复治疗方法。

2.简述腰椎骨质增生时加强腰背肌和腰腹肌锻炼方法。

(周立峰)

任务三　腰椎管狭窄症的康复

[学习目标]

一、知识目标

1.熟悉腰椎管狭窄症的功能评定。

2.掌握腰椎管狭窄症的治疗原则。

二、技能目标

1.能对腰椎管狭窄症进行康复评定。

2.能根据评定结果制定科学的康复治疗方案,并能实施康复治疗。

[工作任务]

患者,李某某,男性,40岁,因右侧腰痛、行走困难 1d 来院诊治,1d 前患者忙于搬家,具体何时发生腰痛已记不清,什么原因引起自己也搞不清楚。患者呈痛苦状,行动不灵活,躯干侧弯,弯腰困难,多坐腰部不适感增强,当天晚上贴过麝香镇痛膏但第 2 天未见效。

要求:

1. 对该患者进行康复评估;

2. 提出康复治疗方案。

[背景知识]

腰椎管狭窄症分先天发育性和继发性两大类。先天性发育性腰椎管狭窄症系由于先天椎管发育不全、椎管本身或根管矢状径狭窄,致使脊神经根或马尾神经遭受刺激或压迫,并出现一系列临床症状者;而继发性腰椎管狭窄症系由于后天各种因素如退变、外伤、失稳、新生物、炎症、手术等造成腰椎椎管内径小于正常,并产生一系列症状与体征者。椎管狭窄又可分为中央椎管狭窄和腰椎侧隐窝狭窄。临床上腰椎管狭窄症的发生往往是先天性和继发性因素相互作用的结果,中年以上男性发生较多见。

[工作过程]

一、康复评定

(一)症状

1. 腰痛。

长期下腰及骶部疼痛,伴随腿痛,站立行走时较重,坐位或侧卧屈髋时较轻。

2. 步行异常。

常表现为间歇性跛行,行走时出现下肢疼痛麻木,行走距离越远症状越重,休息后症状减轻或消失。

(二)体征

检查时多数病例阳性体征较少,重者可见脊柱平直,脊柱后伸时可出现下肢痛麻,较重者可出现受累神经支配区感觉、运动障碍,腱反射减弱或消失。

(三)影像学检查

X 线平片可见腰椎骨退行性改变,椎体后缘骨质增生,小关节肥大,关节间距缩小,中矢径缩小。CT 测量椎管矢状径小于 9mm,即可明确诊断。

二、康复治疗

本病以非手术治疗为宜,可选择卧床休息、腰围制动、物理因子疗法、推拿疗法、运动疗法、注射疗法等进行治疗,一般选择 2~3 种治疗方法进行综合治疗。通过推拿或关节松动术等手法,改变神经受压位置,对减轻症状有一定的疗效。必要时可加用中西药物以达到镇痛和改善血液循环等效果。

[病例点评]

(一)诊断

本病例为腰椎管狭窄症。

(二)康复评定

腰痛与间歇性跛行为主要表现,结合影像检查结果。

(三)康复治疗

采取卧床休息、腰围制动、推拿或关节松动术等手法,有较好的效果。对保守治疗不理想,神经受压较重者,可建议手术治疗。

[练习题]

一、选择题

1.腰痛伴随间歇性跛行,最有可能的疾病是(　　　)。

A.腰椎间盘突出症　　　　　　　　B.腰椎管狭窄症

C.腘绳肌损　　　　　　　　　　　D.腰椎肥大性脊柱炎

2.关于腰椎管狭窄症阐述正确的是(　　　)。

A.分为先天性和后天性　　　　　　B.又称脊柱退行性关节炎

C.有时也伴有椎骨退行性改变　　　D.步行较长距离后往往会加重症状

二、填空题

1.腰椎管狭窄症的主要临床表现是_____和_____。

2.腰椎管狭窄症如果采取非手术治疗,可选择卧床休息、_____、_____、_____等进行治疗。

二、简答题

1.如何鉴别腰椎管狭窄症与腰椎骨质增生?

2.如何对腰椎管狭窄症进行康复功能评定?

(周立峰)

项目十三　上肢运动系统慢性损伤的康复

任务一　肩周炎的康复

[学习目标]

一、知识目标

1.掌握肩周炎的分期及临床特点。
2.掌握肩周炎的康复治疗方法。
3.熟悉肩周炎的功能评定。

二、技能目标

1.能对肩周炎患者进行康复评定。
2.能根据评定结果制定科学的康复治疗方案,并实施康复治疗。

[工作任务]

患者,李某某,女性,49岁,因右侧肩痛、活动不利20d来院诊治,自诉肩痛越来越重,昼轻夜重,右手不能提重物与梳头。
要求:
1.对该患者进行康复评估;
2.提出康复治疗方案。

[背景知识]

一、概述

肩关节周围炎(frozen shoulder)简称肩周炎,俗称肩凝症、漏肩风、冻结肩、五十肩,是指肩关节周围肌肉、肌腱、滑囊以及关节囊的慢性损伤性炎症。好发于40~50岁患者,以女性居多。因肩关节内外发生无菌性炎症而致粘连,所以活动时疼痛、功能障碍为临床特点。

肩关节是人体全身各关节中活动范围最大的关节。其关节囊较松弛,关节的稳定性大部分靠关节周围的肌肉、肌健和韧带的力量来维持。由于肌腱本身的血液供应较差,而且随着年龄的增长而发生退行性改变,加之肩关节在生活中活动比较频繁,周围软组织经常受到来自各方面的磨擦挤压,因而容易发生慢性劳损。本病属于自限性疾病,大多数预后良好。

(一)病因

1.肩部因素。

①本病大多发生于 40 岁以上中老年人,肩关节周围软组织发生退行性病变,对各种外力的承受能力减弱是基本因素;②长期过度活动、姿势不良等所产生的慢性劳损是其主要诱因;③上肢外伤后肩部固定过久,肩周组织继发萎缩、粘连;④肩部急性挫伤、牵拉伤后因治疗不当等。

2.肩外因素。

颈椎病,心、肺、胆管等疾病发生的肩部牵涉痛,因原发病长期不愈使肩部肌肉持续性痉挛、缺血而形成炎性病灶,转变为真正的肩周炎。

(二)病理

肩关节周围炎的病变主要发生于盂肱关节周围肌肉、肌腱、滑囊和关节囊。

1.肌肉和肌腱。

可分两层,外层为三角肌,内层为冈上肌、冈下肌、肩胛下肌和小圆肌四个短肌及其联合肌腱。联合肌腱与关节囊紧密相连,附着于肱骨上端如袖套状,称为旋转肩袖或肩袖。肩袖是肩关节活动时受力最大结构之一,易于损伤。肱二头肌长腱起于关节盂上方,经肱骨结节间沟的骨纤维隧,此段是炎症好发之处。肱二头肌短头起于喙突,经盂肱关节内前方到上臂,受炎症影响后肌肉痉挛,影响肩外展、后伸。

2.滑囊。

有三角肌下滑囊、肩峰下滑囊及喙突下滑囊。其炎症可与相邻的三角肌、岗上肌腱、肱二头肌短腱相互影响。

3.关节囊。

盂肱关节囊大而松弛,肩活动范围很大故易受损伤。上述结构的慢性损伤主要表现为增生、粗糙及关节内、外粘连,从而产生疼痛和功能受限。后期粘连变得非常紧密,甚至与骨膜粘连,此时疼痛消失,但功能障碍却难以恢复。

二、临床特点

(一)临床表现

本病女性多于男性,左侧多于右侧。肩部逐渐出现疼痛,与动作、姿势有明显关系。随病程延长,疼痛范围扩大,同时伴肩关节活动受限。部分患者夜间因翻身移动肩部而痛醒。

(二)临床分期

肩周炎大致可分为疼痛期、冻结期和恢复期三个阶段。

1.疼痛期。

又称为急性期,持续时间为10~36周。该期主要的临床表现为肩关节周围的疼痛。

2.冻结期。

又称为慢性期或僵硬期。持续时间为4~12个月。该期患者疼痛症状减轻,但压痛范围仍较为广泛,关节粘连明显,肩关节活动受限。

3.恢复期。

又称为解冻期或功能恢复期。持续时间为5~26个月。该期疼痛逐渐消减,肩关节的活动范围逐渐增加,大多数患者的肩关节功能恢复到正常或接近正常。

[工作过程]

一、康复评定

(一)症状

1.肩部疼痛。

起初时肩部呈阵发性疼痛,多数为慢性发作,以后疼痛逐渐加剧,或刀割样痛,且呈持续性,气候变化或劳累后,常使疼痛加重,疼痛可向颈项及上肢(特别是肘部)扩散,当肩部偶然受到碰撞或牵拉时,常可引起撕裂样剧痛,肩痛昼轻夜重为本病一大特点,多数患者常诉说后半夜痛醒,夜不能寐,尤其不能向患侧侧卧。若因受寒而致痛者,则对气候变化特别敏感。可用疼痛量表进行评定。

2.怕冷。

患肩常怕冷,不少患者终年用棉垫包肩,即使在暑天,肩部也不敢吹风。

(二)体征

1.肩关节活动受限。

肩关节向各方向活动均可受限,以外展、上举、内外旋受限更为明显,活动范围可行关节活动度评定。随着病情进展,由于长期废用引起关节囊及肩周软组织的粘连,肌力逐渐下降,加上喙肱韧带固定于缩短的内旋位等因素,使肩关节各方向的主动和被动活动均受限;当肩关节外展时出现典型的"扛肩"现象,特别是梳头、穿衣、洗脸、叉腰等动作均难以完成,严重时肘关节功能也可受影响,屈肘时手不能摸到同侧肩部,尤其在手臂后伸时不能完成屈肘动作。

2.压痛。

多数患者在肩关节周围可触到明显的压痛点,压痛点多在肱二头肌长头腱沟。肩峰下滑囊、喙突、冈上肌附着点等处。

3.肌肉痉挛与萎缩。

三角肌、冈上肌等肩周围肌肉早期可出现痉挛,晚期可发生废用性肌萎缩,出现肩峰突起、上举不便、后弯不利等典型症状,此时疼痛症状反而减轻。三角肌有轻度萎缩,斜方肌痉挛。冈上肌腱、肱二头肌长、短头肌腱及三角肌前、后缘均可有明显压痛。肩关节以外展、外旋、后伸受限最明显,少数人内收、内旋亦受限,但前屈受限较少。

(三)影像学检查

常规 X 线摄片,大多正常,后期部分患者可见骨质疏松,但无骨质破坏,可在肩峰下见到钙化阴影。年龄较大或病程较长者,X 线平片可见到肩部骨质疏松,或岗上肌腱、肩峰下滑囊钙化征。

(四)肩关节功能评定

根据患者肩疼痛(P)、ROM(R)、ADL(A)、肌力(M)及关节局部形态(F)等 5 个方面进行肩关节功能综合评定。

二、康复治疗

(一)急性期康复治疗

急性期康复治疗主要是减轻疼痛,缓解肌肉痉挛,加速炎症吸收。一般需要 2～3 个星期治疗。

1.局部制动。

尽量减少活动休息。

2.口服药物。

使用非甾体类药物以消炎镇痛,如布洛芬、鲁南贝特、芬必得等。

3.局部痛点封闭。

对疼痛明显并有固定压痛点均可使用,利多卡因加泼尼松龙配制混悬液作痛点注射。

4.中医推拿。

可选用推法、拿法、滚法、按法、摩法、弹拨等手法。

5.物理因子疗法。

可选择调制中频电疗法、超短波疗法来治疗。

(二)慢性期康复治疗方法

慢性期需要多种治疗方法综合治疗。

1.运动疗法。

常用具体方法如下。

(1)仰卧位,患肢外展并屈肘,做肩内旋和外旋主动运动或助力运动。

(2)双手持体操棒或利用绳索滑轮装置由健肢帮助患肢做肩部各方向的助力运动。

(3)双手握肋木下蹲,利用躯干重心下移作牵伸肩部软组织的牵伸练习。

(4)利用肩关节训练器或肩轮等器械进行肩部主动运动。

(5)利用哑铃做增强肩胛带肌肉的抗阻运动。

(6)医疗体操:①手指爬墙;②背手后伸;③抱颈;④旋肩;⑤展翅。

2.关节松动术。

通过对肩关节的摆动、滚动、推动、旋转、分离和牵拉等,可以起到缓解疼痛、促进关节液流动、松解组织粘连和增加本体反馈的作用。运用关节松动术治疗肩周炎,包括被动辅助运动和被动生理运动。

3.中医治疗。

采用推拿或针灸等方法。

4.物理因子疗法。

采用中频电疗或红外线疗法等。

5.微创手术治疗。

对于上述保守治疗效果不佳的患者可以采用关节镜下松解粘连。对于缓解肩周炎疼痛和恢复关节活动度,具有明显疗效。

[病例点评]

(一)诊断
该病例基本诊断为肩周炎。

(二)康复评定
该病例疼痛与肩关节活动度下降,肩部周围软组织发生粘连。

(三)康复治疗
可行推拿治疗或关节松动术或理疗,指导患者做运动疗法与医疗体操。

[知识拓展]

中老年人可以通过打太极拳、太极剑,跳扇子舞,跳绳等传统健身方法来预防肩周炎的发生。这些运动还可对轻中度症状患者进行治疗,提高关节活动范围。熟悉肩关节骨骼、肌肉、肌腱、韧带解剖结构很重要(见图 13-1～图 13-3)。

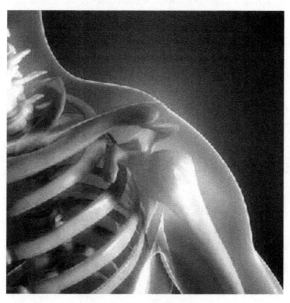

图 13-1 肩关节骨骼

(引自中文百科在线 http://www.zwbk.org)

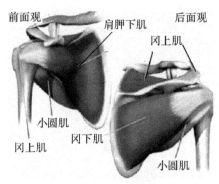

图 13-2　肩关节周围肌肉解剖

（引自中文百科在线 http://www.zwbk.org）

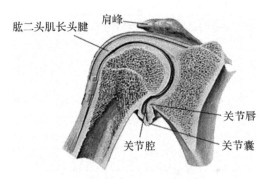

图 13-3　肩关节冠状解剖

（引自中国解剖网 http://www.china-anatomy.com/）

［练习题］

一、选择题

1.下面关于肩周炎的主要表现,错误的是(　　　)。

A.上肢常伴放射痛　　　　　　　　　B.肩部后伸往往困难

C.肩痛　　　　　　　　　　　　　　D.肩关节退行性改变是基本因素

2.关于肩周炎的说法正确的是(　　　)。

A.推拿治疗无效　　　B.常怕冷　　　C.三角肌都会发生萎缩　　　D.青壮年多见

二、填空题

1.肩周炎可分为三个时期:疼痛期、_____和_____。

2.肩周炎主要体征有压痛、_____和_____。

二、简答题

1.简述肩周炎的康复评定方法。

2.肩周炎的康复治疗方法有哪些?

（周立峰）

任务二　肱骨外上髁炎

[学习目标]

一、知识目标

1. 熟悉肱骨外上髁炎的功能评定。
2. 掌握肱骨外上髁炎的治疗原则。

二、技能目标

1. 能对肱骨外上髁炎进行康复评定。
2. 能对肱骨外上髁炎实施康复治疗。

[工作任务]

患者,胡某某,女性,53 岁,因右肘疼痛、无法提物 10 来天来院诊治。患者抬肘困难,因疼痛无力无法抱孙子,上街购物提物品、洗衣服都比较困难,所以很着急。X 线检查右肘部骨组织无异常。

要求:
1. 对该患者进行康复评估;
2. 提出康复治疗方案。

[背景知识]

一、概述

肱骨外上髁炎是一种肱骨外上髁处,伸肌总腱起点附近的慢性损伤性炎症。因早年发现网球运动员易发生此种损伤,故俗称网球肘。本病发病缓慢,一般无明显外伤史,多见于 35～50 岁中年男性,男多于女(约 3∶1),右侧多见。当前臂过度旋前或旋后时,被动牵拉腕伸肌和主动收缩腕伸肌将对肱骨外上髁处的伸肌总腱起点产生较大张力,如果长期反复出现这种动作即可引起该处的慢性损伤,像网球、乒乓球、羽毛球运动员,木工、油漆工、钳工、砖瓦工和家庭妇女都容易发生。肱骨外上髁炎的基本病理变化是肘部慢性损伤性炎症。

[工作过程]

一、康复评定

(一)症状

1.职业史或工作史。

有反复用力活动腕部的职业工作或生活动作经历。

2.肘关节外侧痛。

在用力握拳、伸腕时症状加重,持重物困难。

(二)体征

1.压痛。

肱骨外上髁及周围有压痛。

2.网球肘试验。

又称伸肌腱牵拉实验(Mills征),伸肘,握拳,屈腕,然后前臂旋前,此时肘外侧出现疼痛为阳性。

(三)影像学检查

X线检查右肘部骨组织无异常。

(四)网球肘的特异性评定标准

1. Roles 和 Maudsley 网球肘评定标准。

分为优、良、可、差4个等级。优级:无疼痛,运动范围正常,活动正常;良级:偶尔不适,运动范围正常,活动正常;可级:长时间活动后感到部舒服;差级:疼痛导致活动受限。

2. Verhaar 网球肘疗效评定。

网球肘疗效评定通常采用此法,分优、良、可、差4个等级。优级:外上髁疼痛完全解除,患者对治疗结果满意,没有感到握力下降,腕关节背伸不诱发疼痛;良级:外上髁疼痛偶尔发生,用力活动后疼痛,患者对治疗结果满意,腕关节背伸不诱发疼痛;可级:用力活动后外上髁感到不舒服,与治疗前比较有好转,患者对治疗结果满意或中等满意,腕关节背伸时诱发轻度或中度疼痛;差级:外上髁疼痛没有减轻,患者对治疗结果不满意,感觉握力明显下降。

二、康复治疗

网球肘为一种自限性疾病,保守治疗常能奏效。对极少数症状严重、保守治疗效果不显著者,可行手术治疗。

(一)制动镇痛

急性期以减轻炎症和疼痛为目的,可用相应的伸腕夹板,网球肘支具固定。也可口服非甾体类消炎药(芬必得、鲁南贝特等)镇痛。

(二)局部封闭治疗

利多卡因加泼尼松龙配制混悬液做痛点注射。

(三)运动疗法

运动疗法由肌肉放松、被动牵拉、主动对抗三部分训练内容组成。

(四)推拿手法

以揉法、点按法、弹拨法等为主。

(五)物理治疗

冰敷、中频电疗法、红外线疗法等也有良好作用。

[病例点评]

(一)诊断

该病例初步诊为肱骨外上髁炎。

(二)康复评定

肘外侧疼痛、活动受限、手持重物困难,X线检查基本正常,可进行压痛试验、网球肘试验,应用特定评定方法,进一步评定功能状况。

(三)康复治疗

早期腕部制动休息,口服芬必得等消炎镇痛药以止痛,采用推拿手法或运动疗法,效果不理想者也可行局部封闭治疗。

[知识拓展]

熟悉肱骨外上髁及腕伸肌腱解剖图很重要,对网球肘的临床诊断与康复评定及康复治疗很有帮助(见图13-4)。

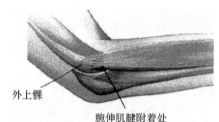

外上髁

腕伸肌腱附着处

图13-4 肱骨外上髁及附着肌腱

[练习题]

一、选择题

1.下面关于肱骨外上髁炎的主要表现,错误的是( )。

A. 提物困难　　　　B. 昼轻夜重　　　　C. 肘外侧痛　　　　D. 上肢常伴放射痛

2.关于肱骨外上髁炎的描述正确的是( )。

A. 推拿治疗无效　　　　　　　　B. 又称网球肘

C. 与职业及工作性质无关　　　　D. 篮球、排球运动员多发

二、填空题

1.依据 Verhaar 网球肘疗效评定,可分为优、_____、_____和_____。

2.网球肘运动疗法采取的三部分训练内容是肌肉放松、_____和_____。

三、简答题

1.简述网球肘试验操作方法及意义。

2.肱骨外上髁炎的康复治疗方法有哪些?

(周立峰)

任务三　肩袖损伤的康复

［学习目标］

一、知识目标

1. 掌握肩袖损伤的临床评定。
2. 掌握肩袖损伤的康复治疗原则。
3. 熟悉肩袖损伤的临床特点及特殊检查。

二、技能目标

1. 能对肩袖损伤患者进行评定检查。
2. 能根据评定结果制定科学的康复治疗方案，并实施康复治疗。
3. 能对肩袖损伤患者作出家庭康复指导。

［工作任务］

患者，范某某，女性，53 岁，有右肩周炎病史 1 年。最近 3 个月前，患者不慎跌倒时右手撑地致右肩关节疼痛加重，影响睡眠。MRI 检查显示：右肩关节退行性变，右侧肩袖损伤，右肩关节腔积液。以肩袖损伤收入院，拟行右侧肩袖修补术。

要求：

1. 对该患者进行特殊物理检查及功能评估；
2. 该患者存在哪些问题，提出康复治疗方案。

［背景知识］

一、肩袖的解剖学特点

肩袖是由冈上肌、冈下肌、肩胛下肌、小圆肌的肌腱在肱骨头前、上、后方形成的袖套样结构（见图 13-5）。喙肱韧带在冈上肌、冈下肌之间的深浅两面使肩袖的联结得到加强。

冈上肌位于斜方肌深面，起自肩胛骨的冈上窝，肌束向外经肩峰和喙肩韧带的下方，跨越肩关节，止于肱骨大结节的上部；冈上肌使肩关节外展，同时固定肱骨头于盂窝，无下压肱骨头的作用。冈下肌位于冈下窝内，起自冈下窝，肌束向外经过肩关节的后面，止于肱骨大结节中部，主要作用是使肩关节外旋，同时固定肱骨头、外展肩和稳定关节的作用。小圆肌位于冈上肌的下方，起自肩胛骨外侧缘 2/3 的背侧面，止于肱骨大结节的下部。肩胛下肌起自肩胛下窝，肌束向外上，经肩关节的前方，止于肱骨小结节。

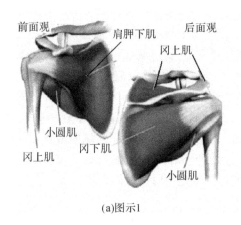

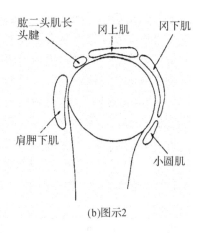

图 13-5 肩袖肌

二、肩袖的功能

同髋关节相比,肩关节活动度更大,但内在稳定性低。肩袖的存在为肩关节提供了良好的内在稳定性和精确的空间位置控制能力。

(一)在冠状面上的平衡

位于肩关节旋转中心下方的肩袖肌肉,包括肩胛下肌的下部、冈下肌的下部和小圆肌的全部,所产生的力矩能够与三角肌产生的力矩平衡,使合力的方向指向关节盂的中心,抵抗三角肌收缩产生的向上的牵引力,维持了肩关节在上举过程中的稳定。

(二)在轴面上的平衡

在轴面上的平衡指位于前方的肩胛下肌与位于后方的冈下肌和小圆肌的力矩平衡,也即所产生的合力方向指向关节盂的中心,使肩关节能够在活动范围内的任意空间位置保持稳定性。

肩袖的功能就是提供以上两个平面上的力偶平衡,满足肩关节的功能要求。肩袖在任何活动或静止状态下使肱骨头与肩胛盂保持稳定,使盂肱关节成为运动的轴心和支点,维持上臂各种姿势和运动功能。

三、肩袖损伤的病因

(一)撞击

1972 年 Neer 提出了喙肩弓下撞击的概念,并提出通过喙肩韧带的切除和前肩峰成型来治疗。在 1965 至 1970 年之间,Neer 通过这种方法(少数病例加用了肩锁关节的切除)治疗了 50 肩的冈上肌肌腱炎/部分断裂/全层断裂。在获得随访的 47 肩中,38 肩的疗效满意。他认为肩袖损伤是因为肩峰下发生撞击所致。这种撞击大多发生在肩峰前 1/3 部位和肩锁关节下面或喙肩弓下方。他认为 95% 的肩袖损伤由于撞击征引起。冈上肌腱在肩峰与大结节之间通过,肱二头肌长头肌腱位于冈上肌深面,越过肱骨头上方,止于顶部或肩胛盂上粗隆。肩关节运动时,这两个肌腱在喙肩弓下往复移动。肩峰或肩峰下结构的退变或发育异常或者因动力原因引起的盂肱关节不稳定,均可导致冈上肌腱、肱二头肌长头肌腱、肩胛下肌腱的撞击损伤。早期为滑囊病变,中晚期出现肌腱的退化和断裂。但临床研究表明,肩袖损伤的病例中有相当部分与肩峰下撞击无关,因此,肩峰下撞击是肩袖损伤的一个重要原因,但绝不是单一的因素。

(二)局部的应力环境、血供以及退变

更多的肩袖部分损伤不是发生在滑囊侧,而是发生在关节侧。Seki N. 等的三维有限元分析表明在肩关节外展的过程中冈上肌腱的最大张力出现于肌腱前部的关节侧。而冈上肌腱的前部关节侧正是肩袖损伤最常见的首发部位。肩袖的血液供应来自于旋肱前动脉的外侧升支、胸肩峰动脉的肩峰支、肩胛上动脉及旋肱后动脉。Codman 在 1934 年就提出了冈上肌腱的最远端 10mm 为缺血区(critical zone)。随后的组织学研究证实了这一缺血区的存在,在这一区域的关节侧只有散在的血管分布,血液供应显著弱于同一区域的滑囊侧。冈下肌肌腱的近止点区域同样也为血液供应缺乏区,而且随着年龄的增长,肩袖的血液供应有降低的趋势。以上的理论都支持劳损和随着年龄增长的退行性变是肩袖损伤的病因之一。

(三)外伤

外伤直接导致的肩袖损伤很少,一般都是在退变的基础上肩袖的强度减低后发生外伤而导致肩袖的断裂。

(四)职业因素

从事上肢过头工作及上肢高强度作业的人群容易发生肩袖损伤。

(五)其他危险因素

主要包括吸烟、遗传因素等。有研究表明临床确诊为肩袖全层断裂患者的兄弟姐妹与对照人群相比发生其罹患该病变的相对风险为 2.42。

[工作过程]

一、康复评定

(一)症状

1.疼痛。

运动时疼痛和夜间痛多见。疼痛的评价采用 VAS 评分。疼痛的量化便于对病情变化和治疗效果的评价。

2.肌力降低。

主要为外展、外旋和内旋力量的减弱。表现为洗脸、梳头、穿衣、拿放高处的物品以及驾驶等日常活动的困难。

3.活动度降低。

主要为上举(包括外展和屈曲)、外旋和内旋活动度的降低。活动度降低的显著特点是主、被动活动度的差异,显示肌力的减低是活动度降低的原因。长时间的活动受限也可以继发肩关节周围软组织的挛缩,但一般认为在肩袖完全断裂的患者一般不容易出现肩关节周围的粘连,因为此时盂肱关节腔已经与肩峰下滑囊相交通,关节滑液会阻止粘连的发生。

(二)体格检查

1.视诊。

冈上肌和冈下肌的萎缩,肩峰下滑囊饱满等。

2.触诊。

触诊(tent test),为上臂置于体侧,肩关节略后伸,检查者一手内外旋肩关节,另一手置

于肩峰前角的外侧,在冈上肌腱断裂的肩关节可触及三角肌深面的凹陷。该试验诊断肩袖损伤的敏感性和特异性都很高。触痛:大结节、小结节以及结节间沟等部位的触痛。

3. 活动度检查。

美国肩肘外科医师学会推荐的检查步骤为屈曲,外展,后伸,内旋,外旋,外展90°位的外旋和内旋。

4. 肌力检查。

肩胛骨平面的外展肌力;肩关节中立和外展90°位的外旋肌力;内旋肌力的检查:抬离试验(liftoff test)和压腹试验(belly press test)。

5. 撞击试验。

疼痛弧征(painful arc)为在冠状面上肩关节外展60°～100°过程中出现肩关节部位的疼痛;Neer撞击试验为在矢状面上屈曲肩关节,出现肩关节部位的疼痛为阳性;Hawkins撞击试验为肩关节屈曲90°,同时肘关节屈曲90°,在此位置内外旋肩关节,出现肩关节部位的疼痛为阳性。

6. 神经功能检查。

与颈椎病、臂丛神经损伤所导致的肌力障碍相鉴别,并明确肩胛上神经的功能状态。

(三)影像学检查

1. X线片。

标准的线片包括肩关节的真正前后位片、标准肩胛骨侧位片(又称为"Y"位)和腋位片。存在肩袖损伤的间接征象为肱骨头的上移、AHI(肩峰肱骨头间隙)的减小、大结节和肩峰的骨质硬化。关节造影检查可以发现造影剂进入肩峰下滑囊。可以用来鉴别肩袖损伤和冻结肩,后者表现为关节腔容积的缩小,而无造影剂的外溢。

2. 超声检查。

很多的对照研究显示,对于经验丰富的操作者,超声对于肩袖断裂诊断的敏感性和特异性与核磁相当,而且超声检查的费用低廉,可以进行实时的动态检查。肩袖断裂在超声图像上的表现为肩袖局部的凹陷和低信号。

3. 核磁共振检查。

为诊断肩袖损伤的主要检查手段,其敏感性和特异性均很高。肩袖断裂主要依据 T_2 加权像斜冠状面(与肩胛骨平面平行)、斜矢状面(与肩胛骨平面垂直)以及轴面上肩袖的正常信号中断并被液性的高信号取代来诊断。核磁共振造影检查:与传统 MRI 相比,MRI 关节造影能够提高肩袖损伤的诊断的敏感性和特异性,尤其在诊断肩袖的部分断裂方面。

(四)肩关节评分法

大多数肩关节评分法主要针对手术前后肩关节功能状态进行评分。目前,在肩袖损伤中较为常用的是美国加州大学的肩关节评分系统。主要从疼痛、功能、主动前屈、前屈肌力测定和患者满意度五个方面进行评分。

二、康复治疗

(一)术前康复

1. 术前告知。

术前告知包括介绍术后康复程序和强调康复的重要性,便于患者理解康复的目的和意义。对术后可能出现的情况进行解释,对术后可能出现的并发症和需要患者及家属配合的信息进行告知。

2.辅具的使用。

可根据需要调整肩关节屈曲和外展的角度,使肩关节屈曲 30°~45°,外展保持在 60°~90°,使腕关节及掌指关节保持功能位。

3.体位摆放和穿衣指导。

对术后患者的体位摆放方式进行术前指导,并要求患者在术前能够掌握正确的穿衣方式,有利于术后功能的恢复。

(二)术后康复

1.体位摆放。

术后患者仰卧位时,必须将患者上肢用枕头垫高,将术侧肩关节置于轻度前屈和外展位,肘关节处于屈曲位。健侧卧位时,术侧上肢处于上方,腋下和胸前各放置一个枕头,使患肢处于放松位。坐位、站立和步行时,需要佩戴肩关节外展支具,前臂吊带或三角巾悬挂。

2.术后早期相对制动期(术后 0~2 周)训练。

(1)关节活动度训练:此阶段以肩关节的活动训练为主。术后第 1 天即开始肘关节、腕关节及手指关节的各方向活动度训练;术后第 2 天开始颈部前屈、后伸和侧屈等活动训练,以保持颈肩部软组织伸展性,每组 20 次,每天 2~3 组,同时进行肩胛骨各个方向的主、被动训练,取肩关节周围肌群放松的体位,在无痛范围内进行健侧上肢辅助下的肩关节钟摆训练,每次 5~10min,每天 1~2 次。

(2)力量训练:术后第 1 日即可开始握拳或握拳的握力训练,同时进行前臂和上臂肌群的等长收缩训练;术后第 2 天开始行肩周肌力训练,主要是肱二头肌、肱三头肌、肩胛提肌等主动力量训练。

(3)ADL 训练:正确的穿、脱衣服对肩关节术后患者要解决的主要问题,不仅能帮助患者提高 ADL 能力的独立性,而且可以避免因为不正确穿、脱衣服方式对手术修复组织造成的不良影响;正确穿、脱衣服的方式是:穿衣时,先穿患侧,再穿健侧,脱衣时先脱健侧,再脱患侧。

注意事项:术后 2 周是肩袖修补术后患者的相对制动阶段,严格控制肩关节活动范围才能既保证组织修复的安全性,又有利于维持关节活动度。

3.早期保护期(术后 4~6 周)训练。

(1)关节活动度训练:此阶段以肩关节的活动度训练为主,开始肩关节各个方向的被动活动度训练,根据训练后反应,逐渐增加训练强度、时间和频率,控制被动活动范围在前屈 140°,外展 90°,外旋 75。

(2)力量训练:开始肱二头肌等张肌力训练,同时加强前臂和上臂肌群的等长收缩训练,开始肩胛提肌、上斜方肌和前锯肌等肩关节周围肌肉的主动力量训练。

(3)ADL 训练:帮助患者熟练掌握穿、脱衣方法,指导患者进行洗漱、进食和修饰活动。

注意事项:术后 4~6 周是肩袖修补术后组织愈合阶段。应严格控制肩关节活动范围和运动量;加强患者教育,强调肩关节支具佩戴的重要性;避免过顶动作,避免过度后伸,避免用患侧上肢支撑体重,避免提重物和突然肩部摇晃动作。

4.日常生活功能恢复期(术后 6~12 周)训练。

(1)关节活动度训练:此阶段以全面恢复肩关节的活动范围训练为主,开始肩关节各方向最大限度被动活动度训练,达到无痛范围内最大限度的被动活动度范围。

（2）力量训练：开始肱二头肌、肱三头肌等张肌力训练，同时加强前臂和上臂肌群的闭链肌力训练，逐步加强胸大肌、下斜方肌和前锯肌等肩关节周围肌肉的主动力量训练。

（3）ADL训练：逐步恢复日常活动，鼓励患者做全身性运动。

注意事项：不能过分举高，避免负荷过顶动作，避免过度后伸，避免提重物和突然的肩部摇晃动作，防止肩袖术后再断裂的发生。

［病例点评］

（一）诊断
该病例基本诊断为右侧肩袖修补术后。

（二）主要问题
该病例为肩袖修补术后，可能存在疼痛问题、肌力和稳定性问题、关节活动度问题、本体感觉和神经肌肉控制问题和日常生活能力问题。

（三）康复治疗
术后行外展支架固定。术后进行关节活动度、肌力训练、日常生活能力训练，遵循术后各期的特点。注意严格控制各个时期的关节活动度范围。避免过分举高、避免负荷过顶动作，避免过度后伸，避免提重物和突然的肩部摇晃动作，防止肩袖术后再断裂的发生。

［知识拓展］

一、肩袖损伤的分类

首先需要明确肩袖断裂是部分断裂还是全层断裂。如是部分断裂，首先根据断裂的部位分为关节侧断裂和滑囊侧断裂，而后依据断裂的深度进一步分类：Grade 1（深度<3mm），Grade 2（深度为3～6mm，或接近50%的肌腱厚度），Grade 3（深度>6mm，或超过50%的肌腱厚度）。全层断裂一般根据断裂的大小来分类：小断裂 Small（<1cm）、中断裂 Medium（1～3cm），大断裂 Large（3～5cm）和巨大断裂 Massive（>5cm）。

二、肩袖损伤的鉴别诊断

（一）冻结肩
肩袖损伤和冻结肩都可能存在肩关节的活动受限，但前者一般被动的活动范围大于主动活动范围，而后者主被动活动范围大致相同。

（二）肩锁关节病变
肩锁关节病变是肩部疼痛和功能障碍的另一个主要原因。肩锁关节病变的疼痛多发生在肩关节最大上举、水平内收和屈曲内旋时。肩锁关节在上举时的疼痛发生在最大上举时，而肩峰下撞击在上举时的疼痛则发生于上举60°至100°的范围内（痛弧）。肩关节撞击征的Hawkins试验是在屈曲位内旋肩关节来检查的，而在这一内收位置有时也会出现肩锁关节的疼痛，鉴别的方法是O\"Brien\"s试验。因为后者为静态性的检查，一般不会诱发撞击，因而此检查在肩锁关节病变为阳性，而在肩袖病变/肩关节撞击征则为阴性。

(三)肱二头肌长头的病变

肩袖病变的疼痛一般发生在肩关节的外侧,肱二头肌长头病变的疼痛则一般发生在肩关节的前侧,进一步可以通过 Speed 试验和 Yergason 实验来鉴别。

三、肩袖损伤的临床治疗

(一)保守治疗

肩袖损伤的两个主要问题是疼痛和功能障碍,因而保守治疗的内容也是针对这两个环节而进行的。首先,针对疼痛可以口服非甾体类抗炎药,局部可以进行肩峰下间隙的注射,应用局麻药、肾上腺皮质激素以及玻璃酸钠。局麻药可以即时缓解疼痛。肾上腺皮质激素可以减轻肩峰下滑囊的炎性反应,但激素的应用次数一般不超过 3～5 次。一些研究表明局部应用激素超过 5 次会降低肌腱的力学强度,增加肌腱断裂的风险,而且激素应用的效果在 3 次的时候达到最大,继续应用效果不再明显。玻璃酸钠既有润滑作用,又有一定的抗炎作用,因而对于治疗肩袖损伤/肩峰下撞击疼痛的效果很好。

(二)手术治疗

对接受系统的保守治疗 3 个月至半年,病情无明显缓解甚至加重的患者需要采用手术治疗。具体手术适应证的选择还要依据患者的年龄、活动要求断裂部位等因素综合考虑。虽然经过系统的保守治疗很多肩袖断裂的患者会保持良好的活动度,但远期的随访发现肩袖断裂的尺寸会逐渐增大,一些原来可以修复的断裂会转变为不可修复的断裂;同时伴有肩峰/肱骨头间隙(acromiohumeral interval,AHI)的减小和骨关节炎表现的加重,因此,对年轻患者和活动要求高的患者,其手术的适应证更强。

[练习题]

一、选择题

1.下列属于撞击试验,错误的是(　　　　)。

A. 疼痛弧征(painful arc)　　　　　　　B. Neer 征

C. liftoff test　　　　　　　　　　　　D. Hawkins 征

2.除了(　　　　),其他训练均为肩袖修补术后第 2 天可开始的肌力训练。

A. 肱二头肌　　　　B. 握拳　　　　C. 肩胛提肌　　　　D. 前锯肌

二、填空题

1.肩袖肌包括冈上肌、_____、小圆肌和_____。

2.肩袖损伤后的肌力减弱主要是外展、_____和_____。

三、简答题

1.简述肩袖损伤的特殊检查。

2.肩袖损伤早期制动期的康复原则是什么?

（傅青兰）

项目十四　特殊问题的康复

任务一　脊柱侧凸的康复

［学习目标］

一、知识要求

1. 熟悉脊柱侧凸的定义和常见功能障碍。
2. 掌握脊柱侧凸的康复评定方法。
3. 掌握脊柱侧凸的康复治疗方法。

二、技能目标

1. 能对脊柱侧凸患者作出正确的康复评定。
2. 能对脊柱侧凸患者进行正确的康复治疗。
3. 能对脊柱侧凸患者作出康复指导。

［工作任务］

患者,金某,女性,13岁,一次偶然的机会,被其母亲发现其左侧大腿及小腿均较右侧为细,左足瘦小。入院后,确诊为"脊柱侧凸症"。
要求:
1. 对该患者进行康复评估;
2. 提出康复治疗方案。

［背景知识］

一、脊柱侧凸的定义

脊柱侧凸症(scoliosis)是一种进展性的脊柱侧向弯曲畸形,常伴有椎体旋转和肋骨变性,导致躯体外观异常、脊柱运动功能障碍或因骨盆倾斜而跛行,合并胸廓畸形或脊髓压迫患者可造成心肺功能障碍等更严重的问题。

脊柱侧凸通常发生于颈椎、胸椎或胸部与腰部之间的脊椎,也可以单独发生于腰背部。侧凸出现在脊柱一侧,呈"C"形;或在双侧出现,呈"S"形。它会减小胸腔、腹腔和骨盆腔的容积量,还会降低身高。

二、脊柱侧凸的常见功能障碍

(一)躯体外观影响

侧凸会造成躯体外观上的变化,如肩不等高、歪斜、骨盆倾斜、胸廓变形,身体直立姿势和脊柱的活动范围均受影响。

(二)继发脊柱病变

异常的姿势和不合理负重,时间长了会引起背部肌肉、韧带劳损,继发骨关节炎等脊柱病变。

(三)肺功能下降

胸廓畸形可影响到心肺功能,肺扩张受限,肺循环阻力增加。

(四)脊髓和神经受压

严重脊柱侧凸会引起椎管、椎孔变形、椎间盘突出、导致脊髓神经根受压,继而出现肢体无力、麻木、感觉功能障碍,严重者会出现瘫痪。

(五)生活质量和工作能力下降

上述原因会不同程度限制患者的工作和就业,背部肌肉力量减退,使患者不能从事需要耐力的工作,外观上的变化会影响其择偶,给生活带来一些不便。

(六)心理障碍

畸形严重会导致患者出现心理障碍,患者常会觉得自卑、抑郁。

[工作过程]

一、康复评定

(一)一般性检查

首先嘱患者充分暴露站立,仅穿短裤及后背暴露的宽松外衣。

前面观可见患者头部是否正中,斜方肌上部是否对称,肩部是否水平,胸骨、肋骨或肋软骨是否对称或有隆起,骨盆位置是否对称,膝关节是否在同一水平等。

侧面观可见患者脊柱是否处在正常生理曲度,肩部是否过度前伸,胸部是否有鸡胸等畸形等。

后面观可见头部是否正中,脊柱和肩胛下角是否平行且两边距离相等,脊柱是否存在侧凸,骨盆是否水平对称,臀部、膝关节和内外踝两侧是否对称等。嘱患者前屈,如背部有一侧隆起说明肋骨和椎体旋转畸形。

(二)测量

嘱患者直立,检查者将重锤的端线置于被测者枕骨粗隆中心点,或置于第7颈椎棘突中心点上,待垂线稳定于两腿间的夹缝时。测量脊柱每一侧凸区偏离垂线的最远点,到垂线的水平距离。可测定两侧季肋角与髂骨间的距离,还可测定臀部裂缝至垂线的距离以表明畸形的程度。检查脊柱屈曲、过伸及侧方弯曲的活动度。

(三)影像学评估

X线片包括直立位、后前位和侧位,以及仰卧位的侧向屈曲位(见图14-1)。

1.后前位。

Cobb角在后前位上测量,为反映弧度最常用的指标。具体方法是:沿端椎(脊柱侧凸的节段中最头端和尾端的椎体)的上缘或下缘做切线,此二切线各自垂直的交角即Cobb角。临床常根据Cobb角来进行治疗方法的选择。后前位上通过观察顶椎(弯曲中畸形最严重,偏离垂线最远的椎体)凸侧椎弓根的位置,还可粗略观察脊柱的旋转

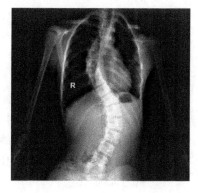

图14-1　脊柱侧凸X线片

程度:与对侧对称并紧贴椎体侧缘,则无旋转移位;离开椎体缘向中线移位为1°旋转;移至椎体中线附近为3°旋转;1°和3°之间为2°旋转;越过中线为4°旋转。

2.仰卧位侧向屈曲位。

可以了解畸形的柔软度,从而估计可矫正的程度。

(四)骨成熟度(Risser征)

关系到治疗方法的选择。对保守疗法来说,治疗需持续到骨成熟为止。最常用的骨成熟度评估方法是观察髂嵴骨骺。Risser将髂嵴等分成四部分来分阶段描述骨成熟度。骨骺出现髂嵴的25%处为Risser 1^+,至50%处为Risser 2^+,至75%处为Risser 3^+,骨骺全部出现为Risser 4^+,骨骺与髂嵴融合为Risser 5^+。Risser 5^+和身高停止增长有关。

二、康复治疗

(一)治疗方法的选择

一般根据年龄、侧凸程度及侧凸进展情况选择、调整治疗方案。

1.脊柱侧凸<10°。

注意日常生活中的姿势,配合矫正体操,定期随访观察。

2.脊柱侧凸10°～20°。

除上述方法外,配合侧方体表电刺激,并密切注意脊柱侧凸的进展情况,2～3个月复查一次,如有发展倾向,可及时佩戴支具矫形器。

3.脊柱侧凸>20°。

佩戴支具矫形器作为主要治疗手段。如采取支具矫形器、矫正体操、姿势治疗、侧方体表电刺激等综合治疗,可提高疗效。

4.脊柱侧凸>45°或侧凸伴有旋转畸形严重者。

手术治疗,但手术前后仍需配合矫正体操和姿势治疗,以巩固和提高手术效果。

(二)运动疗法

运动疗法的作用主要是调整姿势,平衡脊柱两侧肌群的力量,牵伸放松紧张的肌群(见表14-1),改善脊柱的生理曲度。

1. 矫正体操。

通常是在卧位或特定的体位下进行，以 T_3 为中心的侧凸采取胸膝位，以 T_6 为中心的侧凸取肘膝位，以 T_8 为中心的侧凸取手膝位。这些体位下可消除脊柱纵向中立负荷，放松脊柱各关节，增加脊柱活动度。

做操时动作平稳缓慢，充分用力，每个动作在治疗师指导下进行，动作需准确到位，并至少保持 5s，重复 20～30 次/组，直到肌肉疲劳，2 组/d，持之以恒。即使在佩戴支具矫形器或进行其他治疗期间都不能中断体操，如在佩戴期间，每天有 1h 可卸下，此时即重点进行矫正体操训练。注意观察效果，定期复查。矫正体操主要靠骨盆和肩带的倾斜来调整脊柱两侧肌肉的力量和长度来进行侧凸的矫正。比如，右侧凸的患者，可让其抬左手；胸右腰左凸的患者，可以抬左手和左脚来牵伸凹侧的肌肉，达到矫正的效果。

2. 肌力训练。

主要针对脊柱两侧肌力不平衡。通过在俯卧位主动伸展较弱的伸肌，可以加强伸肌力量；利用重力可加强抗阻练习（见表 14-1）。

表 14-1　脊柱两次不平衡肌群

脊柱侧凸常见短缩的肌群	脊柱侧凸常见萎缩的肌群
凹侧肌群	凸侧肌群
髋内收肌	髋外展肌
较短一侧的足旋后肌	较长一侧的足旋前肌

3. 不对称爬行。

如左侧侧凸时，右臂左膝向前迈进，左臂右膝跟进，但始终不超过右臂左腿，呈向左的弧形爬行。如胸左腰右凸时，右臂和右腿向前迈进，左臂左腿跟进但不超过右臂右腿，呈直线前进。

(三)其他治疗方法

1. 侧方表面电刺激。

电刺激位置应根据脊柱正位 X 线片确定侧凸的顶椎，再在患儿脊柱侧凸的凸侧找出与此顶椎相连的肋骨。在此肋骨与腋后线及腋中线相交点作为放置电极的中心参考点。刺激强度和时间应逐日增加，一般从 30～40mA，根据患儿耐受程度进行适当调整，开始治疗时每天 3 次，每次 0.5h，第 2 天 2 次，每次 1 小时，第 3 天 1 次，1h，以后每天延长 1h，直至持续 8h 治疗，直到骨发育成熟为止。

2. 矫形器治疗。

矫形器类型应根据患者具体情况进行选择。支具类型有颈—胸—腰—骶型矫形器(CTLSO)和胸—腰—骶型矫形器(TLSO)。前者适用 T_7 以上脊柱侧凸；后者适用 T_7 以下脊柱侧凸，没必要固定颈椎。矫形器必须每天连续佩戴 23h，剩余 1h 可用于个人卫生和进行矫正体操训练。支具穿戴期间还应做支具内矫正体操和姿势训练。矫形器一直要佩戴直到骨发育成熟后。

3. 手术治疗。

手术治疗指征：脊柱侧凸经非手术治疗后畸形继续发展；有持续性疼痛、脊柱易于疲劳和不稳定者。主要方法有器械矫正术和脊柱融合术两大类。

4.心理治疗。

对于因脊柱侧凸引起的心理障碍,应给予专业的心理治疗。

[病例点评]

(一)康复评定

经过评定后,发现该患儿 Cobb 角为 35°。

(二)康复治疗

该患者需要进行的康复治疗主要是佩戴支具矫形器,并辅以姿势治疗、矫正体操和侧方表面电刺激的方法综合治疗。

[练习题]

一、选择题

1.脊柱侧凸的主要症状是(　　　)

A.心肺功能障碍　　　　　B.脊柱畸形　　　　　　　C.腰背部疼痛

D.截瘫　　　　　　　　　E.下肢疼痛

2.＞45°的脊柱侧凸主要的治疗方法是(　　　)。

A.药物治疗　　　B.姿势治疗　　　C.矫正体操　　　D.手术治疗　　　E.佩戴矫形器

3.Risser 征指数将骨成熟度分为(　　　)。

A.3°　　　　　B.4°　　　　　C.5°　　　　　D.6°　　　　　E.7°

4.患儿,女,5 岁,家人发现两肩不等高,检查时发现脊柱向右侧凸,为确证最重要的检查是(　　　)。

A.外观检查　　　　　　　B.脊柱 CT 检查　　　　　C.脊柱 MRI 检查

D.站立位脊柱正侧位 X 片　　　　　　　　　　　E.骨成熟度检查

二、名词解释

1.Cobb 角　　　　　　　　　2.Risser 征

三、简答题

1.简述对于不同程度的脊柱侧凸患者的康复治疗原则。

2.简述脊柱侧凸的主要功能障碍。

(章　琪)

任务二　关节挛缩的康复

[学习目标]

一、知识要求

1. 熟悉关节挛缩的临床特点。
2. 熟悉关节挛缩的康复评定要点。
3. 掌握关节挛缩的康复治疗方法。

二、技能目标

1. 能对关节挛缩作出正确的康复评定。
2. 能对关节挛缩的预后作出判断。
3. 能对关节挛缩进行正确的康复治疗。
4. 能对关节挛缩作出康复指导。

[工作任务]

患者,刘某,男性,40岁,因车祸摔倒致右膝髌骨骨折行外固定后3个月,未经系统康复治疗,临床表现为活动受限,其膝关节屈伸范围在50°以内,X线片上表现为:软组织钙化、骨质疏松。

要求:

1. 对该患者进行康复评估;
2. 提出康复治疗方案。

[背景知识]

一、概述

关节挛缩由多种因素所致,常见于关节内骨折、关节韧带损伤及其他关节周围软组织损伤、慢性炎症,还有缺少正规的康复治疗、关节的长期外固定及制动等。特别是不规范的外固定、超长时间的外固定均会导致关节囊挛缩、关节周围韧带的纤维化、关节周围肌肉的废用性萎缩,导致关节活动受限,严重影响关节功能,甚至造成终生残疾。烧伤或手术后关节周围的瘢痕组织发生皮肤挛缩,或者长期卧床、不正确的姿势体位造成的关节挛缩,也可使关节运动受限、僵硬,甚至强直。关节挛缩在临床上多见,以往的治疗一般行关节开放性松解手术,创伤大而无法进行有效的早期康复,治疗效果往往不理想。目前,在临床上应用关节镜技术行各种关节粘连松解,早期进行康复治疗,可大大提高疗效。

二、关节挛缩的病因及病理变化

关节周围软组织损伤、关节内骨折早期治疗不当,尤其是关节长期制动、关节内出血及纤维化引起关节周围组织粘连、关节周围肌肉挛缩。挛缩的关节内滑膜组织增生肥厚,结缔组织变性坏死,软骨、肌腱退行性改变、钙化及骨赘形成等病理改变。

三、关节挛缩的临床特点

1.具有明显的关节损伤及手术病史或有急慢性关节炎症病史。
2.关节活动受限是其主要的临床表现。
3.关节的主动、被动活动均受限,关节处于限制性体位状态。
4.关节周围软组织及同侧肢体肌肉有明显萎缩,且肌力减退。
5.关节挛缩肢体均表现为功能障碍,累及下肢可有步态的改变,严重则影响日常生活。
6.X线检查可提示挛缩关节周围骨质疏松改变或骨化性肌炎等改变。

[工作过程]

一、康复评定

1.详细询问患者的病史,了解关节僵硬的发病原因、发展过程及以往的治疗情况,特别了解关节僵硬部位的暴力外伤史。
2.徒手检查关节周围肌力,测量肢体围度,测量关节活动度及分析步态。
3.日常生活活动能力 (吃饭,穿衣,上、下楼梯,洗澡,修饰,大、小便,如厕,转移,步行能力)。
4.通过影像学的检查,了解关节挛缩部位周围组织的异常改变情况。

二、康复治疗

(一)运动疗法

主要目标在于改善关节活动度,同时增强关节周围肌力,恢复关节的基本功能。手法关节松动术以松解关节内外的粘连,改善关节面的磨合营养;采用关节牵张技术可以增加关节间隙,使关节囊松弛,恢复周围组织的弹性,软化瘢痕组织。严重的关节挛缩需进行手术松解和整形延长术,再行康复治疗。

(二)矫形器疗法

在运动疗法之后,辅助支具或特殊矫形器可以将关节固定在抗挛缩体位,防止进一步挛缩,保持治疗效果。有条件的患者可配备弹性牵引装置,牵引关节。

(三)压力疗法

特殊压力装置或弹力绷带对早期的瘢痕组织有良好的抑制瘢痕生长效果,使瘢痕组织变软,增加弹性。

(四)步态训练

下肢部位的关节挛缩可造成不同程度的步态改变,加之肌力减退,会出现步行能力障碍。所以步态的矫正必须同时配合关节活动度的改善和肌力的增强。

(五)作业疗法

首先评定日常生活能力,了解患者生活能力。然后,有针对性地实施作业疗法,可以增强患者的独立自主的生活能力,减少患者与其他人群交流沟通的失落感,增强其生活的自信心。

(六)物理因子治疗

诸多理疗手段包括高频电疗、磁疗、蜡疗、光疗等可缓解关节的紧张度,改善挛缩部位的血液循环,增强关节周围组织和皮肤的柔韧性,对肢体的基本功能的恢复有着必不可少的辅助作用。

(七)心理治疗

严重的关节挛缩可导致患者外形改变、功能障碍,使其无法适应社会生活,心理负担的加重会使患者对功能的恢复信心不足,影响康复效果,进而恶性循环,产生严重的心理障碍。早期实施心理治疗可使患者主动配合康复治疗,获得最佳治疗效果。

[病例点评]

(一)诊断

该病例为右膝关节挛缩,病程为3个月,可以进行康复训练。

(二)康复评定

该病例存在因长期制动造成的右膝关节活动度下降,屈曲为60°,伸直为0°,右下肢徒手肌力评定为Ⅲ级,合并局部骨质疏松。

(三)康复治疗

实行关节松动术和关节牵张技术,使关节周围组织、关节囊松弛,增加右膝关节活动度;配合蜡疗和光疗等物理因子疗法缓解关节周围软组织的紧张性,改善局部血液循环,促进淋巴回流;注意患者局部有骨质疏松,所以应注意运动的负荷,以防骨折。

[知识拓展]

一、关节挛缩的治疗

(一)非手术治疗

病史3个月以内的关节挛缩的患者,以康复治疗为主,附加徒手推拿手法治疗。手法松解的目的是解除关节支持带挛缩,以及关节内粘连。对于严重挛缩,必须在麻醉下谨慎手法松解。注意防止手法会造成骨折、韧带撕脱、肌腱断裂等并发症。

(二)手术治疗

病史3个月以上的患者,经非手术治疗还是不能达到正常功能活动范围,就必须考虑手术松解。目前,应用关节镜手术技术进行关节粘连松解,在临床上已经比较成熟,该方法具有以下优点:手术切口小,避免了周围组织不必要的损伤;同时,避免了术后瘢痕对关节活动的影响。关节镜直视下操作,粘连系带松解彻底,避免损伤关节内正常结构。关节镜技术属微创手术,患者容易接受,具有术后疼痛反映较少、功能恢复快等优点。大切口松解适用于粘连较广泛、程度较严重、不适应关节镜下松解的患者。

(三)关节镜下膝关节粘连松解术

患者一般采用腰麻加连续硬膜外麻醉,取仰卧位,止血带工作压力为 33.3kPa(250mmHg),取髌下腱旁前内、前外侧两个常规手术入路。用钝头穿通器进入关节,先进行必要的松解,以使关节镜可正常置入膝关节腔内,观察粘连情况。通过另外一个手术入路,置入刨消刀头对膝关节的粘连带进行彻底的松解及清理,以膝关节腔内的内外侧隐窝及髌上囊为主要松解和清理部位,并使用射频气化消融刀头对膝关节腔内进行充分的止血。同时还要彻底清除髌下脂肪垫以彻底松解影响髌腱活动度的因素,此时可以取出关节镜和器械,将膝关节置于伸膝位观察髌骨活动范围,如髌骨的内外活动范围小于髌骨的 1/4,说明膝关节腔的松解还不充分,应再次进行关节镜清理。此时以膝关节腔内的内外侧隐窝及髌上囊为主要检查部位,尤其是检查髌上囊是否清理充分,同时再松解髌骨外侧支持带,达到髌骨充分的松解。因为髌骨的活动度将直接影响膝关节的屈曲活动范围。在膝关节徒手推拿松解时,要取出关节镜和器械,以免造成不必要的损坏。做膝关节徒手推拿松解过程中一定要避免暴力推拿。手术中膝关节的屈伸活动范围达到 110°以上,手术后膝关节的活动范围才能达到满意程度。

(四)关节镜下原发性冻结肩松解术

在全身麻醉,沙滩椅位,肩关节镜操作系统和持续加压灌注系统下,使用标准探查及松解关节镜入口(后入路、前入路、前外侧入路、后外侧入路),分别进行盂肱关节和肩峰下间隙清理及松解。盂肱关节清理时先用刨消刀清除关节腔内增生肥厚的滑膜组织,以保持术野清晰。用等离子刀结合刮匙沿盂唇边缘各个方向松解粘连的关节囊,术中可在关节镜直视下各方向活动肩关节,判断粘连部位,有目的地松解,直至肩关节活动度接近或达到正常范围:前屈 150°,外展 130°。腋神经靠近下关节囊走行,故松解下方关节囊时应紧贴盂唇下缘实施,以避免损伤其下腋神经。同用后侧入路,关节镜重新置入肩峰下间隙,观察肩峰下滑囊、喙肩韧带、肩峰肩袖外表面,镜下处理清理炎性滑囊,处理肩峰下间隙病损灶、肩峰突下成形等,最后用等离子刀予以止血消融。

(五)关节镜下肘关节挛缩松解术

关节镜下松解治疗肘关节屈曲性挛缩,术者可以直视下松解处理关节囊、侧副韧带及关节囊病变。关节镜手术与开放手术操作相比,具有显著的优势:皮肤的微小切口、皮下软组织的有限分离,允许患者术后立即开始早期激进康复训练,术中操作视野的扩大有利于病变的确认及其处理,减少瘢痕形成的机会,有效地避免关节挛缩复发的可能性。关节镜下肘关节囊松解术操作精细,但是仅限于有大量肘关节镜技术经验的医生才可以完成。

二、关节挛缩治疗可能发生的并发症

手术中粗暴手法或剥离可造成撕脱骨折、肌腱断裂、软骨损伤,甚至内固定物断裂。

三、关节挛缩的 X 片

通过 X 线片检查,能够了解关节相关组成骨质的情况,了解是否存在异常骨化或钙化、骨质疏松等,将指导关节挛缩的治疗。如果合并骨化性肌炎,在发作期应禁忌做松解手术。

[练习题]

一、选择题

1.造成关节挛缩的原因有(　　)。

A.长期的外固定　　　　B.长期的内固定　　　　C.局部瘢痕

D.关节内纤维化　　　　E.制动

2.哪些物理因子治疗对关节挛缩可能有效?(　　)。

A.短波　　　　B.磁疗　　　　C.加压冰疗　　　　D.光疗　　　　E.蜡疗

二、简答题

1.关节挛缩的病因与病理变化是什么?

2.关节挛缩的常用康复治疗方法有哪些?

(方镇洙)

任务三　复杂性局部疼痛综合征的康复

[学习目标]

一、知识要求

1.熟悉复杂性局部疼痛综合征的临床表现与诊断。

2.了解复杂性局部疼痛综合征的临床治疗。

3.了解复杂性局部疼痛综合征的康复评定方法。

4.熟悉复杂性局部疼痛综合征的康复治疗方法。

二、技能目标

1.能熟练进行复杂性局部疼痛综合征的康复评定。

2.能对复杂性局部疼痛综合征的预后作出初步判断。

3.能对复杂性局部疼痛综合征进行正确的康复治疗。

4.能对复杂性局部疼痛综合征作出康复指导。

[工作任务]

患者,王某,女性,52岁,车祸致右胫腓骨骨折,石膏托外固定3个月,X线示右胫腓骨骨折线模糊。自述右小腿皮肤浮肿、发亮、怕冷和痛觉过敏。

要求：

1. 对该患者进行康复评定；

2. 提出康复治疗方案。

[背景知识]

一、复杂性局部疼痛综合征概述

复杂性局部疼痛综合征(complex regional pain syndrom，CRPS)是自发和/或诱发引起的持续性局部区域疼痛，与已知的创伤或其他病变程度不相称的慢性神经病理性疼痛综合征。每个人表现出来的症状和体征常不相同，包括疼痛、感觉异常、水肿、皮肤温度改变、营养不良和功能减退。反射性交感营养不良称为 CRPS Ⅰ型；灼性神经痛称为 CRPS Ⅱ型。病因与发病机制尚不清楚，有大量证据认为在创伤和手术后，交感神经系统活功增强而引起一系列症状，精神压力、情绪不稳定、压抑、焦虑和不良生活事件被认为是潜在危险因素。确切的发病数不详，男女均可患病，以成人为主，女性多于男性。尚无一致诊断标准，正确评估患者的主诉和症状对诊断是十分重要的。CRPS 肢体放射平片和 CRPS 右下肢外观分别如图 14-2 和图 14-3 所示。

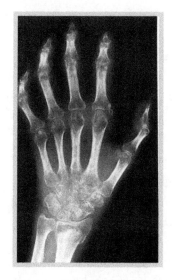

图 14-2　CRPS 肢体放射平片

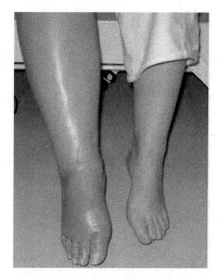

图 14-3　CRPS 右下肢外观

二、复杂性局部疼痛综合征的临床特点

CRPS 的临床表现差异性很大，常需从疼痛/感觉、血管舒缩、泌汗/水肿和运动/营养四个方面综合判断。

(一)疼痛/感觉

CRPS 最早的症状是疼痛，其性质呈多样化，可描述为搏动样、烧灼样、刀割样、钝痛、刺痛等，大部分为持续的自发性疼痛，环境因素和心理因素可以使症状恶化。患者常表现为持续性疼痛和正常皮肤受无害刺激所致的疼痛,甚至痛觉过敏。患病肢体常处于保护状态,拒绝任何接触,其他的感觉障碍还有麻木和感觉异常。

(二)血管舒缩与泌汗/水肿

属于自主神经系统症状和体征。患侧皮肤区域颜色可为蓝色、紫色或苍白。皮肤发汗可增加。患者受累肢体的水肿,可由负重、疼痛刺激、温度改变所加重。

(三)运动/营养

损伤肢体肌力可减弱,急性期阶段常与疼痛相伴随,活动范围较少,可有震颤、肌张力异常和肌痉挛。营养障碍表现为患肢指甲和毛发的异常减少或增多、过度角化和皮肤薄。

[工作过程]

一、康复评定

(一)感觉功能评定

1.痛觉。

以均匀的力量用针尖轻刺患者需要检查部位的皮肤,让患者指出受刺激的部位。

2.温度。

用分别装有温水和冷水的试管 2 支,交替随意地接触需要检查部位的皮肤,接触的时间一般为 2～3s。

3.压觉。

用大拇指用劲地去挤压需要检查部位的肌肉或肌腱,请患者说出感觉。

4.疼痛程度评定。

VAS 评分(0～10 分,用 0 到 10 来描述疼痛的强度。0 表示无疼痛,疼痛较强时增加点数,10 表示最剧烈的疼痛)。

(二)运动功能评定

1.肌电图及神经传导检查。

2.需要检查部位的肌力、肌张力、关节活动度的评定。

3.日常生活活动能力评定(吃饭,穿衣,上、下楼梯,洗澡,修饰,大、小便,如厕,转移,步行能力等)

4.肢体影像学检查:

X 线、MRI 显示骨骼及软骨的状态。

5.营养功能检查:

放射照相术、放射核素骨扫描、骨闪烁法。

6.自主神经功能检查:

定量出汗轴突反射试验、红外线热能温度记录法、交感神经阻滞,以及多普勒流速计量法。

二、康复治疗

(一)运动疗法

运动疗法对功能恢复起着至关重要的作用,应早期介入。根据患者的临床症状、体征和康复评定,制定稳步推进的个体化康复运动方案。增强肌力、肌耐力训练,关节活动度的维持,防治肢体的挛缩,减轻患者的保护性反射,有效地控制水肿的发生和缓解疼痛。

(二)物理因子治疗

可冷热交替刺激并改善肢体血液循环,渐进性刺激减少对疼痛恐惧的逃避;也可有针对性地选择各种物理因子,如超短波、磁疗、超声波、半导体激光等。在运动前加温热,利用热疗来放松肌肉、促进血液循环、增加训练效果;采用压力疗法或冷疗来减轻水肿;减重装置和水疗可以减轻肢体的负重,增加患者完成活动的能力。神经肌肉电刺激可以达到镇痛、镇静的作用,但是感觉缺失和感觉过敏慎用。

(三)作业疗法

通过日常生活能力训练,实现动作协调与灵巧。可结合运动想象、镜像反馈治疗,练习代偿机能、身体姿势控制和运动指令控制。严重的 CRPS 患者可使用功能性支具(见图 14-4),肢体浮肿可使用弹性加压袜套或者舒缓手法按压。

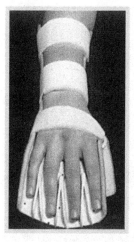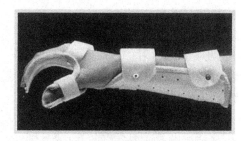

(a)支具1　　　　　　　　　　(b)支具2

图 14-4　严重 CRPS 手腕夜间静态功能性支具

(四)心理治疗

需要进行心理评估,以确定和治疗心理失调,如焦虑、抑郁或人格改变。可考虑进行心理疏导、行为干预,采取放松疗法、群体疗法、催眠等。但是 CRPS 不是心理障碍,因此不应将心理评估结果作为主要基准评估治疗效果。单纯的治疗 CRPS 患者精神方面的问题,也注定会失败。

[病例点评]

(一)诊断

该病例为右小腿复杂性局部疼痛综合征,根据患者的病史和症状,可以行药物配合康复保守治疗。

(二)康复评定

该病例存在因疼痛造成下肢各肌群肌力减退伴感觉功能障碍。

(三)康复治疗

充分运用理疗、疼痛治疗和心理治疗手段进行镇痛,鼓励和教育患者对疾病过程的认识。运动疗法维持关节的活动度,提高患者的柔韧性。脉冲短波和激光治疗降低肢体的疼痛和敏感性。渐进性感觉刺激减少对疼痛恐惧的逃避,必要时可以进行交感神经阻滞。因为患者的骨折并未完全愈合,所以运动疗法用力不可过大。

[知识拓展]

一、复杂性局部疼痛综合征的诊断与分型

复杂性局部疼痛综合征诊断的参考标准如下。

1.持续的疼痛,与任何刺激不成比例。

2.在以下 4 项的每 1 项中至少具有 1 个症状。

(1)痛觉过敏和/或异常性疼痛。

(2)皮肤血流改变(皮温、皮肤颜色异常)。

(3)泌汗分泌异常或水肿。

(4)运动和/或营养改变:运动幅度降低和/或运动功能障碍(无力、震颤、肌张力障碍)和/或营养改变(毛发、指甲、皮肤)。

3.在以下 2 项或 2 项以上中至少具有 1 个体征。

(1)感觉:痛觉过敏的证据(针刺)和/或异常性疼痛(轻触和/或深压和/或关节运动)。

(2)血管舒缩:温度不对称和/或皮肤颜色的变化和/或皮肤颜色不对称。

(3)泌汗分泌/水肿:水肿和/或发汗改变和/或发汗不对称。

(4)运动/营养:运动幅度降低和/或运动功能障碍(肌无力、震颤、肌张力异常)和/或营养改变(毛发、指甲、皮肤)。

4.排除引起同等程度疼痛和功能障碍的其他情况。

复杂性局部疼痛综合征分型:

CRPS I(原名:交感神经营养不良)。

CRPS II(原名:灼性神经痛):需肌电图或其他明确的证据证明有主要神经损伤。

CRPS-NOS *(not otherwise specified):部分符合 CRPS 标准,没有任何其他的疾病可以更好地解释。

要注意与周围神经损伤鉴别,后者有外伤史、典型的相对应神经损伤区感觉与运动改变

以及肌电图改变等特征。也需与蜂窝织炎、雷诺氏病、外伤性血管痉挛、血管闭塞性脉管炎和血栓形成相鉴别。

二、复杂性局部疼痛综合征的治疗

CRPS 治疗的根本目的是减轻疼痛、保持功能、恢复功能。为获得充分疗效,治疗应尽早实施。复杂性局部疼痛综合征的所有患者应该接受物理治疗和对症治疗。伴有水肿和皮温增高者应全身使用皮质类固醇和局部应用自由基清除剂。交感神经系统功能障碍导致的持续性疼痛,应重复进行交感神经阻滞,即症状初期寒冷或寒冷性痛觉异常,单次交感阻滞有效的患者。慢性阶段症状表现严重的病例可使用脊髓电刺激、脑部深层电刺激。

(一)针对病理生理学的治疗

作为 CRPS 治疗的联合用药辅助方法,可以短期口服皮质类固醇类药物,每日多次局部使用自由基清除剂。交感神经系统功能障碍导致的持续性疼痛,可以反复应用局麻药进行星状神经节或腰交感神经链的阻滞。考虑使用防治骨质疏松药物。

(二)针对神经病理性疼痛的治疗

虽然有副作用,但是三环类抗抑郁药仍然是用于神经病理性疼痛的一类重要药物,用药1~2周后可产生镇痛效果。

(三)介入治疗技术

侵入性的介入治疗技术还不能完全代替药物治疗的作用。在适当和必要的时候,介入技术可以在促进患者患侧肢体功能恢复和减轻疼痛的治疗过程中发挥辅助作用,具体有交感神经阻滞术、脊髓刺激、外周神经刺激、椎管内持续药物泵注、交感神经切除术等。

[练习题]

一、选择题

1.复杂性局部疼痛综合征的常见临床表现有(　　　)。

A.感觉异常　　　　　　B.皮肤改变　　　　　　C.异常出汗

D.运动障碍　　　　　　E.受累肢体肿胀

2.以下关于复杂性局部疼痛综合征的说法中,正确的有(　　　)。

A.软组织损伤后可引起　　B.与交感神经功能增强有关　　C.儿童多见

D.与患者情绪无关　　　　E.需要心理干预

二、简答题

1.试述常用的感觉功能评定方法。

2.复杂性局部疼痛综合征的康复治疗手段有哪些?

(冯　能)

任务四　骨化性肌炎的康复

[学习目标]

一、知识要求

1. 了解骨化性肌炎的临床表现与诊断。
2. 了解骨化性肌炎的临床治疗。
3. 了解骨化性肌炎的康复评定方法。
4. 熟悉骨化性肌炎的物理因子治疗。

二、技能目标

1. 能熟练进行骨化性肌炎的康复评定。
2. 能对骨化性肌炎的预后作出初步判断。
3. 能对骨化性肌炎进行正确的康复治疗。
4. 能对骨化性肌炎作出康复指导。

[工作任务]

患者,张某,男性,24岁,摔伤致左肘关节脱位手法复位术后3周。X片见左肘关节附近局部软组织阴影加深,边缘欠清。

要求:

1. 对该患者进行康复评估;
2. 提出康复治疗方案。

[背景知识]

一、骨化性肌炎概述

骨化性肌炎(myositis ossificans)是一种骨化性、自限性、反应性及增生性病变,又称异位骨化(heterotopic ossification),是指以肌肉、筋膜、肌腱及韧带等局部疼痛和温度升高,邻近关节出现运动障碍,局部有边界不清的肿块等异常骨化为主要表现的疾病。其特征为关节附近正常软组织内有新骨形成。其确切的发病机制尚不明确,可能是因为骨骼肌及结缔组织内可诱导的骨母细胞丰富,其间充质细胞受诱导因素影响而增殖,促使其周围骨形成蛋白,或分泌为骨形成细胞,在损伤的软组织中形成骨化。其病因可能和多种因素有关,其中创伤为最常见原因。常见的有3种学说:①血肿骨化,肌肉内血肿可能包含碎裂骨膜及骨片或创伤后的血肿纤维化,逐渐形成骨组织和软骨;②骨膜成骨,骨膜与肌肉同时受创,骨膜撕裂出增生新骨,沿肌肉撕裂方向进行骨化;③纤维组织转化,肌肉与结缔组织演变成骨。

二、骨化性肌炎分类

(一)局限性骨化性肌炎

又称创伤性骨化性肌炎。常见于肌肉直接的损伤,如股四头肌、大腿内收肌、肱肌等;好发于肘关节、髋关节等。目前确切的发病机制尚不明确。通常认为外伤、骨折、手术等是其主要的致病因素。肘关节损伤后,若无良好的康复治疗,将会导致关节功能受限。其常表现为关节周围红肿热痛,并逐渐出现活动受限症状。

(二)进行性骨化性肌炎

又称进行性骨化性纤维增殖症,是一种较少见的全身疾病,病因还不清楚,常见于青少年,且不一定有外伤史。其特点为骨骼肌和结缔组织内出现钙化,在肌肉、筋膜、肌腱内出现异位性骨化,病程为进行性,常累及躯干及四肢,影响脊柱及四肢活动,致残率非常高。病程有静止期和快速进展期两个阶段。

(三)骨膜性骨化性肌炎

骨膜性骨化性肌炎是在骨膜邻近的肌肉内形成新骨,常见于脊柱及股骨。

三、临床表现及分期

(一)早期(反应期)(伤后1~2周)

局部软组织肿胀,局部皮肤发红,皮温升高,局部压痛。几天后可在肿胀区摸到质硬肿块,关节被动活动度逐渐减小,血清碱性磷酸酶升高。X摄片示软组织有不规则棉絮状模糊或关节周围云雾状的钙化阴影。

(二)中期(活跃期)(2周后)

发热,局部皮温高、压痛、质硬肿块,局部肿块因逐渐骨化较之前增大明显,肌肉僵硬萎缩,关节疼痛不明显,关节功能活动障碍。X线摄片示肿物周围花边状新骨大量生成,界限清楚。经过一段时间后,肿物停止发展并有所缩小,而形成较为致密的骨化性团块。

(三)晚期(骨化期)

局部无疼痛,肌肉僵硬萎缩严重,关节强直在某一体位或仅有轻微的活动度。X线显示骨化组织已趋成熟,骨化范围减小,边缘清楚。骨密度逐渐增大,直到完全骨化。关节活动明显受限,甚至出现关节僵直。

四、辅助检查

(一)X片

最初显示软组织密度增高,无特殊结构,随着病程的进展,肿块内逐渐出现毛状致密影像,临近骨出现骨膜反应,高密度云雾状钙化,或类似骨结构的高密度影。中期可出现典型的"蛋壳"征环状骨化。晚期成熟的组织骨化影像逐渐明显,肿块与骨之间有透明带,外周骨化致密,内为骨小梁。

(二)CT

可分层显示肿块的大小、部位及其与周围组织的关系。早期可见片状钙化。中期可见层状钙化,与局部骨皮质不相关。晚期可见大团状高度致密影,边缘毛糙,其内见低密度影,与局部骨皮质分界不清。

(三)MRI

早期(急性水肿期)可见 T_2 大范围高信号水肿区,边界模糊,钙化不明显。中期(增殖肿块期)介于急性水肿与钙化修复之间,T_1、T_2 见软组织内低或较低信号影。晚期(钙化修复期)病灶界清,局限,周边轻微或无水肿,可见钙化、骨化组织,T_1、T_2 均呈低信号影,周边无水肿信号。

(四)同位素扫描

创伤早期可获得阳性结果,软组织内同位素显示浓集。

五、诊断

根据创伤的病史,受伤部位附近出现硬性肿块,伴疼痛或局部压痛,关节活动范围减小等症状,再结合 X 片、CT、MRI 或同位素扫描结果可明确诊断。需注意与其他骨肿瘤的鉴别。

[工作过程]

一、康复评定

(一)骨化严重程度分级

常用 X 线 Hemblem 分级:

Ⅰ级　异位骨累及病区的范围不超过 1/3;

Ⅱ级　受累范围在 1/3~2/3 之间;

Ⅲ级　受累范围超过 2/3,关节活动受限。

(二)疼痛程度评定

VAS 评分(0~10 分,用 0 到 10 来描述疼痛的强度:0 表示无疼痛,疼痛较强时增加点数,10 表示最剧烈的疼痛)。

(三)关节活动度

对异位骨累及的关节进行关节活动度的测量。

二、康复治疗

康复治疗在软组织损伤的早期就应积极、有效、合理地介入,有计划地应用运动疗法、物理因子疗法和作业疗法等,防治软组织骨化。

(一)早期(反应期)

在肘关节附近采取揉、推、弹、拨等手法以松解剥离肌腱、腱膜及肌肉的粘连。其后,一手持患者的腕部,另一手持肘关节的中上部,轻微持续牵引,再持患者腕部轻柔地做肘关节无痛下的屈伸和旋转手法(切忌手法粗暴及对局部肿块和关节囊行按摩刺激,更切忌硬性前臂的旋前旋后)。然后配合理疗直流电离子导入,松解粘连,促进炎症的吸收。

(二)中期(活跃期)

治疗师一手持患肢肘关节近端,另一手持患肢前臂中部,柔和、稍用力,逐渐被动屈伸肘关节,常可听到异位骨化断裂声和粘连声,此时被动活动度基本正常。如遇骨性阻挡,切记强行被动屈伸,以免再次损害,应待骨化组织逐渐成熟及局限后,行手术治疗。主要以患者在疼痛可耐受情况下,行肘关节以主动活动为主、被动活动为辅的功能锻炼。理疗可用超声疗法,超声对骨化的形成有延缓作用,有助于减轻患者无菌性炎症反应,为牵伸训练创造条件。

(三)晚期(骨化期)

当骨化完全成熟后,单纯保守治疗不能解决问题,只有行手术切除骨化组织及关节松解术,手术切除骨化块松解关节。用肘外侧切口,在肱骨外髁分别向肘前和肘后剥离,显露骨化组织处将及切除并彻底松解粘连组织,闭合切口前应松止血带仔细止血,放置负压引流。术后经 2 周制动,进行关节主动活动避免再次粘连,待刀口愈合拆线后,行中药熏洗治疗。不过,只要严格掌握好分期手法治疗的适应证,把握好手法处理技巧,手法综合治疗会有良好的效果。

(四)运动疗法

科学、合理的运动疗法能有效地防治骨化性肌炎的发生,而不良、过度的运动会加重软组织的损伤,加大骨化性肌炎的发生概率。因此运动疗法的选择、运动范围和负荷量选择十分考量治疗师的水平。一般来说,在手术后的早期,推荐在无痛范围内做不负重的、不对骨折面产生剪切力的、渐进性的肌肉等长训练。根据患者的病情发展,制订个体化的康复计划。

(五)物理因子疗法

1.冷敷。

有效地预防组织水肿和疼痛,一般视组织的皮温和患者的耐受等具体情况来决定治疗的次数。

2.超短波。

损伤后无出血倾向即可使用,超短波有明显的消炎作用,能加速结缔组织再生,促进肉芽组织生长,使结缔组织细胞分裂增殖加快,加速伤口愈合和结痂作用。采用双电极患处对置法,一般无热量 10～15min,每天 1 次,10～15 次为一个疗程。骨折局部有金属内固定者,该疗法不用。

3.蜡疗。

可用于无出血倾向的患处,蜡疗能促进组织的血液循环,有消炎的作用。不过蜡疗会使组织血管扩张充血,从而加重患处的疼痛和肿胀,使用时须谨慎。

4.磁疗。

磁疗可以使血管在磁场作用下扩张,加快血液循环,促进创面愈合。采用对置法,一般选用电磁法或脉冲电磁法,15～20min,每天 1 次,15～20 次为一个疗程。

(六)作业疗法

保障患肢的基本功能,让患者有针对性地进行有效、合理的作业训练,特别是满足患者以后的职业需求,能极大地提高患者的自信心和对康复指导的配合程度。

[病例点评]

(一)诊断

该病例为左肘关节骨化性肌炎,为局限性骨化性肌炎,可以用药物治疗配合康复治疗。

(二)康复评定

该病例存在因疼痛造成的肘关节活动度障碍,肘部及上肢各肌群肌力下降。

(三)康复治疗

用四磷酸盐以抑制骨基质钙化,抑制维生素 K 类药物抑制骨钙素的形成。运动疗法为在无痛范围内做不负重的、不对骨折面产生剪切力的、渐进性的肌肉等长训练来恢复上肢的肌肉力量。超短波有明显的消炎作用,促进炎症的消散,从而降低疼痛。可以行关节松动术和关节牵张放松肘关节,恢复关节活动度,但要注意不应有明显的疼痛感。

[知识拓展]

一、骨化性肌炎的治疗

(一)药物治疗

1.四磷酸盐。

以抑制骨基质钙化,阻碍磷酸钙转化为羟基磷石灰及羟基磷石灰结晶,从而延缓了骨基质矿化,但不影响骨基质的形成,但这种作用在停药后消失。目前不主张用该药物预防骨化性肌炎的发生。

2.非甾体消炎镇痛药(NSAIDs)

NSAIDs 是目前应用普遍的能有效预防脊髓、肘、膝、肩关节损伤及全髋关节置换术后骨化性肌炎的发生。其作用机制为抑制环氧化酶,阻止前列腺素的合成,进而改变触发骨质重建的局部的炎症反应,抑制间充质细胞向成骨细胞的转化,从而减少异位骨化。一般认为 NSAIDs 在术后第 1 天即应开始。常用的药物有吲哚美辛、布洛芬、阿司匹林等。不足之处是服药时间长,需 6~12 周,服药量较大,副作用也大。其主要副作用为胃肠道反应,约 30% 的患者因胃肠道反应而不能完成治疗疗程。近年来有文献报道使用双氯芬酸钠可以较好地预防异位骨化,且副作用小。另外非甾体类消炎药会阻滞骨的生长,从而影响非骨水泥型假体的固定。

3.抑制维生素 K 类药物。

其代表药物为华法林。此类药物可以抑制维生素 K 的还原反应,而骨钙素的形成过程中羧化反应必须依赖维生素 K。该药物的应用,为使用 NSAIDs 有禁忌的患者提供了一种新的预防骨化性肌炎的方法。

(二)放射治疗

20 世纪 80 年代起人们成功的应用放射治疗对全髋关节置换术后患者并发的骨化性肌炎进行预防。其作用机制为通过改变快速分化的细胞 DNA 的结构,从而阻止多能间充质细胞向成骨细胞的分化。有关放疗的安全性,目前大多认为 30Gy 以内的剂量不会诱发肉瘤的发生。

(三)预防性局部放疗与药物治疗联合应用

研究人员通过实验研究证明局部放疗与非甾体消炎镇痛药是通过不同的途径来降低异位骨化发生率及严重程度的,故可通过联合应用来取得较好的预防效果。但联合应用与单独应用的疗效差异有待于进一步研究。

(四)手术治疗

手术是骨化性肌炎形成后导致严重关节功能障碍的唯一治疗手段。手术治疗方法包括开放性手术切除和微创关节镜下清理术。一旦肘关节出现异位骨化,则需手术治疗,有80%～90%的患者可恢复肘关节活动。异位骨化切除及关节囊松解后骨化复发率很低,且多数患者可恢复功能范围内的肘关节活动。手术应在异位骨化成熟以后进行,其手术指征取决于关节运动范围、肢体位置、褥疮及其他并发症。手术切除的适应证包括:①诊断不明,怀疑恶性肿瘤;②神经或血管受侵;③关节活动范围受限;④严重疼痛;⑤癌变。理想的手术时机为:①无局部发热、红肿等急性期表现;②AKP正常;③骨扫描显示正常或接近正常,系列定量骨扫描指标应从稳定期下降2～3个月后。手术切除的主要并发症包括出血、感染、骨折及术后复发。为降低术后骨化性肌炎的复发率,术后早期即应常规服用 NSAIDs 或进行放疗,或者两者结合应用,术后配合康复治疗。

(五)基因治疗

基因治疗目前还处于实验研究阶段,将有可能成为治疗异位骨化的重要手段。

(六)运动疗法和理疗

详见本任务"工作过程"中的"(五)物理因子疗法"。

二、骨化性肌炎 X 片及 CT

上臂骨化性肌炎、肘部骨化性肌炎、髋关节骨化性肌炎 X 片分别如图 14-5～图 14-7 所示,骨化性肌炎 CT 如图 14-8 所示。

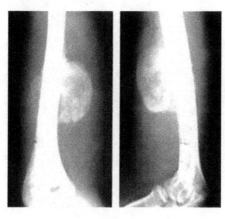

图 14-5 上臂骨化性肌炎

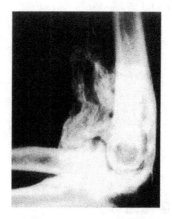

图 14-6 肘部骨化性肌炎

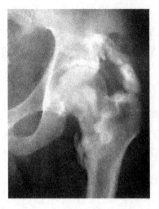

图 14-7　髋关节骨化性肌炎

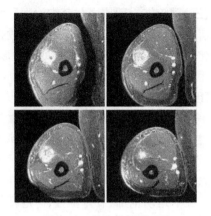

图 14-8　骨化性肌炎 CT

[练习题]

一、选择题

1. 骨化性肌炎的常见原因有（　　）。

A. 早期康复　　　　　　　B. 创伤　　　　　　　　　C. 暴力操作

D. 血肿骨化　　　　　　　E. 焦虑

2. 骨化性肌炎的治疗方法有（　　）。

A. 非甾体消炎镇痛药　　　B. 运动疗法　　　　　　　C. 手术治疗

D. 放疗　　　　　　　　　E. 制动

二、简答题

试述骨化性肌炎的常用理疗方法。

（孙建军）

任务五　骨延迟愈合与骨不连的康复

[学习目标]

一、知识要求

1. 熟悉骨不连的临床表现与诊断。

2. 了解骨不连的临床治疗。

3. 掌握骨不连的康复评定方法。

4.掌握骨不连的康复治疗方法。

二、技能目标

1.能对骨不连作出正确的康复评定。
2.能对骨不连的预后作出判断。
3.能对骨不连进行正确的康复治疗。
4.能对骨不连作出康复指导。

[工作任务]

患者,男性,47岁,车祸致左桡骨茎突骨折,石膏固定1个月后拆除,10个月后仍觉局部疼痛,骨折断端处疑有异常活动。X线示骨折端有间隙,假关节形成。

要求:
1.对该患者进行康复评估;
2.提出康复治疗方案。

[背景知识]

一、概述

骨不连是骨折常见的严重并发症之一,其形成原因较多,治疗上也比较棘手,与其相应的康复治疗也相对比较复杂,而且其最终骨愈合程度与康复治疗效果密切相关。

骨愈合延迟:指一定部位和类型的骨折经过治疗,经过一般愈合所需时间(通常是在3~6个月),骨折端仍未出现骨折愈合。

骨不连标准:①骨折端骨性愈合,超过一般愈合时间(最长9个月),且经再度延长治疗时间(3个月)仍未达到;②负重时存在疼痛,负重功能丧失;③肌萎缩与畸形;④X线检查提示骨折端存在明显间隙,骨折断端有硬化,髓腔封闭,骨痂间无骨小梁形成。

二、影响骨愈合延迟及骨不连的原因

一个部位的骨折不愈合受多种因素影响,受年龄、健康状况影响外,骨折部位的血供情况、骨折的类型、原始的治疗,以及固定的好坏和是否存在感染等因素也有很大影响。

(一)影响血供的因素

1.受伤暴力。

直接暴力较为多见,常常造成骨折周围软组织的严重损伤。有功能的骨骼肌有助于骨折愈合,但直接暴力常常致肌肉受损。

2.骨折的部位。

骨的营养动脉一般从营养孔直接进入髓腔,成为营养动脉。骨干的营养动脉常从中下1/3处进入骨干,而这些营养孔都集中在狭小的区域内,骨折或手术容易切断营养动脉,导致骨愈合延迟及骨不连。而股骨颈囊内骨折,股骨头血液供应几乎完全中断,容易发生骨折

不愈合，甚至股骨头缺血性坏死。

(二)治疗方法存在问题

1.多次反复手法复位，可损伤局部软组织和骨外膜。切开复位时，软组织和骨膜剥离过多也影响骨折端血供。

2.骨折早期治疗中，固定不当常易导致骨折不愈合。

3.骨折时持续性骨牵引的牵引力过大，内固定时固定范围不够，固定时间过短，均会在不同阶段增加骨折断端的应力干扰，导致骨折不愈合。

(三)感染

感染可引起软组织坏死和死骨形成。伴严重骨感染者，因血供障碍和成骨能力减弱，局部炎症性的充血，造成骨折断端的吸收萎缩，形成萎缩型骨折不愈合。

(四)骨折不愈合的周身因素

老年、营养不良、烧伤、使用激素等，均会影响骨折愈合。

三、骨折的病理分型

根据 X 线及术中病理结果，长骨干骨折不愈合一般分为两种病理类型。

(一)肥大型

骨折断端硬化，髓腔闭塞，骨折处四周有肥大增生骨痂，但不连续，血管丰富。可分为以下几种亚型。

1.象足形。

存在肥大丰富而不连续的骨痂。

2.马蹄形。

骨痂质量较差，缺乏肥大的骨痂，可能伴有少量硬化。

3.缺乏营养性不连接，无骨痂及肥大改变，多发生在骨折明显移位或骨折未正确对位即做内固定。

(二)萎缩型

骨折断端萎缩吸收，骨质疏松，断端存在间隙，无明显增生骨痂。可分为以下几种亚型。

1.扭转楔状不愈合。

存在缺乏血供的中间骨块，骨块一端有连接，另一端未愈合。

2.粉碎性不愈合。

存在一块或多块缺乏血供的中间骨片，X 线片上无骨痂形成。

3.缺损性不愈合。

骨折断端有骨缺损，虽然断端存在血供，但连接不能跨越缺损部位，骨折断端萎缩。

4.萎缩性不愈合。

骨折断端有骨缺损，其瘢痕组织缺乏成骨潜力，骨折断端疏松萎缩。

四、骨折的延迟愈合症状与体征

骨折的临床愈合是骨折愈合的重要阶段，临床标准为：①局部无压痛及纵向叩击痛；②局部无异常活动；③X 线平片显示骨折处有连续性骨痂，骨折线模糊。此时患者可拆除外固定，通过功能锻炼，逐渐恢复。但下肢骨折的患者还不能负重或从事体力劳动，只可在不负重的情况下进行功能锻炼,并循序渐进地进行关节活动。真正达到牢固愈合仍需要一个很长的过程,且各部位不同,一般是在骨折临床愈合后大约3~6个月左右。

(一)骨折的延迟愈合常见的症状与体征

1.骨折端异常活动。

在骨折4个月时异常活动可导致骨折延迟愈合,8个月时仍有异常活动则考虑为骨不连。

2.疼痛。

在移动或负重时产生疼痛。

3.畸形与肌萎缩。

未连接的骨折可能存在成角、旋转畸形,并常伴有肌肉的废用性萎缩。

4.负重功能丧失(但股骨颈骨折可发生跛行)。

(二)骨不连的X线表现(见图14-9)

1.骨折端有间隙。

2.骨折端硬化,骨折面光滑。

3.骨髓腔封闭,骨质疏松。

4.骨痂间无骨小梁形成。

5.假关节形成。

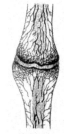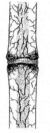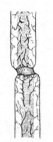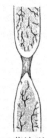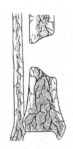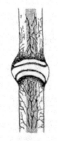

(a)象足型、过　(b)马蹄型、　(c)营养不良型、(d)萎缩型、　(e)骨缺损型　(f)新关节型
盛骨痂型　　　骨硬化型　　无骨痂型　　无血管型

图14-9　骨不连的X线表现

成人常见骨折的临床愈合时间参考值见表14-2。

表14-2　成人常见骨折的临床愈合时间参考值

骨折部位	愈合时间	骨折部位	愈合时间
锁骨骨折	4~6周	肱骨外科颈骨折	4~6周
肱骨干骨折	4~8周	肱骨髁上骨折	4~6周
桡骨远端骨折	4~6周	股骨颈骨折	12~24周
股骨转子间骨折	8~12周	股骨干骨折	8~12周
髌骨骨折	4~6周	胫腓骨骨折	8~10周
踝部骨折	4~6周		

[工作过程]

一、康复评定

(一)骨不连的评定标准

1. X光片显示骨折处的骨折线是否消失。
2. 骨折端有无异常的骨性活动。
3. 骨痂的形成是否符合正常的临床过程。
4. 肢体的基本功能是否恢复。

二、康复治疗

康复治疗是为了促进骨折端的愈合、加强骨折处的强度、预防再次骨折、恢复肢体的基本功能,将骨折带来的后遗症降到最低,或使其消失。

三、治疗目标

1. 骨折延迟愈合的患者,仍有继续愈合的能力和可能性,针对原因进行适当处理,骨折可愈合。
2. 骨不连的患者不可能延用原治疗方法,常需手术切除硬化骨,打通骨髓腔,修复骨缺损,必要时用支具外固定。术后常需行早期综合康复训练。

四、康复治疗方法

(一)超声波治疗

目前国际公认的对骨折愈合具有促进作用的低强度脉冲式超声波的治疗参数为:频率 1.5MHz,强度 $30mW/cm^2$,脉冲宽度200s,重复频率1kHz,照射时间20min。此参数可以增强骨痂的机械强度,并缩短骨愈合的时间。超声波在骨愈合的每个阶段(如炎性反应、血管生成、软骨生成、骨的重塑)都能够刺激相应的细胞产生反应。

(二)体外冲击波治疗

冲击波是一种脉冲声波,有高压强性、瞬时性和宽频性的特点。冲击波能使骨不连硬化端发生粉碎性微骨折,骨髓腔再通。由于周围软组织及骨膜完整,冲击波形成的碎骨屑充填在骨折线内。同时,局部可产生新鲜血肿,造成类似新鲜骨折的生物学环境,并引起无菌性炎症。各种炎性因子可激活静止状态的成骨细胞的活化。

(三)电疗和磁疗

无骨缺损的骨不连患者,可应用低频电磁场治疗。以大脉冲宽度、低频率、耐受电感的电流强度,取得直流电的成骨效应。磁场能改变骨折部位的血供,改善周围组织的营养和氧供,有利于新生骨细胞的生长。

(四)运动疗法

1. 关节活动度训练。

在不影响骨折愈合的前提下,早期指导患者进行骨折邻近关节的全关节活动,防止整个肢体的活动障碍。

2.肌力训练。

对于相对稳定的骨折,可以进行肌肉的主动活动,主要以等长收缩为主,根据患者的骨折恢复情况逐渐加大训练强度和难度。

3.负重训练。

根据骨折的愈合情况,考虑骨折处对应力的承受能力和内固定材料对骨折端的稳定度,给予一定程度的负重训练。

4.减重步态训练。

对于下肢骨不连的患者,早期可使用减重步态训练仪器,减少下肢的负重,在康复治疗师的协助下,尽早恢复其步行能力。

[病例点评]

(一)诊断

该病例为左桡骨茎突骨不连、肥大性骨不连,应行手术配合康复训练。

(二)康复评定

该病例为缺乏坚强固定而产生的肥大性骨不连,手腕处关节活动异常,从而引发了疼痛。

(三)康复治疗

手术后早期指导骨折端邻近关节的全关节活动,局部肌肉等长收缩。运用经皮超声波和低频电磁场治疗,促进软骨细胞的成熟,改变细胞膜的通透性,活化各种生长因子,促进骨的成熟。康复治疗早期可应用腕关节保护性支具,后期可应用腕关节弹性绷带。

[知识拓展]

一、骨愈合延迟与骨不连的预防

预防骨折延迟愈合要从早期开始,在骨折后的每一个治疗阶段都应有相应的预防措施。

(一)骨折伤员的转运

对患肢采取合理的固定,避免骨折部位骨膜和周围组织的损伤。

(二)骨折复位

骨折复位越早,预后越好,解剖复位可防止骨折延迟愈合的发生。

(三)防止骨折间隙软组织嵌入

考虑存在此种情况时,应及时切开复位。

(四)避免过度牵引

过度牵引使骨折端分离,易造成骨不连。

(五)骨折固定

作为最重要的预防措施应达到三个要求:①维持骨折复位后的位置;②保证骨折愈合的过程;③创造早期活动的条件。

(六)预防感染

尤其在应对开放性骨折时预防性应用广谱抗生素,置负压引流,可避免血肿形成诱发感染。

(七)药物

一些对骨折愈合不利的药物,如糖皮质激素、免疫抑制剂等,应避免使用或减少使用时间。

二、骨愈合延迟与骨不连的治疗

(一)非手术治疗

非手术治疗是一种重要的治疗方法,它可避免手术操作对骨折周围组织及血供的进一步破坏,将在很大程度上减少并发症的发生。

治疗手段如下。

1.经皮注射红骨髓。

作为一种辅助治疗,需要骨折端有良好的对位,无论新鲜骨折还是陈旧性骨折,骨折间隙小于 0.5mm。

2.经皮注射骨生长因子:以骨形态发生蛋白(BMP)为代表,适用于断端复位良好的新鲜或陈旧性骨折,骨折间隙小于 0.5mm。

3.冲击波治疗。

可激活成骨活动,同时刺激骨生长因子产生和活性的发挥,从而有效地促进骨折的修复愈合。此法简单、安全,可作为骨不连治疗的首选。各部位骨折的应用参数不同,能量密度高低与骨折线面积有关。

4.脉冲超声波疗法。

适用于四肢新鲜或陈旧性骨折、骨折愈合延迟、骨不连。

5.基因治疗。

这是目前骨不连治疗中的最新进展。它通过载体将目的基因转移到特定的位置,并加以表达,产生具有治疗作用的蛋白质。学者研究发现,对骨不连采取局部治疗,基因通过腺病毒经皮转移到骨折部位是可行的。

6.干细胞移植。

随着干细胞研究的深入,证实自体骨髓干细胞具有多项分化潜能,在一定的环境下可分化为中胚层细胞,可诱导分化为成骨细胞。目前,干细胞移植治疗骨不连是医学界最前沿的技术,但至今尚无成型的经验和可以遵循的方法。

(二)手术治疗

手术治疗是治疗骨不连的常用方法。

1.植骨。

植骨是治疗骨不连最常用的方法之一,植骨材料一般来源于自体骨、异体骨、人工合成骨替代物等。自体松质骨是目前最好的植骨材料,但是数量有限,并易产生供骨区后遗症。自体松质骨多取自胫骨近端或髂骨。目前,自体髂骨移植被认为治疗骨缺损和骨不连的"金标准",常被作为衡量其他骨移植效果的标准。当自体骨数量不够时,可使用新鲜或冷冻的同种异体骨替代。但国内外学者研究发现异体骨的成骨活性远不如新鲜的自体骨。人工陶瓷骨具有骨传导特性,并可避免供骨区后遗症,但脆性大。颗粒陶瓷可与骨髓混合,从而增加骨原细胞;或与有限的松质骨混合,提高成骨活性。

由于骨不连的情况各异,可提供作为植骨的条件也有所不同,因此植骨术的方式也有不同:①上盖植骨法,适用于骨干中断而引起的骨折不愈合;②Phemisler 植骨法,即在骨折端周围植以松质骨,可用于对位、对线均佳的骨不连、骨端硬化或吸收不严重者;③嵌入植骨及滑槽植骨法,适用于对位、对线较好的骨不连,例如胫骨中上 1/3 骨折后的骨不连;④带肌蒂植骨术,目前主要用于股骨颈骨折的治疗;⑤带血管蒂的骨移植法,主要适用远距离转位移植,其能保持骨细胞的成活;⑥骨皮质剥脱术,主要适用于感染性及非感染性骨不连;⑦关节镜下植骨法,创伤相对较小,但需在有稳定固定的条件下进行。

2.内固定治疗方法。

内固定方法治疗骨不连的目的是通过骨折块间加压来获得稳定。以前大多采用动力加压钢板固定,但现在已被交锁髓内钉所取代。交锁髓内钉具有固定牢靠、有效维持患肢长度、并发症少等优点,更重要的是能将髓内的成骨细胞及生长因子挤压到骨折断端,从而促进愈合。另外,扩髓产生的骨泥还具有内植骨的作用。相比交锁髓内钉,钢板存在应力遮挡效应;有手术切口较大、过多剥离外骨膜、影响骨折部位血供等缺陷。但是,曾有感染或活动性感染者属于交锁髓内钉的禁忌证。另外,交锁髓内钉还受到手术部位的选择限制;对于髓腔过小的病例,宜采用其他方式固定。

3.外固定支架治疗方法。

外固定支架治疗骨不连已被国内外学者所公认。当同时伴有骨皮质缺损、短缩、成角等复杂畸形的骨不连,尤其是伴有感染时,内固定无法实施,可考虑采用外固定支架固定。外固定支架可作为临时或永久的固定方法,相对于内固定方法,其优点是创伤较小、不会干扰周围的软组织等。

4.人工关节置换术。

目前,人工关节置换技术已经日趋成熟。对于原始损伤严重、易发生骨折不愈合的关节部位的骨折,及估计即使愈合后关节功能也严重受损的关节部位骨折,建议早期行人工关节置换术。如年龄大于 60 岁的股骨颈骨折、髋臼骨折的骨不连患者,可考虑行人工髋关节置换术。

5.关节融合术。

人工关节置换术虽然有其独特的疗效和优势,但由于存在着晚期假体松动等并发症,限制了它的使用,因此,它并不能完全替代关节融合术。一些关节融合术后,对功能无明显影响,如腕关节背伸 20°位融合,也可以考虑行关节融合。

6.截肢。

随着假肢的改进,一个合适的假肢比一个笨拙无用的肢体功能要好。下列情况建议截肢:①重建手术失败;②原计划的重建手术结果可能不如截肢后适当的假肢功能满意;③对老年人做大手术的危险性较大;④对于损伤部分的功能恢复不满意并影响肢体整体的功能。

三、骨愈合延迟与骨不连的 X 片

肱骨干骨不连、骨愈合延迟、胫骨下端骨不连和尺桡骨骨愈合延迟的 X 片分别如图 14-9～图 14-12 所示。

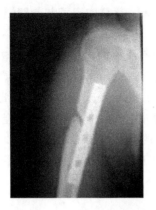

图 14-10　肱骨干骨不连

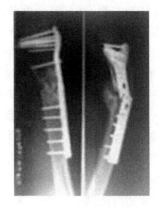

图 14-11　骨愈合延迟

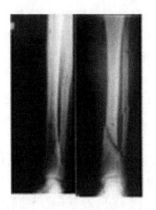

图 14-12　胫骨下端骨不连

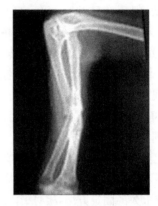

图 14-13　尺桡骨骨愈合延迟

[练习题]

一、选择题

1. 可能引起骨不连的原因有（　　）。

A. 感染　　B. 血液循环不良　　C. 手法复位　　D. 火器伤　　E. 粉碎性骨折

2. 骨折愈合的标准有（　　）。

A. 骨折面光滑　　　　　B. 局部功能完全正常　　　　　C. 无纵向叩击痛

D. 骨传导音降低　　　　E. 假关节形成

二、简答题

请简述骨不连的康复策略。

（孙建军）

参考文献

[1]陈慧芬,罗凯燕.截肢患者的心理特点及康复指导[J].中国误诊学杂志,2006,6:43－744.

[2]陈孝平,汪建平.外科学[M].第8版.北京:人民卫生出版社,2013.

[3]陈雁西,俞光荣.踝关节骨折的治疗策略与数字化临床路径[J].中华骨科杂志,2011,31(03):275－284.

[4]关骅.临床康复学[M].北京:华夏出版社,2005.

[5]胡永善.新编康复医学[M].上海:复旦大学出版社,2005.

[6]纪树荣.康复疗法学[M].北京:华夏出版社,2003.

[7]李心天.医学心理学[M].北京:中国协和医科大学出版社,2001.

[8]刘克敏,冯建璞,田罡,等.手术结合早期康复训练治疗踝关节骨折[J].中国康复理论与实践,2006,12(12):1035－1036.

[9]陆廷仁.骨科康复学[M].北京:人民卫生出版社,2007.

[10]南登崑.康复医学[M].第4版.北京:人民卫生出版社,2011.

[11]邱贵兴,戴尅戎.骨科手术学[M].北京:人民卫生出版社,2007.

[12]曲志国,野向阳,林辉,等.人脐带间充质干细胞诱导成骨及治疗骨缺损[J].中国组织工程研究与临床康复,2011,15(45):8503－8507.

[13]全国卫生专业技术资格考试专家委员会.康复医学与治疗技术[M].北京:人民卫生出版社,2013.

[14]宋文阁,傅志俭.疼痛诊断治疗图解[M].第1版.郑州:河南医科大学出版社,2000.

[15]王安庆,刘四海,崔志刚.地震后四肢骨折并发症的预防和早期康复.中国康复理论与实践2008,14(7):630－632.

[16]王亦璁.骨与关节损伤[M].北京:人民卫生出版社,2007.

[17]胥少汀,葛宝丰,徐印坎.实用骨科学[M].北京:人民军医出版社,2001.

[18]燕铁斌.物理治疗学[M].北京:人民卫生出版社,2008.

[19]杨迪生,李建华,范顺武,万双林.临床骨科康复学[M].北京:中国医药科技出版社,2007.

[20]张安桢.中医骨伤学[M].上海:上海科学技术出版社,1999.

[21]张长杰.骨骼肌肉康复学[M].第2版.北京:人民卫生出版社,2013.

[22]赵金忠.膝关节重建外科学[M].郑州:河南科学技术出版社,2007.

[23]赵琳.假肢发展技术以及截肢患者假肢安装过程中的心理康复[J].中国组织工程研究与临床,2009,13:1723－1726.

[24]郑彩娥,李秀云.实用康复护理学[M].北京:人民卫生出版社,2012:535－544.

[25]朱家恺,罗永湘,陈统一.现代周围神经外科学[M].第 1 版.上海:上海科学技术出版社,2007.

[26]朱盛修,宋守礼.周围神经伤学[M].第 1 版.北京:人民军医出版社,2002.

[27] Abdelkhalek M, Abdelwahab M, Ali A M. Bipolar versus fixed-head hip arthroplasty for femoral neck fractures in elderly patients[J]. Strategies Trauma Limb Reconstr, 2011, 6(1): 1-6.

[28]Bigliani L U, Morrison D S, April E W. The morphology of the acromion and rotator cuff impningement[J]. Orthop Trans. , 1986, 10: 228.

[29]Brooks C H, Revell W J, Heatley F W. A quantitative histological study of the vascularity of the rotator cuff tendon[J]. J Bone Joint Surg Br. , 1992, 74: 151-153.

[30]Burkhart S S. Reconciling the paradox of rotator cuff repair versus debridement: a unified biomechanical rationale for the treatment of rotator cuff tears[J]. Arthroscopy, 1994, 10(1): 4-19.

[31]Cetin A, Dincer F, Kecik A, et al. Rehabilitation of flexor tendon injuries by use of a combined regimen of modified Kleinert and modified Duran techniques[J]. Am J Phys Med Rehabil, 2001, 80(10): 721-728.

[32]Cody J P, Evans K N, Kluk M W, et al. Occult femoral neck fracture associated with vitamin D deficiency diagnosed by MRI: case report[J]. Mil Med, 2012, 177(5): 605-608.

[33]Coords M, Breitbart E, Paglia D, et al. The effects of low-intensity pulsed ultrasound upon diabetic fracture healing[J]. Orthop Res, 2011, 2: 181-188.

[34]David Ip. Casebook of Orthopedic Rehabilitation[M]. Berlin: Springer-Verlag, 2008.

[35]Ehlinger M, Rahme M, Moor B K, et al. Reliability of locked plating in tibial plateau fractures with a medial component[J]. Orthop Traumatol Surg Res, 2012, 98(2): 173-179.

[36] Ehrmann E H, Messer H H, Adarns G G. The relationship of intracanal medicaments to postoperative pain in endodontics [J]. Int Endod J, 2003, 36(12): 868-875.

[37]Eichinger J K, McKenzie C S, Devine J G. Evaluation of pediatric lower extremity fractures managed with external fixation: outcomes in a deployed environment[J]. Am J Orthop, 2012, 41(1): 15-19.

[38]Gerber C, Schneeberger A G, Beck M, et al. Mechanical strength of repairs of the rotator cuff[J]. J BoneJoint Surg Br, 1994, 76-B: 371-380.

[39]Groth G N. Current practice patterns of flexor tendon rehabilitation[J]. J Hand Ther, 2005, 18(2): 169-174.

[40] Halbert J, Crotty M, Camemn I D. Evidence for the optimal management of acute and chronic phantom pain: a systematic review[J]. Clin J Pain, 2002, 18: 84-92.

[41]Harvie P, Ostlere S J, The J, et al. Genetic influences in the aetiology of tears of the rotator cuff. Sibling risk of a full-thickness tear. J Bone Joint Surg Br, 2004, 86:

696-700.

[42]Hausdorf J, Sievers B, Schmitt-Sody M, et al. Stimulation of bone growth factor synthesis in human osteoblasts and fibroblasts after ex-tracorporeal shock wave application [J]. Arch Orthop Trauma Surg, 2011, 3: 303-309.

[43]Hoshino C M, Tran W, Tiberi J V, et al. Complications following tension-band fixation of patellar fractures with cannulated screws compared with Kirschner wires[J]. J Bone Joint Surg Am, 2013, 95(7): 653-659.

[44]Hutchinson A J, Frampton A E, Bhattacharya R. Operative fixation for complex tibial fractures[J]. Ann R Coll Surg Engl, 2012, 94(1): 34-38.

[45]Inman V T, Saunders J B, Abbott L C. Observations of the function of the shoulder joint[J]. J Bone Joint Surg Am, 1944, 26: 1-30.

[46]Kimberly A S. Rehab Clinical Pocket Guide-Rehabilitation Medicine[M]. New York: Springer, 2013.

[47]Kuhn J E, Dunn W R, Ma B, et al. Interobserver agreement in the classification of rotator cuff tears[J]. Am J Sports Med, 2007, 35: 437-441.

[48]Laible C, Earl-Royal E, Davidovitch R, et al. Infection after spanning external fixation for high-energy tibial plateau fractures: is pin site-plate overlap a problem? [J]. J Orthop Trauma, 2012, 26(2): 92-97.

[49]Lazaro L E, Wellman D S, Sauro G, et al. Outcomes after operative fixation of complete articular patellar fractures: assessment of functional impairment[J]. J Bone Joint Surg Am, 2013, 95(14): 961-968.

[50]Lin C W, Donkers N A, Refshauge K M, et al. Rehabilitation for ankle fractures in adults[J]. Cochrane Database Syst Rev, 2012, 14.

[51]Lohr J F, Uhthoff H K. The microvascular pattern of the supraspinatus tendon[J]. Clin Orhop Relat Res, 1990, 254: 35-38.

[52]Magliula E A, McDaniel J G, Pierce A D. Far-field approximation for a point-excited anisotropic plate[J]. J Acoust Soc Am. , 2013, 134(5): 4012.

[53]Malakasi A, Lallos S N, Chronopoulos E, et al. Comparative study of internal and hybrid external fixation in tibial condylar fractures[J]. Eur J Orthop Surg Traumatol, 2013, 23(1): 97-103.

[54]Mao N, Liu D, Ni H, et al. Comparison of the cable pin system with conventional open surgery for transverse patella fractures[J]. Clin Orthop Relat Res, 2013, 471(7): 2361-2366.

[55]Mark V P, Michael T A, Kevin R F, et al. Early rehabilitation following surgical fixation of a femoral shaft fracture[J]. Physical Therapy, 2006, 86(04): 558-572.

[56]Mark V P, Michael T A. Is there a standard rehabilitation protocol after femoral intramedullary nailing [J] ? J Orthop Trauma, 2009, 23(05): 39-46.

[57]Mortimer C M, Steedman W M, McMillan I R, et al. Patient information on phantom limb pain: a focus group study of patient experiences, perceptions and opinions[J].

Health Edu Res，2002，17：291-304.

[58]Neer C S II. Anterior acromioplasty for the chronic impingement syndrome in the shoulder：a preliminary report[J]. J Bone Joint Surg Am，1972，54：41-50.

[59]Park J Y, Lhee S H, Choi J H, *et al*. Comparison of the clinical outcomes of single—and double-row repairs in rotator cuff tears[J]. Am J Sports Med，2008，36：1310-1313.

[60]Pizanis A, Garcia P, Pohlemann T, *et al*. Balloon tibioplasty：a useful tool for reduction of tibial plateau depression fractures[J]. J Orthop Trauma，2012，26(7)：88-93.

[61]Randall C M, Mark S M. What's new in foot and ankle surgery[J]? J Bone Joint Surg (Am)，2013，95(10)：951-957.

[62] Rudzki J R, Adler R S, Warren R F, *et al*. Contrast-enhanced ultrasound characterization of the vascularity of the rotator cuff tendon：Age- and activity-related changes in the intact asymptomatic rotator cuff[J]. J Shoulder Elbow Surg，2008，17：96-100.

[63]Seki N, Itoi E, ShibuyaY, *et al*. Mechanical environment of the supraspinatus tendon：three-dimensional finite element model analysis[J]. J Orthop Sci，2008，13：348-353.

[64]Shah N, Lewis M. Shoulder adhesive capsulitis：systematic review of randomized trials using multiple corticosteroid injections[J]. Br J Gen Pract，2007，57：662-667.

[65]Silverstein B A, Bao S S, Fan Z J, *et al*. Rotator cuff syndrome：personal，work-related psychosocial and physical load factors[J]. J Occup Environ Med，2008，50：1062-1076.

[66]Tsouknidas A, Anagnostidis K, Maliaris G, *et al*. Fracture risk in the femoral hip region：A finite element analysis supported experimental approach[J]. J Biomech，2012，45(11)：1959-1964.

[67]Zingg P O, Jost B, Sukthankar A, *et al*. Clinical and structural outcomes of nonoperative management of massive rotator cuff tears[J]. J Bone Joint Surg Am，2007，89：1928-1934.